Essen – Trinken – Lebensstil –

Warum Orthomolekulare Medizin ?

Gabriele
Baier-Jagodzinski

Essen – Trinken – Lebensstil –

Warum Orthomolekulare Medizin ?

Ein rationales Konzept bei veränderten Lebens- und Umweltbedingungen

Die Autorin:
Gabriele Baier-Jagodzinski,
Medizinerin und Ernährungswissenschaftlerin.
Fachautorin (Buch und Fachzeitschriften).
Fachfortbildungen, Seminare und Schulungen
für Ärzte, Heilpraktiker, Apotheker und interessierte Laien.

Anschrift der Autorin:
Postfach 1264 – D-66922 Pirmasens

> Bibliografische Information der Deutschen Nationalbibliothek
> Die Deutsche Nationalbibliothek verzeichnet diese
> Publikation in der Deutschen Nationalbibliographie;
> detaillierte bibliografische Daten sind im Internet über
> http://dnb.d-nb.de abrufbar.

Impressum:
Gabriele Baier-Jagodzinski:
Essen - Trinken – Lebensstil - Warum Orthomolekulare Medizin ?

© 2007 Gabriele Baier-Jagodzinski.
Abbildung Umschlagfoto: © Andreas Baier.

Herstellung und Verlag: Books on Demand GmbH, Norderstedt.

ISBN 978-3-8334-7367-8

Gewidmet meinem Lehrer
Gerhard Ohlenschläger

Warum dieses Buch ?

Jahrzehntelange Therapiepraxis an meist schwerkranken Patienten, die Arbeit in einem Kollegenteam, das sich mit biochemischen und hier besonders pharmakologischen und ernährungsphysiologischen Fragen beschäftigte, brachten mich schon früh zur Orthomolekularen Medizin. Außerdem waren meine Lehr- und Fortbildungsveranstaltungen vor Studenten, Kollegen oder Apothekern gleichzeitig für mich der wichtigste Erfahrungsaustausch. So entstanden Nachfragen nach Seminaren aus ihrem Kreis oder auch ihrer Patienten von überall her. Ihre Fragen und Anregungen habe ich während meiner bisweilen langen Bahnfahrten notiert, geordnet und zusammengefaßt. Immer deutlicher wurde, daß die Orthomolekulare Medizin nicht losgelöst von unserer Ernährungsweise, unserem Lebensstil, unserem Alltag begriffen werden kann, wobei der individuelle Lebensstil jedoch niemals eine statistisch verwertbare Größe in auf die Allgemeinheit bezogene Berechnungen und Aussagen ist. Das erschwert das Verständnis für die Materie deshalb, weil in der "etablierten" Medizin inwischen ein fast blindes – aber oft nicht gerechtfertigtes – Vertrauen in die dort für unverzichtbar gehaltenen "Studien" herrscht, die Begründung und Grundlage jeder diagnostischen oder therapeutischen Maßnahme sind.

Es entstand somit ein Buch, das nicht nur eine äußerst erfolgversprechende – und dazu schonende – Medizin beschreibt, sondern versucht, gleichzeitig viele Fragenkomplexe, die sich um diese Materie herum fast zwangsläufig ergeben, anzusprechen und – vielleicht – zu klären. Wegen der Fülle des Stoffs wird die Anwendung der Orthomolekularen Medizin, also Indikation, Stoffgruppen und Dosierungen in einem Folgeband beschrieben werden.

Auf die sonst immer anzutreffenden Kurven-, Torten-, Säulen- und 3-D-Grafiken habe ich verzichtet, weil mit ihnen alles "bewiesen" werden kann, es kommt nur auf den Ausschnitt der Kurve, auf ihre Streckung oder Stauchung an und schon entsteht ein optischer Eindruck von "Tatsachen", der oft dem wirklichen Befund nicht entspricht. Auch Fußnoten stören die Lesbarkeit und imponieren höchstens schreibende Kollegen. Vieles wird heute in Fußnoten gepackt, was eigentlich zum Fundus der Allgemeinbildung gehörte und die hat Fußnoten nicht nötig. In angelsächsischen Ländern scheuen sich Wissenschaftler nicht, verständlich, unterhaltsam und oft auch humorvoll ihr Sujet darzustellen, ohne daß dies an wissenschaftlichem Gehalt einbüßte.

Um sich überhaupt einem Gebiet öffnen zu können, das (noch) kein universitäres Lehrfach ist, bedarf es immer einer "Initialzündung". Mein Lehrer Gerhard Ohlenschläger vom Gustav-Embden-Zentrum der Biologischen Chemie der

Universitätsklinik Frankfurt/M. weckte in uns jene Begeisterung, die für die Hinwendung zu einer leider bis heute "unkonventionell" gebliebenen Heilmethode wichtig ist. Wahrscheinlich gelang ihm dies, weil sein eigener Lebenslauf überaus facettenreich ist. Ihm verdanken wir das Goethe-Zitat "Mit dem Wissen wachsen die Zweifel", welches seitdem als Motto über meinem Schreibtisch hängt. Ohlenschläger studierte nicht nur Philosophie (Horkheimer, Adorno), er verdiente sich nicht nur in den kargen Nachkriegsjahren sein Studiengeld in der biochemischen Forschung oder als Barpianist (u. a. mit Paul Kuhn), sondern sammelte im zertrümmerten Frankfurt in allen Kliniken praktische Erfahrungen in sämtlichen Fachrichtungen, lehrte und forschte als Internist und Biochemiker über die "Biophysik und Biochemie Freier Radikale", die "Quantenchemie Freier Radikale", zur biologischen Krebsforschung oder über "Grenzgebiete zwischen Biochemie, Biophysik und Medizin". Von ihm stammen viele hundert Fachpublikationen und Monographien, 1970 erschien seine Habilitationsschrift über neue Molekuklarsieb-Elektrophoresemethoden. Die Erforschung und Validierung des Glutathionsystems brachten ihm Ehrungen und Preise. Sein beeindruckendes übergreifendes Fachwissen, gepaart mit lebhaftem, anschaulichen Ausdruck und authentischer Präsenz erleichterten uns so auch den Zugang zum nicht ganz einfachen Gebiet der Orthomolekularen Medizin, das uns sonst womöglich verschlossen geblieben wäre. Seine Schüler, denen man bis heute ihren Herkunftskontext, vulgo "Stall", anmerkt, sind ihm dafür sehr dankbar. Und natürlich auch für die vielen gemeinsamen Musizierstunden.

Karl Popper: "Alle Theorien sind Hypothesen, alle können umgestoßen werden. Das Spiel der Wissenschaft hat grundsätzlich kein Ende. Wer eines Tages beschließt, die wissenschaftlichen Sätze nicht weiter zu überprüfen, sondern sie etwa als endgültig verifiziert zu betrachten, der tritt aus dem Spiel aus."

Pirmasens, Dezember 2007

Inhalt

Streßzustand Krankheit 15

1 Was sind Freie Radikale? 17

2 Wie werden wir krank? 23
   2.1 Korsett und enge Hosen 24
   2.2 Der Teutonengrill 25
   2.3 Unsere chemische Umwelt 25
   2.4 Unsere Mitbewohner: Bakterien, Viren, Pilze 27
   2.5 Radon, Röntgen, Tschernobyl 30
   2.6 Couch potatoes, Schnarcher, Laufjunkies 31
   2.7 Bekommen wir, was wir brauchen? 34
   2.8 Zuviel und zuwenig – beides macht krank 35
   2.9 Eulen und Lerchen – Vom Rhythmus der Lebewesen 35
   2.10 Lärm, Gestank und Diskoblitze – unsere Sinneseindrücke 37
   2.11 Die Psyche – schwer zu fassen 39
   2.12 Meine Umwelt – mein Feind? 42

3 Krankmachend – aber höhere Lebenserwartung? 47

**4 Schutzpolizei und Reparaturtrupp – Antioxidantien und
Reparaturmoleküle** 52
   4.1 Das Scavengersystem 52
   4.2 Das Repairsystem 55
   4.3 Das Immunsystem 56

5 Zwischen Acker und Kochtopf – unsere Nahrung 57
   5.1 Der Acker 58
   5.2 Das Vieh 62
   5.3 Die Grenzwerte 64
   5.4 Bio = lieb, konventionell = böse? 69
   5.5 Wieviel Vitamine sind im Salat? 75
   5.6 *Confenience Food* oder Industriefutter 78
   5.7 Verfahrens- und Verpackungschemie 86
   5.8 Gentechnik: mal "rot" – mal "grün" 96
   5.9 Küchenfehler und falsche "Richtlinien" 98
   5.10 Was ist Mangel? 100
   5.11 Der *point of no return* 102
   5.12 Fehlernährung durch Diäten, Krankheiten und Alter 103

6 Medikamente und Fehlernährung = Mangel an Vitalstoffen 115
  6.1 Arzneimittel <—> Vitalstoffe 117
  6.2 Nahrungsstoffe <—> Arzneimittel 120
  6.3 Wer lebt gefährlich? 122
  6.4 Fehlernährung und Unterversorgung 123

7 Mangel? – Die Laborkontrolle 125
  7.1 Biochemische Testverfahren 126
  7.2 Die Haarmineralanalyse 130
  7.3 Von Tests, Analysen, Studien 132
  7.4 Zahlen und die Wahrnehmung von Risiken 140

8 Die Orthomolekulare Medizin 143
  8.1 Anwendungsprinzipen der OM 145
  8.2 Wie natürlich sind "natürliche" Vitamine? 146
  8.3 Sind Vitalstoffe gefährlich? 146
  8.4 Dosierungen, bzw. Referenzwerte 153
  8.5 Anforderungen an Produkte der OM 155
  8.6 Prinzipien der Orthomolekularen Medizin 156
  8.7 Über die Bedeutung von nutritiven Antioxidantien in der Präventivmedizin
    – Die Erklärung von Saas Fee 157

9 Vitalstoffe – eine große Familie 159
  9.1 Die Vitamine 159
    9.1.1 Vitamin A 163
    9.1.2 ß-Carotin 164
    9.1.3 Vitamin D 164
    9.1.4 Vitamin E 166
    9.1.5 Vitamin K 166
    9.1.6 Vitamin B_1 167
    9.1.7 Vitamin B_2 168
    9.1.8 Vitamin B_3 169
    9.1.9 Vitamin B_5 170
    9.1.10 Vitamin B_6 171
    9.1.11 Folsäure 172
    9.1.12 Vitamin B_{12} 173
    9.1.13 Vitamin C 174
    9.1.14 Biotin 175

9.2 Die Mineralien und Spurenelemente 176
   9.2.1 Die Mineralstoffe 178
      9.2.1.1 Calcium 178
      9.2.1.2 Magnesium 170
      9.2.1.3 Phosphor 179
      9.2.1.4 Kalium 180
      9.2.1.5 Natrium 181
      9.2.1.6 Chlor/Chlorid 182
      9.2.1.7 Schwefel 182
   9.2.2 Die Spurenelemente 183
      9.2.2.1 Eisen 183
      9.2.2.2 Zink 184
      9.2.2.3 Mangan 185
      9.2.2.4 Kupfer 186
      9.2.2.5 Chrom 186
      9.2.2.6 Molybdän 187
      9.2.2.7 Jod 188
      9.2.2.8 Fluor 189
      9.2.2.9 Selen 190
      9.2.2.10 Kobalt 192
      9.2.2.11 Silizium 193
      9.2.2.12 Zinn 193
      9.2.2.13 Vanadium 193
      9.2.2.14 Bor 194
      9.2.2.15 Brom 194
      9.2.2.16 Lithium 195
      9.2.2.17 Nickel 196
      9.2.2.18 Germanium 197
      9.2.2.19 Aluminium 197
      9.2.2.20 Blei 198
      9.2.2.21 Cadmium 198
      9.2.2.22 Arsen 198
      9.2.2.23 Quecksilber 199
9.3 Die Vitaminoide und Sonstige 199
   9.3.1 Carnitin 200
   9.3.2 Carnosin 201
   9.3.3 Coenzym Q_{10} 202
   9.3.4 Glutathion 203
   9.3.5 a-Liponsäure 204
   9.3.6 Taurin 205

9.4 Die Fette, Fettsäuren, Cholesterin, Lecithin 206
   9.4.1 Omega-6-Fettsäuren/Linolsäure 208
   9.4.2 Omega-3-Fettsäuren/Linolensäure 208
   9.4.3 Lecithin 210
   9.4.4 Ist Cholesterin "böse"? 211
9.5 Die Aminosäuren, Peptide, Proteine 215
   9.5.1 Der Aminosäuren-Pool 221
   9.5.2 Die Einteilung der Aminosäuren 222
      9.5.2.1 Die essentiellen Aminosäuren 222
      9.5.2.2 Die nicht-essentiellen Aminosäuren 223
   9.5.3 Plasma- und intrazelluläre Proteine 226
   9.5.4 Das Aminosäurenmuster 228
9.6 Die Methylgruppe 231
9.7 Die Enzyme 232
9.8 Bioaktive Substanzen 237
   9.8.1 Ballaststoffe 237
   9.8.2 Stoffe in fermentierten Lebensmitteln 239
   9.8.3 sekundäre Pflanzenstoffe 240
      9.8.3.1 Terpene 241
      9.8.3.2 Carotine/Carotinoide 241
      9.8.3.3 Sulfide 242
      9.8.3.4 Saponine 243
      9.8.3.5 Glucosinolate 243
      9.8.3.6 Polyphenole 243
9.9 Prebiotika und Probiotika – eine Begriffsklärung 245

10 Interaktionen orthomolekularer Substanzen 247

11 Vom "Zusatznutzen": *Functional Food* 248

12 Von der Manipulation durch Wissenschaftpopulismus und Legenden 251

13 Wie wir arbeiten 255

14 Präventions- und Therapiebausteine 257

15 Selbstbewußt – mündig und entscheidungsstark 260

16 Quellen / Weiterführende Literatur 262

Streßzustand Krankheit

Die Krankheiten befallen uns nicht wie der Blitz aus heiterem Himmel, sondern entwickeln sich ganz allmählich aus kleinen, täglich wider die Gesundheit begangenen Verstößen, und erst, wenn diese sich angehäuft haben, brechen sie scheinbar plötzlich hervor.

Hippokrates von Kos
griechischer Arzt
(um 460 – um 370 v. Chr.)

Wenn wir zum Arzt "müssen", also wenn uns Beschwerden deutlich plagen, sind wir – meistens jedenfalls – wirklich krank. Niemand will krank sein. Kranksein bedeutet langes Sitzen in Wartezimmern, mitunter unangenehme oder schmerzhafte, manchmal sogar riskante Untersuchungsmethoden, Warten auf Befunde, Hin- und Hergeschicktwerden zu verschiedenen Fachärzten, vielleicht sogar ein Klinikaufenthalt. Kranksein stört und unterbricht den eigenen Lebensrhythmus, den der Familie und kann den Arbeitsplatz gefährden. Kranksein, vor allem, wenn es sich um chronische Erkrankungen handelt, kann auch den sozialen Status mindern. Solche krankheitsbegleitenden Faktoren sind zusätzlicher Streß, der die ursprüngliche Erkrankung noch verstärkt und den Heilungsprozeß negativ beeinflußt. Es liegt deshalb auf der Hand, sich Gedanken über krankmachende Faktoren zu machen und darüber, wie man solche Faktoren vermeiden oder ausschalten bzw. ihren Einfluß und Folgen auf unsere Gesundheit minimieren kann. Das nennen wir Prävention.

Am Anfang steht immer die Frage: Wie werden wir überhaupt krank? Diese Frage ist deshalb so wichtig, weil von allen zur Zeit bekannten Krankheiten nur ein Drittel ursächlich, also kausal behandelt werden kann. Bei zwei Dritteln versuchen wir, die Symptome zu lindern, wie zum Beispiel bei Rheuma (den fortschreitenden Entzündungsprozeß verlangsamen, Schmerzlinderung erreichen, die Beweglichkeit steigern, u. v. a.). Das gleiche gilt für Morbus Crohn, Colitis ulcerosa oder Diabetes, für viele Krebsarten, chronische Nieren- oder Lebererkrankungen, Multiple Sklerose, Lungenfibrose, die venöse Insuffizienz, Parkinson oder Alzheimer, um nur einige Beispiele zu nennen. Einigkeit besteht heute weitgehend darin, daß fast alle Erkrankungen von Freien Radikalen vielfältiger Ursache ausgelöst, unterhalten oder verschlimmert werden.
Von Freien Radikalen hat fast jeder schon etwas gehört. Verbraucher und auch

Streßzustand Krankheit

Patienten werden im Fernsehen und in Publikumszeitschriften von sogenannten "Fachleuten" unablässig mit diesem Begriff, der übrigens nichts mit politisch motivierten marodierenden Banden zu tun hat, konfrontiert. Was Freie Radikale sind, wie sie entstehen und wie man ihre zerstörerischen Wirkungen verhindern, bzw. abmildern kann, ist dagegen weniger bekannt. Ratschläge hierzu verlieren sich in Allgemeinplätzen wie "viel frische Luft", "ausgewogene Ernährung" oder "gesunder Schlaf". Als "Gesundheitsexperte" aufzutreten, erfordert nämlich keine Qualifikation und ist auch kein Beruf, es kann sich jeder so nennen. So kommt es, daß, wer jemals ein paar Schlagworte in eine Fernsehkamera sprechen konnte, automatisch gleich zum Fachmann avanciert, von weiteren Sendern gebucht wird und so binnen kurzem eine Art Papststatus einnimmt, dessen "Autorität" nie mehr hinterfragt wird. Auch "Ernährungsexperten" sind nicht selten Diätköche oder einfach Autodidakten.

1 Was sind Freie Radikale?

Was denn nun sind Freie Radikale? Freie Radikale sind hoch aggressive physikalisch-chemische Reaktionen und in den Bereichen der Chemie und Physik seit langem bekannt. Wenn Lack verblaßt, Autoreifen brüchig werden, Betonbrücken einstürzen oder Flachdächer undicht werden, dann waren Freie Radikale am Werk. "Materialermüdung" ist zum Beispiel der Effekt von Freien Radikalen. Ihre Bedeutung in der Medizin wurde in Deutschland seit den siebziger Jahren besonders von dem Mediziner und Biochemiker Gerhard Ohlenschläger aus dem Gustav-Embden-Zentrum der biologischen Chemie an der Universitätsklinik Frankfurt/Main erkannt und erforscht. Freie Radikale sind Atome oder Moleküle, denen durch *Energiebeträge* unterschiedlichen Ursprungs zusammen mit dem Luftsauerstoff oder anderen Oxidantien gewaltsam Teile ihres "Selbst" gewissermaßen "abgesprengt" wurden. Ein Atom z. B. verliert auf diese Weise ein Elektron auf seiner äußeren Schale. Das bedeutet, daß dabei ein einzelnes – nunmehr radikalisches – Elektron und ein "ungleichgewichtiges" Atom entstehen, das seinen ursprünglichen Zustand ganz schnell wieder herstellen will. Dies ist aber nur möglich, indem dieses (neue) Rumpfatom seinerseits einem benachbarten Atom ein Elektron entreißt. Auf diese Weise setzt sich die Reaktion über alle weiteren Atome benachbarter Schalen fort. Man kann sich diese zeitversetzte lineare Reaktion in etwa so vorstellen wie bei der "Domino Night" im Fernsehen: Zigtausend aufgestellte Dominosteine werden zu einem bestimmten Zeitpunkt an der Peripherie angestoßen und bewirken so eine Kettenreaktion, die über Stunden weiterläuft, bis am Ende alle Steine umgefallen sind (und dann ein Muster darstellen). Man kann sich vorstellen, diese umfallenden Steine würden auf ihrem Weg nicht nur ihren Vorderstein umwerfen, sondern auch noch benachbarte Steine mitreißen. Diese würden ihrerseits Kettenreaktionen auslösen und unterhalten, usw.., usw.. Das ergäbe dann einen exponentiellen Reaktionsverlauf im Sinne von 2, 4, 8, 16, 32, 64, 128, 256, und so weiter. Elektronen können aufgrund radikalischer Effekte zwischen den Schalen eines Atoms oszillieren und damit seine Stabilität verletzen. Außerdem treten die Elektronen auf ihrem Platz von Natur aus immer paarig auf, sind also als Zweier-Paar vorhanden. Wenn paarige Elektronen sich immer beide um die gleiche Achse und in derselben Richtung drehen, also den gleichen Spin haben, können sie von Freien Radikalen aus dieser Eigenbewegung gerissen werden, sodaß sie dann dadurch auch radikalisch werden. Solange ein Elektron einzeln ist, also nicht gepaart, ist es mit seinem eigenen Spin alleine, d.h. es wird nicht durch den Spin eines anderen (zweiten) Elektrons reguliert. Da dieser Ein-Elektron-Spin paramagnetisch ist, lassen sich während der Lebensdauer dieses Freien Radikals elektromagnetische Resonanzen messen. (Nach einem ähnlichen Prinzip funktioniert übrigens die Kernspintomographie/NMR). Radikalische Reaktionen können also aus der Verletzung der Paarigkeitsregel, aber auch aus einer Spinumkehr resultieren. Hierbei wird ein Elektron gezwungen, einen anderen Spin (Drehung) einzunehmen als es zuvor hatte.

Damit man sich eine Vorstellung von den Geschwindigkeiten solcher Vorgänge machen kann: Für den Sprung von einem Atom zum anderen benötigen Elektronen 300 Attosekunden – Attosenkunden sind Trillionstel Sekunden – , wie deutsche und spanische Physiker herausfanden, als sie kurze Röntgenimpulse auf Schwefelatome richteten, die zuvor auf eine Rutheniumoberfläche aufgebracht wurden. Bei jedem Blitz wurden Elektronen aus ihrem Grundzustand in einen hochangeregten Zustand befördert und dabei von Rutheniumatomen eingefangen. Die dabei gemessenen Absorptionsspektren in Verbindung mit der Kenntnis über die inneren Vorgänge in Schwefelatomen erlaubten genaue Angaben zu den gemessenen Geschwindigkeiten *("Nature", Bd. 436, S. 373)*.

Radikalische Reaktionen sind der "Preis" für den Nutzen der Oxidation. Diese verhilft Lebewesen zur ökonomischen Energieausnutzung, sie ermöglicht Entgiftungsvorgänge und die Synthese von Funktionsproteinen und dient schließlich der Abwehr schädlicher Keime.

Radikalische Reaktionen laufen Tag und Nacht ununterbrochen in uns ab, mal mehr und mal weniger und nicht immer so schnell, wie gerade beschrieben, sondern auch mal langsamer. Trotzdem ist die Geschwindigkeit immer so hoch, daß wir radikalische Reaktionen nicht "bei der Arbeit" beobachten können, sondern nur anhand ihrer Hinterlassenschaften wie oxidierte Moleküle u. a. ihre Tätigkeit nachträglich feststellen und Aufschluß über ihre Aktivität und ihr destruktives Potential erhalten können. "Altersflecken" sind z. B. das Zeichen von oxidiertem Melanin der Haut. Diese Flecken kann man bei der Leichensektion alter Menschen auch im Darmsystem und den Hirnhäuten finden, mitunter in solcher Ausdehnung, daß die Flecken zu großen Lipofuszin-Bezirken konfluieren.
Wie wir gesehen haben, können Freie Radikale, je nach Auslöser, extrem schnell, nämlich hochreaktiv, sein. Die "Wegstrecke" in und an der Zelle, die sie dabei zurücklegen, ist dann aber kurz. Sie reagieren im näheren Umfeld. Andere Radikale – oder ihre Vorstufen – reagieren wiederum wesentlich träger. Dafür legen sie in der Zelle einen längeren Weg zurück, reagieren also fern ihres Entstehungsortes.

Diese Vorgänge bedeuten, daß alle betroffenen Zell- und Gewebsstrukturen, also Eiweiße, Fette, Kohlenhydrate und Nukleinsäuren (DNA), geschädigt oder zerstört

Was sind freie Radikale ?

werden: An der Zellmembran werden Form und Anzahl der Rezeptoren, die für die Aufnahme von Stoffen in die Zelle verantwortlich sind, beeinträchtigt. Die lipophile (fetthaltige) Membran selbst wird oxidativ geschädigt, was man sich am besten vorstellen kann wie Butter, die an der sauerstoffhaltigen Luft ranzig wurde. Die in den Zellen für die Umsetzung des angebotenen Sauerstoffs zuständigen Mitochondrien – viele Tausend pro Zelle – werden in ihrer Anzahl und Struktur verändert. So kann man aus einem Zellpräparat schon anhand der Anzahl der darin vorgefundenen Mitochondrien auf das ungefähre Alter des Menschen schließen, von dem das Präparat stammt, denn untergegangene Mitochondrien werden nicht ersetzt, sie können sich nicht vermehren. So nimmt mit zunehmendem Lebensalter die Anzahl der Mitochondrien pro Körperzelle physiologischerweise ab.

Freie Radikale sind zwar einerseits an der Steuerung des überaus komplexen Vorgangs der Zellteilung regulierend beteiligt, andererseits sorgen Freie Radikale für Defekte an der Erbinformation. Immer wenn sich die spiralige Doppelhelix zur Teilung öffnet, wird sie vulnerabel, d. h. radikalische Schädigungen führen dann zu Ablesefehlern, Synthesen verlaufen unvollständig, fehlerhaft oder unterbleiben ganz. Aus sinnvollen "Sätzen" entsteht dann ein Nonsense-Text.

Beispiel: Wenn dies ein korrekter Satz ist, bestehend aus Wörtern mit jeweils drei Buchstaben, die die Basentripletts (Guanin/Cytosin, Adenin/Thymin [in DNA], Adenin/Uracil [in RNA] repräsentieren und von dem jeder dasselbe versteht
MAN LAS DER ZAR SEI NUN TOT,
so wird beim folgenden Satz an seinem Ende durch Freie Radikale ein Ablesefehler entstehen (Das "O" ist weggefallen)
MAN LAS DER ZAR SEI NUN TT.
Dieser Fehler ist zwar nicht sehr schlimm, würde aber bedeuten, daß beispielsweise ein Molekül, vielleicht ein Enzym, entstanden ist, welches nicht sehr funktionsfreudig, d.h. nicht sehr arbeitsam ist.
MNL ASD ERZ ARS EIN UNT OT
Hier passiert der Fehler gleich zu Anfang des Satzes – das "A" ist weggefallen –, der durch das "Nachrutschen" der anderen "Buchstaben" jetzt kompletter Nonsense ist . Niemand kann ihn verstehen, niemand weiß, was gemeint ist.
Beim Weitergeben dieser fehlerhaften Information entsteht sozusagen die (fehlerhafte) Kopie der (fehlerhaften) Kopie der (fehlerhaften) Kopie der (fehlerhaften) Kopie, usw. usw. Oder: Der Satz "Der-Hut-ist-rot" wird durch "Vertauschungen" plötzlich zu "rHu-tis-tro-t". So kann auch eine Krebszelle entstehen oder ein nach dieser "Blaupause" synthetisiertes Molekül, das vollkommen nutzlos ist. Gleichzeitig fehlt unserem Stoffwechsel aber das entsprechende Funktionsmolekül. Es gibt auch "ungeordnete" Fehler, die Hörfehlern vergleich-

bar sind. Beispiel ist die Geschichte aus der Süddeutschen Zeitung: Da hat jemand, dem das Matthias-Claudius-Gedicht "Der Mond ist aufgegangen" (und vermutlich klassische Literatur überhaupt) unbekannt war, an der Stelle ".... und aus der Wiese steiget der weiße Nebel wunderbar" ".. der weiße Neger Wumbaba" verstanden. Übersetzt auf die Synthesevorgänge in lebenden Organismen heißt das, daß hier ein dem Stoffwechsel fremdes und damit unbrauchbares Molekül entstanden oder aber eine Synthese ganz unterblieben ist. Unser Organismus ist ja eine große chemische Fabrik, die unablässig, Tag und Nacht eine große Vielzahl chemischer Verbindungen zur Aufrechterhaltung unserer Körperfunktionen herstellt, und da können Synthesefehler katastrophale Wirkungen haben.

Wenn zum Beispiel bei radioaktivem Fallout besonders Kinder und Jugendliche an Krebs erkranken, so erklärt sich das durch ihren höheren Zellteilungs-Turnover gegenüber Erwachsenen und Alten. Die an sich äußerst robuste strickleiterförmige Doppelhelix öffnet sich im Wachtumsalter eben viel häufiger und entsprechend häufiger können solche energiereichen Strahlen über Freie Radikale direkt die DNA schädigen. Diese Vorgänge auf molekularer, bzw. submolekularer Ebene sind nach heutigem Wissen vorrangig verantwortlich für die Entstehung und Unterhaltung fast aller Krankheiten und den Prozeß des Alterns.

Das Prinzip der Freien Radikale ist aber nicht nur "böse", sondern hat auch "gute Seiten", ist also ein *Seinsprinzip*. Entsprechend der Janusgesichtigkeit der Natur verdanken wir diesem Prinzip auch unser Überleben. So veranlaßt z. B. das Eindringen von Keimen oder das Zirkulieren von Krebszellen unsere Makrophagen (Freßzellen), sich über diese Keime oder feindlichen Zellen zu stülpen, um dann durch Ausschütten verschiedener radikalinduzierender Stoffe (Zytokine) ihre Membranen anzugreifen und zu zerstören, so daß diese dann absterben. Bei solchen Prozessen beteiligt sind Monozyten, Makrophagen oder Fibroblasten ("Respiratory-burst"). Das geschieht oft unter Erhöhung der Körpertemperatur (Fieber). Höhere Temperaturen – körpereigene wie Umgebungstemperatur – induzieren immer eine höhere Radikaltätigkeit, was sich die biologische Onkologie mit den verschiedenen Hyperthermieverfahren zunutze macht, wogegen sich der Körper leider durch die Bereitstellung von sogenannten Hitze-Schock-Proteinen (HSP) schützen will (und damit den Erfolg oft schmälert). Freie Radikale sowie aktivierte Sauerstoffstufen können auch an physiologischen Regulationsmechanismen beteiligt sein, indem sie z. B. die oxidative Bremse im Zellzyklus auslösen, d. h. bestimmte Zytostatika können den Zellzyklus wieder "eintakten" (*Mueller, Sebastian* "*Zytostatika lösen die oxidative Bremse im Zellzyklus aus*", *Pharm. Ztg. Nr. 18, 145. Jhrg., 4. Mai 2000, S. 11*). Die uns nützlichen Freien Radikale, die unser Überleben sichern helfen,

Was sind freie Radikale ?

haben einen anderen Ausgangspunkt bzw. eine andere "Qualität" als die Freien Radikale, die meist aufgrund externer Faktoren oder körpereigener toxischer Substanzen entstanden sind. Und deshalb – so viel sei schon vorweggenommen – verhindern die in diesem Buch besprochenen antioxidativen Maßnahmen nur die uns schädigenden radikalischen Prozesse, behindern also nicht z. B. unser Immunsystem.

Freie Radikale können also auch vom körpereigenen Stoffwechsel ausgehen, etwa wenn eine Schilddrüsenüberfunktion besteht. Funktionsstörungen der Schilddrüse sind weitaus häufiger, als man denkt. Sie sind nur meistens nicht auf den ersten Blick so zu erkennen, wie man es im Physiologielehrbuch beschrieben findet. Das Herz-Kreislaufsystem läuft bei einer Schilddrüsenüberfunktion ständig auf Hochtouren. Es sind Menschen, die immer Vollgas geben, drei Dinge gleichzeitig tun und sehr wach durchs Leben gehen. Man kann sich deshalb gut vorstellen, daß ein Organsystem dabei frühzeitig erschöpft ist. In der Tat sterben Menschen mit einer (unbehandelten) Überfunktion der Schilddrüse häufiger an Herz-Kreislaufversagen. Jetzt könnten ja alle diejenigen mit einer geringgradigen Unterfunktion der Schilddrüse frohlocken, haben sie statistisch doch ein geringeres Risiko zum Herztod. Menschen mit einer Schilddrüsenunterfunktion sind mitten unter uns: Sie fahren auf der linken Spur strikt 100 km/h (vielleicht noch mit Hut), sie brauchen länger, um einen Sachverhalt zu begreifen, was ihnen oft ungerechterweise als Sturheit ausgelegt wird. Aber auch sie haben ein höheres Mortalitätsrisiko aufgrund ihrer Stoffwechsellage: Sie haben nämlich einen verlangsamten Stoffwechsel und aus diesem Grunde oft nur einmal wöchentlich Stuhlgang. Ihre Kotsäule verbleibt also über eine lange Zeit im Darm und damit auch alle Nahrungsgifte, die normalerweise längst den Körper wieder verlassen hätten. Diese haben über eine lange Zeit Kontakt zur Darmwand, bevor sie wieder rückresorbiert werden und über die Blutbahn in alle Organe gelangen. So wundert es nicht, daß Menschen mit (unbehandelter) Schilddrüsenunterfunktion häufiger am Kolonkarzinom erkranken. Körpereigene Radikalinduktoren sind z. B. auch Stoffe aus dem Verdauungsprozeß, u. a. Ammoniak aus dem Harnstoffzyklus; aus dem Aminosäurenabbau sind dies Cadaverin aus Lysin, Agmantin aus Arginin, Tyramin aus Tyrosin, Putrescin aus Ornithin, Histamin aus Histidin sowie andere biogene Amine, die durch Carboxylyse aus Aminosäuren entstehen. Im menschlichen Stoffwechsel fallen überdies unablässig Aldehyde, Ketone, Epoxide, Hormone an, die zuverlässig entgiftet weden müssen.

Radikale, die über den Sauerstoffwechsel entstehen, haben zwei Wirkmöglichkeiten, nämlich die physiologische und die pathologische. Die physiologische Wirkung kann – wie bereits beschrieben – entweder direkt erfolgen, indem pathologische Noxen (z. B. Keime, entartete Zellen, Zellbruchstücke,

Was sind freie Radikale ?

usw...) oxidativ zerstört werden, oder die pathologischen Noxen werden auf indirektem Weg über die Freisetzung gewebezerstörender Enzyme unschädlich gemacht. Pathologisch wirken Freie Radikale, indem sie die gesamte (intakte) Zelle schädigen, d.h. die Zell-Membran-Kern-Funktion, die Strukturen von Proteinen, Eiweißen und Kohlenhydraten angreifen, so daß am Ende die entzündliche, bzw. degenerative Zerstörung von Gewebe erfolgt. Zu den häufig entstehenden Radikalen gehören

- Superoxid-Anion-Radikal ($O^{\bullet}{}_2$)
- Perhydroxylradikal ($^{\bullet}OH_2$)
- Wasserstoffperoxid (H_2O_2)
- Hydroxylradikal ($HO^{\bullet}$)
- Singulettsauerstoff-Molekül $O_2(\Delta_G)$
- Lipidradikal ($L^{\bullet}$)
- Alkoxylradikal ($LO^{\bullet}$)
- Perhydroxylradikal ($LOO^{\bullet}$)
- Ozonmolekül (O_3)

Der Organismus eines Erwachsenen besteht aus ca. 60 Billionen Zellen, wovon pro Minute etwa 300 Millionen untergehen. Das bedeutet pro Tag und Individuum ungefähr 10^{17} bis 10^{18} oxidative DNA-Schäden durch Freie Radikale und aktivierte Sauerstoffstufen bei etwa 22.000 Genen. Während eines 75jährigen Lebens holen wir 710 millionenmal Luft. Dabei nicht berücksichtigt sind schnelle Atmung beim Treppensteigen oder Sport oder Keuchen, usw. Wir atmen pro Minute 18 Mal, das sind 260.000 Atemzüge am Tag. Wenn man 0,5 Liter pro Atemzug in Ruhe rechnet, so sind dies in unserem gesamten Leben fast 355.000 Kubikmeter Atemluft, entsprechend 17 Tonnen O_2, wovon wiederum 1 Tonne O_2 in radikalische Prozesse mündet.

Nach dem jetzigen Erkenntnisstand kann man bilanzierend sagen, daß die wenigsten radikalischen Reaktionen einen physiologischen Sinn haben.

2 Wie werden wir krank?

Vorangestellt werden zunächst die sieben Grundbedingungen, die nach WHO-Definition Gesundheit ausmachen:

1. stabiles Selbstwertgefühl
2. positives Verhältnis zum eigenen Körper
3. Freundschaft und soziale Beziehungen
4. eine intakte Umwelt
5. sinnvolle Arbeit und gesunde Arbeitsbedingungen
6. Gesundheitswissen und Zugang zur Gesundheitsversorgung
7. lebenswerte Gegenwart und die begründete Hoffnung auf eine lebenswerte Zukunft.

Hier wird deutlich, daß Gesundheit, ebenso wenig wie Krankheit, nicht auf einen einzigen Faktor zurückgeführt werden kann.

Nachfolgende Punkte führen jedoch allesamt zu vermehrten Freien Radikalen und sind damit potentiell krankmachend (Das tatsächliche Erkrankungsrisiko ist naturgemäß individuell jedoch sehr verschieden, ebenso der Ausbruch einer Erkrankung selbst):

1. mechanische Energiebeträge pro Zeiteinheit (Dosisleistung) und pro Flächen- oder Volumeneinheit Gewebe
2. thermische Energiebeträge pro Zeiteinheit (Dosisleistung) und pro Flächen- oder Volumeneinheit Gewebe
3. chemische Energiebeträge pro Zeiteinheit (Dosisleistung) und pro Flächen- oder Volumeneinheit Gewebe
4. infektiös-toxische Energiebeträge pro Zeiteinheit (Dosisleistung) und pro Flächen- oder Volumeneinheit Gewebe
5. strahlenbedingte Energiebeträge pro Zeiteinheit (Dosisleistung) und pro Flächen- oder Volumeneinheit Gewebe
6. Hypoxien – Hyperoxien
7. Mangel an essentiellen Nahrungsbestandteilen
   - Wasser
   - Elektrolyte (Spurenelemente)
   - Mineralstoffe
   - Vitamine

- essentielle Aminosäuren
- essentielle Fettsäuren
8. Mangel oder zuviel an nichtessentiellen Nahrungsbestandteilen (das sind Ballaststoffe, sekundäre Pflanzenstoffe, Kohlenhydrate wie Zucker, alle nichtessentiellen Fettsäuren, fettähnliche Stoffe wie Phosphatide und Sterine, alle nichtessentiellen Aminosäuren, Kreatin und Kreatinin, Pyrimidine und Purine, Hämine) durch
   - überkalorische Ernährung
   - unterkalorische Ernährung
9. Irritationen der zirkadianen Rhythmik
10. Sinneseindrücke (akustisch, optisch und olfaktorisch)
11. geistig-seelische Erschütterungen (Psycho-Streß)
12. konstitutionelle (systemimmanente) Wechselwirkung von Innen mit bestimmten Umweltfaktoren (Außen).
    - Allergien
    - Autoaggressionen

Was bedeuten aber diese zwölf Punkte, wenn wir sie in die Alltagssprache übersetzen?

2.1 Korsett und enge Hosen

Mechanische Energiebeträge kommen zustande, wenn wir z. B. eng einschnürende Kleidung, Schuhe oder Kopfbedeckungen (Helme) tragen, uns Prellungen und Blutergüsse zuziehen oder den Körper piercen. Männer in zu engen Jeans zum Beispiel gefährden ihre Hoden und damit auch ihre Zeugungsfähigkeit. Das gleiche gilt für den Rennsattel am Fahrrad. So ist in den Industrienationen seit einiger Zeit eine drastische Zunahme von Hodenkrebs zu beobachten. Zu enge Gürtel – in vergangenen Zeiten waren dies die Korsetts der Frauen – schnüren Organe wie Lunge, Leber, Milz oder Galle so zusammen, daß ihre Funktionsfähigkeit beeinträchtigt wird. Auch immer wiederkehrende einengende Arbeitshaltungen können krankmachen sowie die Bedienung von Stampf- und Rüttelmaschinen. Bis kurz nach dem Krieg trat Brustkrebs vorwiegend linksseitig auf. Grund war die Angewohnheit der Frauen, den Brotlaib zwischen linkem Oberarm und Brust zu klemmen, um dann mit dem Messer in der rechten Hand die Brotscheiben abzuschneiden, denn Brotschneidemaschinen gab es damals im Durchschnittshaushalt noch nicht. Wenngleich es sich dabei nicht um eine schmerzhafte Tätigkeit handelte – denn dann hätte ja jede Frau auf diese Art von Brotschneiden verzichtet – so entstanden durch das Quetschen ihres Brustdrüsengewebes immer wieder Mikrotraumen, die der Körper irgendwann einmal nicht mehr reparieren konnte, so daß sich Karzinome entwickelten. Heute werden Bügel-BHs angeschuldigt, auf dieselbe Weise Brustkrebs zu initiieren.

2.2 Der Teutonengrill

Von thermischen Energiebeträgen spricht man, wenn man zum Beispiel lange intensiver Sonnenstrahlung ausgesetzt ist, sei es auf der heimischen Sonnenbank oder am Strand von Mallorca. Die Berufe von Eisengießer oder Bäcker gefährden die Gesundheit insgesamt und nicht nur die männliche Fertilität. Aber nicht nur das zu heiße Bad, auch länger einwirkende große Kälte macht krank, wie wir von Frostbeulen und anderen Erfrierungen wissen. Abseits extremer Temperaturen lassen kaltes Schwimmbadwasser und eine kühle Umgebung radikalische Reaktionen aber verlangsamt ablaufen. Daß sowohl Hitze als auch Kälte – eben über den radikalischen Weg – auch therapeutischen Nutzen haben können (Kryotherapie, Rotlicht, u. a.) soll hier ausdrücklich erwähnt werden, letztere gehören jedoch nicht zu den hier als krankmachend aufgeführten thermischen Energiebeträgen.

2.3 Unsere chemische Umwelt

Als chemische Energieberäge wirken alle Substanzen, die wir allgemein mit Umweltchemikalien bezeichnen: Farben, Klebstoffe, Holzschutz, Pestizide, Amalgam, Abgase, Dioxin, polychlorierte Biphenyle (PCB), Formaldehyd, Desinfektionsmittel, Antikeimmittel, Abbeizmittel, Reinigungsmittel, Lösungsmittel, Phtalate, Bisphenol A, Lindan, Heptachlor, DDT, Pentachlorphenol, um nur einige zu nennen. Diese Stoffe kommen u. a. vor in Druckertinte, Kühlaggregaten, Farben, Benzin, Batterien, Feuerhemmer, Gummi, Deos, Plastik, Spielzeug, Lebensmitteln, bei der Holzbehandlung. Sie sind inzwischen Teil unseres Lebens geworden, auch wenn wir dies im einzelnen nicht wissen. Aus menschlichen Ausscheidungen gelangen Medikamente wie Antibiotika, Hormone oder Zytostatika ins Abwasser und damit in den Wasserkreislauf. Aber auch persönliches Verhalten kann die individuelle Belastung an chemischen Energiebeträgen erhöhen. Dazu zählen – trotz der immer wieder verbreiteten Ansicht über den gesundheitsfördernden Aspekt des Alkohols – das Trinken und das Rauchen. Weintrinkende Völker sterben zwar seltener an Herz-Kreislauferkrankungen, dafür finden sich bei ihnen aber überdurchschnittlich häufig Leberzirrhosen oder Krebs. Die weintrinkende Nation Frankreich – der dort übliche regelmäße Genuß von Rotwein wird wegen seines angeblich gesundheitsfördernden Effekts auch "French Paradox" genannt – zum Beispiel führt die europäische Statistik der Krebshäufigkeit an. Darin eingerechnet sind allerdings auch alle "Gitanes" oder "Gauloises" zwischen französischen Zähnen. Denn im Zigarettenrauch finden sich Stoffe wie Cadmium, Arsen, Dioxine, Formaldehyd, Blausäure, Benzol, die radioaktiven Substanzen Radium, Thorium, Polonium und Kalium-40, außerdem Rückstände von Pflanzenschutzmitteln. "Light"-Zigaretten ändern daran nichts, auch nicht Zigarrenrauchen, Wasserpfeifen, Schnupf- und Kautabak, sie verursachen den sonst seltenen Mundbodenkrebs.

Seltener wird – abseits der Feinstaubdiskussion – über die Qualität unserer Atemluft gesprochen, wo doch unsere Lunge die verletzlichste aller Eintrittspforten (Mund, Nase, Ohren, Haut, Anus, Urethra, Vagina) ist. Unter den lungengängigen Aerosolen finden sich Xenobiotika als primäre Radikale oder solche, die durch energetische Anregung und/oder Metabolisierung zu Radikalen transformiert werden. Neben der direkt toxischen Wirkung auf Bronchial- und Lungenstrukturen bilden sich für eine Reihe organischer Stoffe und Lösungsmittel zwischen Luft und Blut bestimmte Verteilungsmechanismen heraus. Manche Partikel können weder vom Reinigungssystem der Lunge entfernt, noch chemisch-enzymatisch abgebaut werden (z. B. Asbest und andere mineralische Stäube). Einige Lösungsmittel wiederum haben ausgeprägte Affinitäten zum Fettgewebe (Styrol) oder zum Knochengewebe (Blei und Strontium). Im Knochengewebe angereicherte Fluoridionen interferieren dort mit Hydroxylionen, was zur Verhärtung von Sehnen und Ligamenten sowie zur Verdickung der Sklelettbänder führt. Einmal ins Blut gelangt, können halogenierte Kohlenwasserstoffe, Schwermetalle (besonders in organischer Form) leicht die Plazentaschranke bei schwangeren Frauen, bzw. die Blut-Hirnschranke passieren.

Die meisten Umweltchemikalien schädigen noch auf eine andere Weise, indem sie nämlich vorhandene Vitalstoffe im Körper vernichten, die Aufnahme von Vitalstoffen verhindern und/oder den Vitalstoffbedarf erhöhen.

In Bad Münder bei Hannover gibt es eine private Klinik für Fortpflanzungsmedizin, wohin sich ungewollt kinderlose Paare wenden. Die dortigen Ärzte wunderten sich seit langem, daß – jedenfalls äußerlich so erscheinende – gesunde junge Menschen keine Schwangerschaft zuwege bringen konnten. Da die Publikumspresse über verweiblichte Alligatorenmännchen in einem See in Florida berichtete, in den das DDThaltige Insektizid Dicofol geleitet wurde, hat man 1994 mit eigenen Studien begonnen, die individuelle Umweltbelastung der Klienten zu ermitteln. Am Ende standen die ernährungsmedizinische und ökologische Beratung, eine nährstoffmedizinische Behandlung und die gewollte Zunahme der Schwangerschaftsraten. Diese Erfahrung weist einerseits auf die globale Bedeutung von Umweltchemikalien für unser gesamtes Leben hin, zeigt andererseits aber auch, daß mit Supplementation und Substitution von Vitalstoffen schädigende Einflüsse gemildert oder aufgehoben werden können.

Aber auch viele Substanzen aus der Medizin haben neben ihrer erwünschten therapeutischen Wirkung auch unerwünschte, weil toxische Nebenwirkungen. Am bekanntesten sind etliche in der Onkologie verwendeten Chemotherapeutika, die von Hause aus krebserregend sind, was viele als ein Paradoxon ansehen. Jedenfalls zeigt sich bei dem Klinikpersonal, welches die für jeden Patienten individuell berechneten Chemotherapeutika als Infusion mischen muß, eine wesentlich höhere Krebshäufigkeit als bei den Kollegen anderer Stationen. Die als Folge von Organtransplantationen von den Patienten lebenslang einzunehmenden Medikamente – meist 30 bis 50 Stück täglich – verursachen oft schon nach wenigen Jahren primäre Karzinome aufgrund der dauernden Immunsuppression, was sich auch jeder vorstellen kann, oder sie können Abstoßungsreaktionen letztendlich nicht aufhalten. Leider wird darüber in der Organspendedebatte nicht öffentlich gesprochen.

2.4 Unsere Mitbewohner: Bakterien, Viren, Pilze

Eine Infektion mit Krankheitserregern setzt den Organismus infektiös-toxischen Energieverträgen aus. Krankheitserreger sind z. B. Bakterien. Sie sind Lebewesen mit einem eigenen Stoffwechsel. Solange Bakterien leben, kann ihr Stoffwechsel giftige (toxische) Substanzen ausscheiden und Langzeitschäden verursachen. Werden Bakterien aber abgetötet, z. B. durch eine Antibiotikatherapie, setzen die zerfallenden Bakterienleiber mancher Erreger große Mengen an giftigen Stoffen (Endotoxine) frei, die den menschlichen Organismus dann in kurzer Zeit überschwemmen und ebenfalls schädigen oder sogar töten. Folgen solcher Schädigungen können z. B. Rheuma, Diabetes oder Herz- und Nierenschäden sein.

Viren sind weitere Infektionserreger. Weil sie nur eine statt zwei Erbinformationen haben, benötigen sie immer einen anderen Organismus, z. B. eine menschliche Körperzelle, um sich vermehren zu können. Sie können aber über Jahre, Jahrzehnte, einige Forscher meinen sogar Jahrhunderte, in der Umwelt, z. B. im Erdreich überdauern, bis sie ein geeignetes Terrain finden wie z. B. eine entzündete Schleimhaut oder eine offene Wunde, wo sie sich dann vermehren und eine Infektionskrankheit auslösen. Auch wenn eine gesunde Immunabwehr mit Viren gut fertig wird, so gilt doch, daß Viren ihren Wirtsorganismus niemals vollständig verlassen. Selbst zurückbleibende

Virenbruchstücke können späte Erkrankungen auslösen. Bekanntes Beispiel dafür sind die Herpes-simplex-Viren, die immer zu unpassender Zeit als Lippenbläschen ausbrechen, nachdem sie vorher lange Zeit stumm geblieben sind. Sie haben auf die "passende Gelegenheit" einer lokalen oder allgemeinen Immunschwäche ihres Wirtsorganismus' gewartet. Auch das Polio-Virus kann Jahrzehnte nach einer durchgemachten Kinderlähmung noch eine Zweiterkrankung auslösen, die dann oft als solche nicht erkannt wird. Viren können mutieren, d. h. sie ändern ihre Erbinformation und können deshalb für den Menschen gefährlicher werden. Virusinfektionen werden für eine Reihe von Erkrankungen verantwortlich gemacht, die oftmals erst lange nach der Erstinfektion auftreten wie z. B. Leber- oder Herzerkrankungen sowie einige Krebsarten.

Leider wird beim Thema Infektion nur selten an Pilze und ihre Sporen gedacht. Pilze sind gefürchtet. Sie gehören weder zu den Tieren noch zu den Pflanzen, was ihre Bekämpfung ungeheuer erschwert, besonders wenn sie innere Organe befallen haben. Es ist deshalb unverständlich, daß man die deutsche Bevölkerung flächendeckend der Gefahr von Pilzinfektionen über die Biotonnen aussetzt. Organische Abfälle bilden – auch in der kalten Jahreszeit! – Schimmelpilze, deren Sporen über die Atemluft bis in die Lunge und über das Schuhwerk in die häuslichen Teppichböden gelangen, wo sie dann von krabbelnden Kleinkindern aufgewirbelt und inhaliert werden. Mit jedem Öffnen der Tonnen entsteht ein Unterdruck, der die Sporen "heraussaugt", so daß mit einem Atemzug die sonst über das gesamte Jahr aufgenommene Menge an Sporen inhaliert wird. Es handelt sich dabei um die Größenordnung von 1 Million Pilzsporen pro Kubikmeter Luft, das ist mehr als das 20.000fache der durchschnittlichen Sporenbelastung im Freien. Kompostanlagen streuen im Umkreis von bis zu 400 Metern. Pilzsporen können einerseits Allergien, Asthma, bzw. Neurodermitis verursachen, die Nebenhöhlen besiedeln und Polypen bilden, andererseits sind ihre Gifte auch krebserregend. Patienten mit Lungenentzündung weisen oft Nasenpolypen auf. Bei näherem Befragen stellt sich dann heraus, daß der von den Polypen produzierte Schleim nachts auf der "Schlafseite" ungehindert in Bronchien und dann weiter in die Lungenlappen laufen kann, wo er sich dann entzündet. Deshalb entsteht die Lungenentzündung meist auf der Schlafseite. Dieser Zusammenhang fällt nur deswegen nicht auf, weil Nasenpolypen zum HNO-Arzt gehören, die chronische Bronchitis oder Lungenentzündung aber zum Internisten, bzw. Pneumologen. Es ist also ein Kommunikationsproblem, das auch durch elektronische "Gesundheitskarten" zukünftig nicht verhindert werden wird. Und daß in Kopfkissen und Bettdecken Pilze besondere Lebensbedingungen haben, sollte sich endlich herumsprechen, damit wir in der Praxis nicht immer wieder auf ungläubiges Staunen stoßen.

Wie werden wir krank ?

Eine Nachfrage beim regierungsberatenden BUND ergab, daß das Problem des Sporenflugs aus den Biotonnen überhaupt nicht bekannt ("noch nie davon gehört") und daß das verbandseigene medizinische Referat unbesetzt ist. Darüberhinaus geht man dort davon aus, daß die Biotonnen überall in Deutschland zweimal wöchentlich geleert würden. In der Realtät geschieht dies aber meist nur alle vierzehn Tage (z. B. Südwestpfalz). Die meisten Stadtreinigungsbetriebe (z. B. München) sind mehrheitlich der Ansicht, daß gefährdete Personen ohnehin über die Risiken von Biotonnen durch ihre Hausärzte aufgeklärt seien und deshalb die Tonnen regelmäßig säuberten (und dabei natürlich besonders viele Sporen inhalieren). Jeder weiß, daß dies nicht der Fall ist und von manchen, z. B. Älteren, auch gar nicht bewerkstelligt werden kann. Die Stadt München rät in ihrer Broschüre "Müll von A bis Z – Lexikon mit praktischen Tips" (S. 30) sogar: "Übrigens: Sie werden es nicht glauben, aber Sie können auch auf dem Balkon einer Stadtwohnung kompostieren, ja, sogar in der Küche. Probieren Sie es aus!" Na dann!

Und selbst wer bisher alle Infektionsgefahren einigermaßen umschiffen konnte, ist vor infektiös-toxischem Unheil nicht sicher: Patienten, die sich zur Behandlung in eine deutsche Klinik begeben, müssen damit rechnen, zu den jährlich 600.000 (von 15 Millionen Krankenhauspatienten) nicht selten tödlich endenden Neuinfektionen zu gehören. Sie fallen den Hospitalkeimen zum Opfer. Die Qualität von Hygienemaßnahmen in deutschen Kliniken ist unterschiedlich: Ausländisches Reinigungspersonal – statt des notwendigen Hygienefachpersonals – kann die Etiketten der Reinigungskanister nicht lesen und die Menge deshalb nicht richtig dosieren. Die eigentlich sehr effektive Händedesinfektion unterbleibt oder wird bewußt unterlaufen, weil im Islam und im Hinduismus der Gebrauch von Alkohol (auch in Desinfektionsmitteln!) streng verboten ist. Das wissen übrigens die Patienten nicht!
 Auch über transplantierte Organe können Keime, insbesondere Viren, übertragen werden (in jüngster Zeit Aids und Tollwut). Und wer seinen Zahnstein nur sehr selten entfernen läßt, sollte daran denken, daß dabei aus den Plaques große Mengen virulenter Keime in kurzer Zeit freigesetzt werden. Sie überschwemmen den Organismus und können natürlich auch Schäden an entlegenen Stellen verursachen, z. B. Rheuma oder Herzmuskelentzündung. Den niedergelassenen Zahnärzten wurde deshalb geraten, ihre Patienten auf eine entsprechende Antibiotikaprophylaxe hinzuweisen.

Denn nicht nur der Mensch, auch Viren und Bakterien wollen überleben. Sie können sich hervorragend an veränderte Bedingungen, z. B. an eine Antibiotika-Attacke anpassen. Sie verändern einfach ihr Erbgut und vererben die veränderte Information an ihre Nachkommen. So geht das immer weiter. Während eine

Menschengeneration 25 Jahre dauert, dauert eine Bakteriengeneration im Schnitt nur 120 Minuten. Entsprechend oft wird immer wieder angepaßtes genetisches Material weitergegeben. So kommt man mit der Entwicklung immer neuer Antibiotika nicht mehr nach und muß hilflos zusehen, wie heute Patienten an Infektionen, die früher beherrschbar waren, versterben.

2.5 Radon, Röntgen, Tschernobyl

Spätestens seit Tschernobyl wissen wir, was strahlenbedingte Energiebeträge sind. Es gibt – je nach Strahlenquelle – Strahlen unterschiedlicher Qualität. Außerdem müssen wir unterscheiden zwischen der Wellenstrahlung und der Korpuskularstrahlung. Die Wellenstrahlung erleben wir z. B. in großer Höhe auf den Polarrouten. Deshalb sind fliegendes Personal und Vielflieger besonders gefährdet. Gefährdet ist auch das Personal, das Strahlenquellen bedient, z. B. Röntgengeräte, Tomographen oder die "Kobaltbombe", und natürlich ihre Patienten. In der Regel unbekannt ist die Tatsache, daß ein CT eine vierhundertmal so hohe Strahlenbelastung für den Patienten bedeutet wie eine normale Röntgenaufnahme. Diese Strahlenquellen sind riskant aber nur im Betrieb, sobald sie ausgeschaltet sind, geht keine Gefahr mehr von ihnen aus. Je nach Dosis und/oder Dauer und Häufigkeit der Bestrahlung wird das getroffene Gewebe in therapeutischer Absicht irreparabel geschädigt, es können sich aber als ungewollter Nebeneffekt Fibrosierungen des Nachbargewebes oder neue Karzinome entwickeln. Das Baden in radonhaltigem Wasser hingegen verschafft Menschen mit rheumatischen Beschwerden eine – zumindest vorrübergehende – Linderung, floride entzündliche Prozesse werden – hauptsächlich in den kleinen Gelenken – gebessert, indem die überschießende Zytokinproduktion unterbunden wird.

Bei der Korpuskularstrahlung hingegen handelt es sich um strahlende Teilchen, die zu diagnostischen Zwecken in den Körper eingebracht werden, z. B. das schnell zerfallende *Technetium* bei der Schilddrüsendiagnostik, oder als Fallout auf Wald und Wiese herunterregneten und natürlich auch auf Obst und Gemüse. Pflanzen und Tiere nehmen über das Erdreich bzw. über das Futter radioaktive Partikel auf, so daß wir über die Nahrungskette strahlende Teilchen in unseren Körper einlagern. Diese Folgen von Tschernobyl sind bis heute u. a. in Wild oder Waldpilzen nachweisbar. Wir können aber nicht davon ausgehen, daß alles, was in unseren Köper gelangt, auch immer nach den Regeln des Physiologielehrbuchs den Körper in kurzer Zeit (Indikator Halbwertszeit) und auch vollständig wieder verläßt, wobei der Abbau E-funktional verläuft. Vielmehr können solche radioaktiven Partikel uns fortan unser ganzes Leben begleiten. Sie strahlen dann an der Stelle im Gewebe, wo sie liegengeblieben sind. Es liegt auf der Hand, daß dies eine Krebsentstehung wesentlich erleichtern kann.

Dasselbe gilt für natürliche Radioaktivität. Fliesen und Wannen in den Bädern von Wohnungen aus den 30er Jahren strahlten aufgrund der zur Herstellung verwandten Materialien unterschiedlich intensiv. Je nach der geologischen Beschaffenheit des Baugrundes kann radioaktives Radongas aus tieferen Erdschichten über die Häuserkeller in die Wohnungen gelangen, wo es in der Raumluft immer nachweisbar ist. Häuser mit Naturkellern und ältere Gebäude mit Steinmauern sind eher von Radon betroffen. Der Zerfall der im Boden vorkommenden Elemente Uran und Thorium endet beim Blei, dazwischen aber weist die Zerfallsreihe ein einziges gasförmiges und daher flüchtiges Element auf, das Radon. Jedes Atom davon, das in der Lunge zerfällt, wird zu einem festen Stoff, der praktisch ewig weiterstrahlt und Krebs genauso verursachen kann wie andere ionisierende Strahlungen auch. "Die radioaktive Strahlung des Radongases kann Lungenkrebs verursachen. Lungenkrebs fordert in der Schweiz etwa 2700 Opfer pro Jahr, einige Prozent davon werden Radon zugeschrieben", heißt es in einer Mitteilung des schweizerischen kantonalen Amtes für Umweltschutz. Die deutsche Bundesregierung hat nun einen Atlas herausgegeben, dessen verschiedenfarbige Bezirke die unterschiedliche Radonbelastung in Deutschland anzeigt. In Rheinland-Pfalz wurden vier Landkreise (Kusel, Cochem-Zell, Mayen-Koblenz und Westerwald) ausgewählt, in denen das Umweltministerium Radon-Messungen durchführen will, nachdem zuvor in den Kreisen Trier-Saarburg und Bitburg-Prüm erhöhte Werte in der Raumluft gefunden wurden. Dabei wurde der Vorsorgewert von 200 Bq pro Kubikmeter Raumluft in 96 von 1100 Räumen überschritten. "Natürliche" Radioaktivität ist also nicht anders und nicht besser als "künstliche", auch wenn es Gebirgsgegenden gibt, die den Fremdenverkehr mithilfe von Radonstollen ankurbeln. Dort sitzen Eintritt zahlende Kurgäste und atmen radonhaltige Luft ein. Die dabei entstehenden Freien Radikale verursachen genau die Schäden wie bei sonstiger Strahlenbelastung auch. Es gibt bei diesem Thema eben keine Moral, ob "gute", weil "natürliche" oder "böse", weil "künstliche" Radioaktivität.

2.6 *Couch potatoes*, Schnarcher, Laufjunkies

Hypoxie bedeutet die Unterversorgung des Körpers mit Sauerstoff. Wir können uns Menschen vorstellen, kennen sie vielleicht auch, die den ganzen Tag ihr Zimmer oder ihre Wohnung nicht verlassen, vielleicht stattdessen vor dem Fernseher sitzen, nie lüften und sich höchsten zwischen Sofa und Kühlschrank bewegen. Der Gasaustausch über ihre Atemwege ist logischerweise minimal. Wir haben vielleicht auch schon – meist ältere – Menschen mit sehr stark ausgeprägtem Rundrücken gesehen. Der Volksmund spricht von "Buckel". Hier handelt es sich um den sogenannten Morbus Bechtereff, eine Erkrankung, die zu fortschreitender Versteifung der Wirbelsäule und damit zu einer Verkleinerung der Atemfläche führt, weil die knöchernen Anteile des Atemapparates wie Rippen und Wirbel krankhaft fixiert und nicht mehr verschieblich sind und die Lunge sich deshalb nicht mehr voll entfalten läßt. Die Sauerstoffaufnahme ist auf diese Weise eingeschränkt. Rundrücken kann es auch bei fortgeschrittener Osteoporose geben (früher "Witwenbuckel" genannt). Auch Menschen mit einem Lungenemphysem haben Schwierigkeiten, ausreichend mit Sauerstoff versorgt zu sein. Ihre Lunge ist ständig von einer großen Menge an Restluft gebläht. Restluft ist nichts anderes als "verbrauchte Luft", sie wird mit dem Atemvorgang nicht mehr ausgetauscht, sondern verbleibt in der Lunge. Wirklich atmen – und damit Sauerstoff aufnehmen – können sie nur über eine sehr kleine verbliebene Strecke. Unterversorgt mit Sauerstoff sind zudem viele Schnarcher. Mit zunehmendem Lebensalter – offenbar auch in Korrelation zum körpereigenen Östrogen-, bzw. Testosteronspiegel – erschlafft das Gaumensegel, welches dann in Rückenlage mitsamt dem Zäpfchen die Luftröhre quasi verstopft, Schlaf-Apnoe genannt. So entsteht über Nacht ein nicht unbeträchtliches Defizit an Sauerstoff, das auch in den folgenden Nächten nicht ausgeglichen wird, sondern sich nur noch verschärft. Die darauf folgende Tagesmüdigkeit gefährdet dann nicht nur den Schnarcher, sondern unter Umständen auch Mitmenschen, etwa wenn ein solch übermüdeter Brummi-Fahrer Unfälle verursacht. Schnarcher quälen also nicht nur ihre Schlafzimmer-Partner oder sind Gegenstand meist ziemlich blöder Witze, sondern leben gefährlich.

Während die Unterversorgung an Sauerstoff als auf Dauer krankmachend noch halbwegs verstanden und auch akzeptiert wird, stößt die Aussage, daß ein Überangebot an Sauerstoff genauso schädlich ist, doch auf Unverständnis, sogar Ablehnung. Gilt doch Sauerstoff als ausgesprochen gesund! Man kann gar nicht genug davon kriegen! Wozu denn gibt es neuerdings diese O_2-Bars, wo gestreßte Business-Leute während der Mittagspause mal schnell Sauerstoff tanken können? Warum joggen wir wie die Weltmeister, auch wenn wir dabei vor Langeweile fast sterben? Auch weil wir unseren angeblich erhöhten Sauerstoffbedarf decken müssen. Dabei sind die inneren Organe physiologischerweise nur einer Sauerstoffkonzentration von ca. 5%, maximal 10% ausgesetzt, der Volumenanteil Sauerstoff in der Atmosphäre – d. h. der eingeatmete Sauerstoff – beträgt aber ca. 21%. Dieses Verhältnis ändert sich auch nicht durch ein zusätzliches höheres O_2-Angebot. (Nebenbei bemerkt: Viele Zellversuche liefern deshalb unbrauchbare, d.h. nicht übertragbare Ergebnisse, weil diese in vitro und damit in einer Umgebung in unrealistischer O_2-Konzentration ablaufen.).

Wie werden wir krank ?

Schon als Kleinkind haben wir gelernt: Ohne Sauerstoff kein Leben. Sauerstoff ist gesund. Und wir ergänzen: Je mehr davon, desto besser, denn viel hilft viel. Jedoch: Fast jeder Marathonlauf fordert Herz-Kreislauf-Zusammenbrüche und Todesopfer, auch und gerade unter jungen und trainierten Menschen. Die überaus hohe Sauerstoff-Turnover-Rate, also der Durchsatz an Sauerstoff im Gewebe pro Zeiteinheit und damit die ständige und unphysiologische Erhöhung des O_2-Anteils, generiert Kaskaden von Freien Radikalen (oxidativer Streß), denen wir in diesem Augenblick nicht gewachsen sind. Der Körper versagt dann an seiner schwächsten Stelle, am Herzen und seinen Gefäßen. Jogging-Freaks und – leider – auch Sportmediziner erklären solche Zwischenfälle immer damit, daß "der dann eben schon vorher was am Herzen hatte", "vorher nicht gesund war", usw..., nach dem Motto: Das kann nicht am Laufen liegen, denn das ist ja in Ordnung. Nicht in Ordnung ist der Mensch. Deshalb hat er selber schuld an seinem Unglück. Zynisch ist das schon, denn die Verstorbenen hätten ohne diese exzessive Lauferei vermutlich ganz normal ihr biologisches Alter erreicht – und dabei muß man noch nicht einmal Winston Churchill, der übrigens bis ins hohe Alter ein leidenschaftlicher Teilnehmer von Fuchsjagden war, bemühen: "No sports".

Es muß bei dieser Gelegenheit auch ganz klar gesagt werden, daß es bis heute keine Diagnoseverfahren gibt, die sämtliche der vielen möglichen Vorschädigungen des Herz-Kreislaufsystems, z. B. ein Aneurysma, sicher und vollständig aufspüren können, um so belasteten Personen vom Sport abraten zu können. Obwohl den Läufern selbst ihr riskantes Verhalten meist durchaus bewußt ist, ändern sie ihren Lebensstil nicht. Der wichtigste Grund ist wohl, daß Laufen regelrecht süchtig macht. Es werden Transmittersubstanzen wie körpereigene Opiate (Endorphine) oder Dopamin produziert, die das beim Laufen immer auftretende Schmerzempfinden ausschalten; gleichzeitig sorgen sie für einen Glückszustand, den man bei normalen Junkies sonst als "high" bezeichnen würde. Da diese körpereigenen Substanzen an dieselben Rezeptoren binden wie dies von außen zugeführte Betäubungs- und Suchtmittel tun, entstehen auch dieselben Effekte bis hin zum Verlangen nach ständiger Wiederholung (= Sucht). Ein laufender Mediziner aus dem Rheinland bekannte denn auch: "Ich hänge am Laufen wie andere an der Nadel". Darüberhinaus genießt gerade in Deutschland Laufen – besonders Marathon und Iron Man – eine hohe soziale Akzeptanz. Da signalisiert jemand, daß er sich schindet und den "inneren Schweinehund" überwindet, was ausschließlich als Vorbildfunktion wahrgenommen wird. Freunde aus dem Nachbarland Frankreich nennen das "typisch deutsch". Psychiater sorgen sich inzwischen, daß Gerätetraining oder Jogging inzwischen unverhältnismäßig breiten Raum im Zeitbudget der Bevölkerung (und damit zu Lasten anderer gesellschaftlich erwünschter Aktivitäten und zwischenmenschlicher

Kommunikation) einnimmt und fast schon religiöse Züge trägt. Zudem scheint Joggen wegen der regelmäßigen kleinen Erschütterungen das Denk- und Reaktionsvermögen zu beeinträchtigen, wie die Zeitschrift "Men's Health" berichtet. Soll wohl heißen: Joggen macht dumm!

Kenneth Cooper, Erfinder der "aerobischen Punkte", die man bei intensivem Laufen sammeln und in sein persönliches Fleißkärtchen eintragen kann, Autor von "Bewegungstraining für den Mann" (dem seine Frau alsbald das "Bewegungstraining für die Frau" folgen ließ) und Berater des Pentagon, dem er Laufprogramme für Heer, Marine und Luftwaffe entwickelte, wurde – allerdings erst nach seiner Pensionierung – vom Saulus zum Paulus, indem er schrieb: "Ich habe mich geirrt. Ich habe alle die Jahre die Rolle der Freien Radikale und die Entstehung von oxidativem Streß nicht beachtet." Immerhin.

2.7 Bekommen wir, was wir brauchen?

Essentielle Nahrungsbestandteile sind die Bestandteile der Nahrung, die wir für den Erhalt unseres Lebens und unserer Gesundheit unabdingbar brauchen und die unser Organismus nicht selbst herstellen kann. Wir müssen sie also von außen – über die Ernährung – regelmäßig und in ausreichender Menge zuführen. Essentielle Nahrungsbestandteile sind danach Wasser, Spurenelemente (Elektrolyte), Mineralien, Vitamine, essentielle Aminosäuren und essentielle Fettsäuren. Eine chronische Unterversorgung mit diesen oder auch nur das partielle Fehlen einiger dieser Stoffe führen unweigerlich zu Erkrankungen. Das Wort "Unterversorgung" ist hierzulande eigentlich nur im Zusammenhang mit Entwicklungsländern geläufig, denn die vollen Kaufhausregale und Tiefkühltheken signalisieren Überfluß, eben das Gegenteil von Mangel.

Doch auch mitten in der westlichen Zivilisation sind Mangelzustände bei bestimmten Bevölkerungsgruppen gar nicht so selten: alte Menschen, Kinder und Heranwachsende, Schwangere und Stillende, Schwer- und Schichtarbeiter, Leistungssportler, bei einseitigen Diäten, Menschen mit bestimmten Erkrankungen (Morbus Crohn, Colitis ulcerosa, Leberzirrhose, Niereninsuffizienz, Operationen an Magen und Darm u. v. a.) oder auch Angehörige der sozialen Unterschicht, neuerdings "Prekariat" genannt. Die Folge sind Abnahme der Körpermasse, bzw. Wachstumsstillstand. Die ausreichende Versorgung mit essentiellen Nahrungsbestandteilen setzt allerdings voraus, daß unsere Nahrung diese auch noch liefert.

2.8 Zuviel und Zuwenig – beides macht krank

Wenn essentielle Nahrungsbestandteile diejenigen sind, die wir dringend zum Leben brauchen, sie aber nicht selbst synthetisieren können, so sind nichtessentielle Nahrungsbestandteile solche, die wir auch zum Leben brauchen, sie aber selbst herstellen können. Allerdings gelingen Eigensynthesen nur in Anwesenheit von genügend "Ausgangsmaterial" (Aminogruppen, Kohlenstoff-Atome, usw.) vollständig und regelgerecht, so daß es auch vorkommt, daß nichtessentielle Bestandteile für den einzelnen Menschen sehr wohl essentiell sein können. Dies ist meistens bei Erkrankungen wie Diabetes, bzw. Erbfehlern der Fall.

Daß eine überkalorische Ernährung krank machen kann, versteht jeder. Besonders die Bilder von extrem fettleibigen Amerikanern, die bisweilen sogar mit Hebekränen in ihre Wohnung oder in ein Klinikbett gehievt werden müssen, sind beeindruckend, obwohl auch in unseren Breiten Fettleibigkeit immer häufiger vorkommt, leider zunehmend bei Kindern. Die neueren Hinweise (nach Beobachtungen an Kindern in Nahrungsmangelgebieten Indiens und anderen Teilen Asiens und nachvollzogen im Tiermodell), wonach Fettleibigkeit auch durch Infektion mit bestimmten Typen von Adenoviren entsteht, sind noch sehr jung und noch nicht erhärtet, entlasten aber vielleicht diejenigen Übergewichtigen, die einfach nur "normal" essen.

Eine unterkalorische Ernährung, wie wir sie bei strengen und langanhaltenden Fastenkuren, bei Magersucht, aber auch als Folge von altersbedingtem Appetitmangel bei Senioren beobachten können, macht ebenfalls krank. Im Bestreben, seine Vitalfunktionen so lange wie möglich aufrechterhalten zu können, baut der Körper für seine Eigensynthesen Substanz, z. B. aus der Muskulatur, ab, um sie wieder zu verwenden. Ein solcher "Recyclingprozeß" funktioniert eine Weile, bis er mangels Masse (Nachschub) vollständig zusammenbricht und im Tod endet.

2.9 Eulen und Lerchen – Vom Rhythmus der Lebewesen

Wir alle kennen Menschen, die morgens nicht aus dem Bett kommen, abends aber bis in die Puppen feiern können und glänzende Gesellschafter sind. Sie nennen wir "Eulen". Wir kennen aber auch Zeitgenossen, die spätestens um sechs Uhr früh ihre "Tagesmaschine" anwerfen: Putzen, Telefonieren, Staubsauger betätigen, Betten lüften, Schnee räumen. Das sind die "Lerchen". Heute wissen wir, daß der innere Rhythmus genetisch fixiert und nicht wesentlich änderbar ist. Forscher der Berliner Charité haben die molekularen Hintergründe entschlüsselt, die für das typische Frühaufsteher-Verhalten verantwortlich sind. Bei Patienten, die am erblichen Syndrom der vorverlagerten Schlafphase leiden, ist offensichtlich ein entscheidendes Protein (*A1-Adenosinrezeptor*) instabil. Schuld daran ist ihr Gen *Period2*, dessen Allel mutiert ist. Bei gesunden Menschen wandert es in 24 Stunden exakt einmal in den Zellkern, wird dann abgebaut und regelt so die Melatoninausschüttung. Weil bei den Frühaufstehern einem der Proteinbausteine eine Phosphatgruppe fehlt, bauen sie es schon nach 22 Stunden ab. Damit ist ihr Tag eigentlich zwei Stunden kürzer. So müssen beide Chronotypen im ständigem Konflikt zwischen ihrer inneren und ihrer äußeren Uhr leben. Sie können gemäß ihrer Genetik nur einem Takt von 19 bis zu 27 Stunden folgen. Dem Tagesrhythmus unterworfen sind wichtige physiologische Prozesse: Körpertemperatur, Hormonspiegel, Herzschlag, Stoffwechsel- und Gehirnaktivität. So ist es leicht einsehbar, daß wir sowohl den Schlafmützen als auch den frühen Nervensägen Unrecht tun, wenn wir über vermeintliche Charakterdefizite sinnieren. Ideal wäre es deshalb, wenn beide Typen nach ihren Bedürfnissen leben könnten, d. h. sie einen Arbeitsplatz hätten, der ihrem Rhythmus entgegen käme. Selbständige, Freiberufler und Inhaber von Telearbeitsplätzen haben in der Gestaltung ihrer Arbeitszeit oft mehr Spielraum als abhängig Beschäftigte. Da aufgrund ihres noch nicht voll ausgebildeten Tag-Nacht-Rhythmus' unter Kindern hauptsächlich Eulen anzutreffen sind, müßte der morgendliche Schulbeginn später gelegt werden, was Kinderärzte schon länger fordern. Nicht gerade wenige – oft noch sehr kleine – Kinder haben einen langen Schulweg. Sie müssen mitunter um 5.30 Uhr aufstehen, um mit Fußwegen und Bustransporten schon fast erschöpft pünktlich zum Schulbeginn antreten zu können.

Wie sehr unsere innere Uhr verrückt spielt, erfahren wir besonders mit dem Rückflug vom amerikanischen Kontinent nach Europa. Der *Jet Lag* ist eine unmittelbare Reaktion darauf, daß unser gesamtes Stoffwechselsystem durcheinander geraten ist. Aber schon kleinere Änderungen an der Stellschraube können zu gesundheitlichen Beeinträchtigungen führen, wenn z. B. jährlich zweimal die Uhren vor-, bzw. zurückgestellt werden auf die Sommer-, bzw. Winterzeit. Wer Haustiere hat oder Bauern befragt, hört, daß diese Umstellungen nicht nur dem menschlichen Organismus zu schaffen machen. Bedauerlich ist, daß diese Manöver keinen gesamtgesellschaftlichen Vorteil erbringen. Der ursprünglichen Behauptung von eingesparter Energie konnte schon damals niemand folgen, der rechnen kann: Die minimale und rechnerisch nicht zu ermittelnde Energieersparnis am Abend wird wieder wettgemacht durch vermehrten Energieverbrauch in den Morgenstunden, denn da bleibt es "länger dunkel". Wenn nun die Mehrheit der Deutschen, einer Umfrage des "Spiegel" zufolge, die ganzjährige Beibehaltung der Sommerzeit wünscht, so heißt das auch, daß die große Mehrheit die ständigen Umstellungen in ihrem Lebensrhythmus leid ist.

Besonders in ihrem Rhythmus gestört sind jedoch Schichtarbeiter. Arbeit in Wechselschichten geht mit einer erhöhten Gefahr von Diabetes und Herz-Kreislauf-Erkrankungen einher. Dies geht aus zwei Studien hervor, bei denen im Auftrag einer britischen Regierungsorganisation Arbeiter auf Ölbohrinseln während eines zweiwöchigen Einsatzes untersucht wurden. Nach dem Schichtwechsel wies u. a. das Blut der Arbeiter erhöhte Werte von Fettsäuren auf, wodurch sich das Risiko für Herzerkrankungen, Diabetes und anderer Stoffwechselstörungen beträchtlich erhöht. Dies ist sicher nicht schwer nachzuvollziehen, denn jeder, der schon einmal ein oder zwei Nächte "durchgemacht" oder durchgearbeitet hat oder auch nur geringfügig seinen Lebensrhythmus ändern mußte, weiß, daß sein Körper dann verrückt spielt: Beschleunigter Herzschlag, Verdauungsstörungen, Schweißausbrüche signalisieren, daß wir uns in einem krankmachenden Zustand befinden. Es würde manches verbessern, organisierte man die Schichtarbeit nach vorne rotierend, d. h. erst Frühschicht, dann Normalschicht, dann Spätschicht, gefolgt von Nachtschicht, dann freie Tage, dann wieder beginnend mit Frühschicht, usw... Dies würde auch den sozialen Kontakten der Betroffenen entgegenkommen.

2.10 Lärm, Gestank und Discoblitze – unsere Sinneseindrücke

Leider gibt es sehr viele Menschen, die sich Lärm nicht entziehen können. Sie arbeiten in lauten Montagehallen oder am Preßlufthammer und sollten eigentlich Ohrschützer tragen. Das unterbleibt aber meist, weil dann z. B. der (warnende) Zuruf des Kollegen nicht mehr hörbar ist. Bewohner von gemischten Gewerbegebieten erleben besonders nachts das Be- und Entladen bei benachbarten Speditionsunternehmen. Auch wenn man diesen Lärm irgendwann einmal nicht mehr bewußt wahrnimmt, so bleibt die den Organismus schädigende Qualität solcher Lärmemissionen trotzdem bestehen und auch meßbar. Die ganze Nacht hindurch schlagende Kirchenglocken, bisweilen alle Viertelstunde, sind in ihrer gesundheitlichen Auswirkung auf den menschlichen Organismus nicht anders zu bewerten. Auch Konzertsolisten und Mitgliedern von Symphonieorchestern ergeht es bei Bach, Brahms oder Beethoven nicht anders. Es gibt keinen "guten" Lärm! Es würde dem christlichen Glauben übrigens keinen Abbruch tun, wenn sich Kirchenleitungen ein Urteil des Bundesgerichtshofs zu Herzen nähmen und sich dazu durchringen könnten, ihre Kirchenglocken zwischen 22 und 6 Uhr stumm zu stellen, wie dies mancherorts ja auch praktiziert wird. Dies könnte auch aus Rücksicht gegenüber Schichtarbeitern geschehen, die ohnehin ein höheres Erkrankungsrisiko haben. Besonders die Anwohner von stark frequentierten (alten) Bahnstrecken (z. B. im Mittelrheintal) leiden durch Personen- und Güterverkehr Tag und Nacht. Die dabei gemessenen Lärmemissionen reichen den Verantwortlichen – erfreulicherweise? – nicht aus, um Gegenmaßnahmen wie Lärmschutzwände oder -fenster zu installieren. Grund dafür ist, daß eine Lärmmessung immer nur den Mittelwert einer gemessenen Zeit, z. B. 15 Minuten angibt. Der Lärm einer Bahnstrecke ist aber dadurch gekennzeichnet, daß innerhalb von zwei Minuten – sozusagen aus der Ruhe heraus – ein herannahender Zug die Geräuschspitze eines startenden Düsenflugzeugs erreicht, die Anwohner schrecken auf und leiden unter Herzrasen und Bluthochdruck. Sie nehmen bald schon unbewußt eine "Erwartungshaltung" an, die sich am Fahrplan der Deutschen Bahn orientiert. Bewohner in Tieffluggebieten erleiden dieselben Schädigungen. Vermeidbarer Lärm (bis zum "Knalltrauma") geht von Diskotheken und Rockkonzerten aus. Mit Gehörschäden wie Tinnitus oder dauerhafter Schwerhörigkeit durch Untergang der Haarzellen ist besonders in der Nähe großer Lautsprecherboxen zu rechnen. Ebenso schädlich sind, diesmal für die Netzhaut im Auge, die Stroboskopblitze oder Discokugeln. Zu geringer Abstand im Kino oder vor dem Fernseher, besonders, wenn das filmische Geschehen schnelle Schnitte und schnellen Wechsel zwischen Nah und Fern erfordert, schädigen das Auge genauso wie Blendreflexe im hohen Schnee oder auf dunkler und regennasser Fahrbahn.

Dorfbewohner, denen neuerdings Windräder vor die Tür gesetzt werden, können ein Lied über ihre Beeinträchtigungen singen: Wenngleich für den Bau solcher Anlagen Mindestabstände vorgeschrieben und wahrscheinlich auch eingehalten werden, so bringt es doch manch topographische Gegebenheit vor Ort mit sich, daß Teile eines Hauses nicht mehr bewohnbar sind. Wenn eine Familie auf der Terrasse Kaffee trinken will, muß sie gleichzeitig ununterbrochen den regelmäßigen Schattenwurf und das ebenso regelmäßige Zischen und Surren der Windflügel ertragen. Das provoziert Übelkeit, Erbrechen ("Seekrankheit") und chronische Erkrankungen des Herz-Kreislauf-Systems. Leider haben bisher alle Obergerichte den Windmühlenbetreibern Recht gegeben, indem sie deren Interessen Vorrang vor den Interessen der Anwohner auf körperliche Unversehrtheit einräumten. Die Natur selbst kennt keinen Lärm, Lärm ist immer anthropogen. Im Gegensatz zu optischen Irritationen, denen wir durch Augenschließen zum Teil ausweichen können, gelingt dies bei Lärmbelastungen nicht.

Schließlich können Gerüche zu Irritationen bis zur Erkrankung führen. Müllverwertungsanlagen, Kompostierwerke, Tiermastbetriebe, Kaffeeröstereien, Brauereien begraben, je nach Windrichtung, ganze Stadtteile unter Geruchsschleiern. Zwar wurde die Filtertechnik in den vergangenen Jahren erheblich verbessert, es sind aber noch viele, meist ältere Anlagen in Betrieb, die eine große olfaktorische Belastung sind. Leider wird dieses Problem von offiziellen Stellen nicht ernst genommen, handelt sich hierbei doch nur um etwas, das "einige und nicht alle" als "Belästigung" empfänden, wie man aus den Rathäusern hört. Dabei machen dauernde "Belästigungen" krank, und die Bestandteile, die einen bestimmten "Geruch" oder "Gestank" ausmachen, können durchaus gesundheitsschädlich sein. Bezeichnend ist die regelmäßige Reaktion von Feuerwehrleuten nach einem Feuer in einem Industrieunternehmen: Zwar stinkt und qualmt es gewaltig, aber schon nach dreißig Minuten erfolgt die stereotype Entwarnung, daß "keine gesundheitsschädlichen Stoffe ausgetreten" seien. Dabei können Schadstoffanalysen in so kurzer Zeit überhaupt nicht gemacht werden und setzten zudem voraus, daß die Wehren von der Werksleitung auch umfassende Informationen erhielten über Art und Menge der betroffenen Chemikalien. Dies ist aber fast ausnahmslos nicht der Fall, wie unlängst die Deutsche Bahn demonstrierte, als sie bei einem Gefahrgutunfall im Rheinland den Helfern aus Bundeswehr und Polizei absichtlich die Unwahrheit sagte, indem sie die erwiesene Gefährlichkeit der Ladung bestritt und erst Tage später, nachdem die Schädlichkeit schon offensichtlich war, die Giftigkeit der ausgetretenen Substanz einräumte.

2.11 Die Psyche – schwer zu fassen

Zu der krankmachenden Potenz schädigender Sinneneindrücke gesellt sich immer auch das ebenfalls krankmachende Gefühl des Nichtentrinnen-Könnens, der Ohnmacht, der Ausweglosigkeit. Psycho-Streß, vor allem als dauernder Zustand und ohne Aussicht auf ein Ende, macht anerkanntermaßen krank. Leider ist dies eine sehr allgemeine Erkenntnis, die dem Einzelnen nicht weiterhilft. Wir können nämlich die Belastungen, denen ein Einzelner objektiv ausgesetzt ist, nicht messen. Außerdem wissen wir nicht, was der Einzelne subjektiv ertragen kann, bekanntlich gibt es "Zartbesaitete" und "harte Knochen". Und schließlich lassen sich mit diesen Parametern keine Doppelblind-Studien durchführen, um die "Harten" und die "Weichen" sicher identifizieren zu können.

Wie werden wir krank ?

Trotzdem kann man sich auf eine Rangfolge kritischer Lebensereignisse einigen (n. Holmes und Rahe, 1967). Hier eine Auswahl:

- Tod des Ehepartners
- Scheidung, eheliche Trennung
- Tod eines nahen Angehörigen
- Verletzung oder Krankheit
- Eheschließung
- Entlassung
- Pensionierung
- Krankheit in der Familie
- Neuanfang im Berufsleben
- finanzielle Veränderungen
- Berufswechsel
- Hypothek über 25.000 Euro
- Kündigung eines Darlehens
- Ärger mit der angeheirateten Verwandtschaft
- persönliche Höchstleistung
- Schulbeginn oder -abschluß

Neben diesen eher herausragenden Ereignissen, die uns auch sofort einfallen, wenn wir an Streß denken, gibt es doch den nicht minder belastenden Alltagsstreß, den wir als solchen meist nicht wahrnehmen (wollen). Aus der Arbeitswelt sind dies:

- Wechselschicht, Arbeit am Computer,
- langweilige Arbeit
- Konkurrenzdruck
- hohe Verantwortung für Maschinen
- Leistungkontrolle
- körperlich schwere Arbeit
- Zwang zu schnellen Entscheidungen
- widersprüchliche Anweisungen
- Hitze, Kälte, Nässe, Lärm
- häufige Störungen
- hohe Verantwortung für Menschen
- Überstunden
- starke Konzentration
- Zeitdruck.

Wie werden wir krank ?

In den letzten Jahren imponiert neben dem "Leistungsdruck" im Sinne einer einfachen Arbeitsüberlastung als Streßauslöser auch das Phänomen der Unterforderung. Hier leiden meist hochqualifizierte, bzw. für diese Stelle überqualifizierte Mitarbeiter, die sich einem minderqualifizierten und/oder charakterlich defizitären Vorgesetzten gegenübersehen, dessen Weisungen sie aber zu befolgen haben und dem sie angesichts der Arbeitsmarktsituation auch nicht entrinnen können.
Alltagsstreß im häuslichen Bereich ist auch ein Thema für Polizeidienststellen, wenn während aufeinanderfolgender Feiertage ihre Beamten verstärkt ausrücken müssen, um familiäre Streitigkeiten zu schlichten, die meist aufgrund von Nichtigkeiten entstanden sind. Zu diesen auslösenden Stressoren gehören zu hohe Erwartungen ans "Familienleben", Langeweile am Wochenende, Familientreffen und Verwandtenbesuche, dauerndes Fernsehen, Geschenkeinkäufe, Gedränge, Enge, Schlangestehen, Lärmbelästigung bei Sportveranstaltungen und Festen, Verkehrsstau bei Wochenend- und Urlaubsreisen. Natürlich gehört es zu den Merkwürdigkeiten menschlichen Verhaltens, daß solche Streßsituationen regelmäßig gesucht und nicht etwa gemieden werden.

Die Versuchung ist groß, daß im normalen Medizinbetrieb die Diagnose "psychisch" allzu schnell fällt, weil der Patient dann weitergeschickt werden kann, wenn man für ihn keine Zeit, keine Lust oder auch kein Budget mehr hat. Die Literatur ist voll von Fällen, denen eine handfeste Anamnese zugrunde lag, z. B. vergessenes OP-Besteck, die schmerzgequälten Patienten aber mehrere Jahre darum kämpfen mußten, endlich ernst genommen zu werden. Gar nicht so selten liegen dann stationäre Aufenthalte in psychiatrischen Einrichtungen hinter ihnen, die sie zusätzlich verstörten. Eine Ärztin des Medizinischen Dienstes der Krankenkassen (MDK) hat Anfang der 80er Jahre im Rhein-Main-Gebiet einer damals 32jährigen, die nach einer gynäkologischen Operation aus der Narkose erwachte und feststellen mußte, daß ihr nunmehr auch noch beide Eierstöcke fehlten (und das ohne Indikation und Absprache), erklärt, daß sie sich nicht so anstellen solle, denn schließlich würden "die Hormone ja in der Schilddrüse hergestellt". Abgesehen von dem medizinischen Unsinn, entsteht hier auch ein psychischer Dauerstreß durch ein Ohnmachtsgefühl gegenüber einem allmächtig scheinenden Behördenapparat. Mit Einführung der Pflegeversicherung sind solche Erlebnisse mit dem begutachtenden, in medizinischen Dingen in der Regel jedoch völlig unbedarften MDK an der Tagesordnung.

Aus der University of California wurde über eine weitere, elementare Wirkung von Streß berichtet: Ständiger psychischer Druck beschleunigt demnach das biologische Altern, was anhand der Telomere nachgewiesen wurde. Telomere sind Endstücke beiderseits der Chromosomen, die das Aussehen von kleinen Schwänzchen haben. Mit jeder Zellteilung verkürzen sich diese Telomere etwas, bis eben nichts mehr übrig ist. Dann teilt sich die Zelle nicht mehr, sie altert und geht zugrunde. Unklar ist bislang noch, ob die Schrumpfung der Telomere eine Ursache oder die Folge des Alterns ist. Und ob die Länge der Telomere tatsächlich die noch verbleibende Lebensspanne repräsentiert, ist ebenfalls noch unklar. Sicher aber ist, daß in dieser Studie die Chromosomen der Kontrollgruppe, die keinem Streß ausgesetzt war, über erheblich längere Telomere verfügte als diejenigen Studienteilnehmer, deren Alltag z. B. durch ein schwerstpflegebedürftiges Kind von Dauerstreß geprägt ist.

2.12 Meine Umwelt – mein Feind

Vielen ist ihre Umwelt unheimlich geworden. Entwicklungen in Technik, Medizin, Chemie und Industrie sind – besonders angesichts ihrer Rasanz – inzwischen unverständlich geworden. Außerdem treibt sie die Furcht um, sie könnten von offiziellen Stellen über Risiken nicht oder falsch informiert werden (was ja auch vorkommt). So steht jede neue Entwicklung unter dem Generalverdacht der Giftigkeit, bzw. Schädlichkeit. Ängste steigern sich dann, wenn man die neue Technik oder den neuen Stoff nicht sinnlich wahrnehmen, ihn also weder sehen, riechen, hören, fühlen oder schmecken kann. Da kann es schon mal zu absurden Turbulenzen kommen, wenn etwa ein Mobilfunkbetreiber sich Gerichtsverfahren wegen Verursachung von Krebs u. a. erwehren muß, obwohl der weithin sichtbare Turm aus technischen Gründen überhaupt noch nicht in Betrieb genommen wurde! Solche Umweltängste erzeugen in jedem Fall zusätzlichen Streß, dessen Auswirkungen schwerer wiegen können als das vermeintliche oder auch tatsächliche Umweltgift.

Krankheitsverursacher kann auch ich selbst sein, indem meine Konstitution mit meiner Umwelt nicht oder nur schlecht kompatibel ist. Da wir unsere genetische Austattung nicht kennen, können wir nicht im voraus sagen, ob wir mit den vorgefundenen Umweltbedingungen zurecht kommen. Der Organismus signalisiert seine Anpassungsschwierigkeiten dann u. a. über die Allergie. Das ist eine überschießende Reaktion des Immunsystems auf Fremdstoffe. Neuerdings ist auch bekannt, daß Frauen auf körpereigene Östrogene allergisch reagieren können. So verwundert es nicht, daß manche die Allergie für eine unangemessene und sinnlose Reaktion des Körpers halten, weil die allergieauslösenden Stoffe für sich ja nicht lebensfeindlich seien. Immerhin gibt es ja viele Menschen, die solche verdächtigten Stoffe durchaus tolerieren.

Die Autoaggression ist ebenfalls eine Reaktion des Immunsystems. Hier haben sich unverträgliche Fremdstoffe, z. B. Arzneimittel oder Umweltchemikalien, an Körperzellen angelagert. Das Immunsystem versucht, sie zu eliminieren, was aber nur um den Preis des Angriffs auf körpereigene Strukturen geschieht, eben der Autoaggression. Fatal ist, daß hier ein Prozeß angestoßen wird, der sich auch dann weiter fortsetzt, wenn der ursprünglich auslösende Fremdstoff längst nicht mehr vorhanden ist. Auf diese Weise können schwere Organschäden entstehen.

Allergien scheinen auch nicht zwangsläufig die Folge von Umweltverschmutzung zu sein. Bis zum Fall der Mauer war die Allergie in der DDR eine relativ seltene Erscheinung trotz erwiesenermaßen enorm verschmutzter Umwelt. Nach dem Fall der Mauer gingen die meisten der die Umwelt verseuchenden Firmen pleite mit der Folge, daß Wasser, Boden und Luft immer sauberer wurden. Bestes Beispiel dafür ist heute die Region Bitterfeld. Gleichzeitig aber nahmen Allergien, Asthma und Neurodermitis, insbesondere bei Kindern, rasant zu. Als Erklärung gibt es dazu verschiedene Theorien, die wohl alle ihren Anteil an der Entwicklung haben. Nach der Wende wurden viele arbeitslos, sie kümmerten sich vermehrt um die Ausstattung ihres Heims, auch mit Teppichboden. Da nun Heizenergie etwas kostete, wurden Fenster und Türen abgedichtet. Westliche Ernährungsmuster wurden übernommen, und damit gelangten plötzlich Stoffe in die Ernährung, die in der DDR vorher unbekannt waren. Der wichtigste Punkt scheint jedoch die flächendeckende Schließung der Kinderkrippen zu sein. Der ständige Kontakt auch sehr kleiner Kinder untereinander, zum Beispiel bei den gemeinsamen "Töpfchensitzungen", hat ihr Immunsystem trainiert. Man konnte im Blut aller dieser Kinder Antikörper gegen ein breites Keimspektrum, sogar gegen Askariden (Würmer) nachweisen. Neue Hinweise zur Allergiehäufigkeit von Land- und Stadtkindern besagen Ähnliches. Während Stadtkinder häufiger an allergischen Symptomen leiden, sind Landkinder, zumal sie auf einem Bauernhof mit Tieren aufwuchsen, weitgehend geschützt. Während Mütter von Stadtkindern den Einflüsterungen der Werbung erliegen und sich mühen, ihre Wohnung möglichst keimfrei zu halten und großzügig mit Desinfektionsmitteln hantieren, leben Landkinder nach der althergebrachten Devise "Dreck scheuert den Magen", ihr Immunsystem jedenfalls lernt beizeiten "fremd" von "selbst" zu unterscheiden, es wird für das weitere Leben trainiert. Kinder, die im ersten Lebensjahr antibiotisch behandelt wurden, haben im Alter von sieben Jahren ein um 86% erhöhtes Risiko, an Asthma zu erkranken, wie eine kanadische Studie mit 13.000 Kindern zeigte. Antibiotika eliminieren nämlich nicht nur pathogene Keime, sondern auch alle anderen, die das Immunsystem auftrainieren. Eine britische Studie an 6.000 Kindern förderte überdies zutage, daß diejenigen, die während der ersten drei Lebensmonate regelmäßig in einem Hort betreut wurden, sehr viel seltener an Leukämie erkrankten als Kinder, die wenig soziale Kontakte hatten. Dies deckt sich auch mit der Beobachtung, daß Leukämie in der ehemaligen DDR, wo Kinder ab dem Alter von drei Monaten in Krippen untergebracht waren, wesentlich seltener auftrat als in Westdeutschland.

Man geht heute davon aus, daß jede allergische Erkrankung eine psychische Komponente besitzt, deren Anteil oft mit fünfzig Prozent beziffert wird. Erfahrungen aus der eigenen Praxis stützen solche Annahmen. Oft sind es psychische Streßfaktoren, die eine konstitutionell allergisch disponierte Person zu einem Allergiker machen. So hatten wir in der Praxis eine junge verheiratete Krankenschwester mit zwei Kindern, deren Mann unerwartet arbeitslos wurde. Zeitgleich bemerkte sie ihre dritte Schwangerschaft, die sie wegen der unsicheren Zukunft und ihrer neuen Rolle als alleinige Familienernährerin abbrechen ließ. Zwei Monate nach diesem Ereignis hatte sich bei ihr fast über den gesamten Körper eine Neurodermitis entwickelt, die wir mit zahlreichen gleichzeitigen Bemühungen, auch im psychischen Bereich, dauerhaft unter Kontrolle bringen konnten. Oft wird dieser Hypothese von der Beteiligung der Psyche von denjenigen, die der "verschmutzten Umwelt" die alleinige Schuld anlasten wollen, entgegengehalten, Allergien träten schon bei Kleinstkindern, mitunter sogar Neugeborenen auf, da könne man schwerlich von "psychischer Komponente" sprechen. Natürlich können Kinder eine Allergiebereitschaft ererben. Darüberhinaus befindet sich ein Kind mit der Zeugung nicht nur in einem bestimmten körperlichen, sondern auch im psychischen Milieu der Mutter, das sich ihm natürlich mitteilt, wir sollten uns da nichts vormachen. Im Fruchtwasser einer unter Streß stehenden Schwangeren ist Cortisol typisch erhöht. Wenn ein solchermaßen vorgeprägtes Kind auf die Welt kommt, hat es schon "gelernt", daß die Umwelt ihm feindlich gesonnen ist, daß alles "giftig" ist. Es gibt auch Hinweise aus den Praxen deutscher Kinderärzte, daß die Eltern solcher Allergiekinder vorzugsweise bestimmten Berufsgruppen angehören. Diese zu nennen sei aber "politically nicht korrekt". Viel zu wenig beachtet wird darüberhinaus die Tatsache, daß allergiekranke, bzw. -disponierte Mütter nicht stillen sollten, weil ihre Antikörper über die Muttermilch auf das Kind übergehen und so bei dem möglicherweise ebenfalls disponierten aber bisher unauffälligen Baby allergische Erkrankungen zum Ausbruch bringen können.

Nicht zu den Allergien zählen jedoch Nahrungsmittelunverträglichkeiten. Sie sind nicht Immunglobulin-vermittelt. Leider werden sie aber immer wieder in einen Topf geworfen. Während allergische Reaktionen auf einer überschießenden Reaktion des Immunsystems beruhen, handelt es sich bei Unverträglichkeiten meistens um Enzymopathien. Dabei fehlen dem Körper bestimmte Moleküle, bzw. es stehen nur unzureichend ausgebildete Moleküle (Enzyme) bereit, um bestimmte Nahrungsbestandteile überhaupt verstoffwechseln zu können.

Solche Unverträglichkeiten können denn auch bei den Betroffenen zu Nahrungsmittelvergiftungen (und nicht zur Allergie!) führen. Asiaten fehlt z. B. die Alkoholdehydrogenase, ein Enzym, das in der Leber für den Abbau von Alkohol sorgt. Entsprechend wenig können sie vertragen mit dem angenehmen Nebeneffekt, daß dann ein Rausch preiswert ist. Sie haben auch häufig einen Laktasemangel, deshalb kennt die asiatische Küche traditionell keine Milch und Milchprodukte. Bei den Mittelmeervölkern wiederum ist ein Defekt an der Glucose-6-Phosphat-Dehydrogenase, einem Enzym der roten Blutkörperchen, dafür verantwortlich, daß sie keine Saubohnen essen dürfen, weil sie sonst in eine lebensgefährliche hämolytische Krise geraten, d. h. ihre roten Blutkörperchen zerfallen. Enzymopathien können genetisch determiniert, also angeboren oder aber erworben sein. So gibt es Menschen, die im erwachsenen Leben keine Milchprodukte mehr vertragen. Meist hilft da schon der Verzehr von milchsauer vergorenen Produkten wie Joghurt, Buttermilch oder Kefir. Allerdings verbirgt sich hinter einer "Kuhmilchallergie" eine sogar häufig nicht für möglich gehaltene Allergie gegen Soja-"Milch", wie der Lebensmittelchemiker und Toxikologe Manfred Metzger (Karlsruhe) warnt. Besonders Birkenpollenallergiker können leicht eine Kreuzallergie zu Sojaproteinen entwickeln.

Mit Freien Radikalen assoziierte Erkrankungen sind:

- Alterungsprozesse allgemein und organbezogen
- Atemwegserkrankungen: Asthma, Bronchial-Ca., Lungenfibrose
- Amyloidose
- Colitis ulcerosa. Morbis Crohn
- dermatologische Erkrankungen: Sklerodermie, Neurodermitis
- Diabetes mellitus
- Erbschäden durch Mutationen der Keimzellen
- Herz-Kreislauf-Erkrankungen: Arteriosklerose, Arteriitis, Coronarsklerose, Hypertonie
- Immunsystem-regulative Störungen: Immundefizienz, Autoimmunerkrankungen, u.a.
- Krebs
- Lymphödem
- neurodegenerative Erkrankungen: M. Alzheimer, amyotrope Lateralsklerose, Chorea Huntington, M. Parkinson, Motoneuronenerkrankung
- ophthalmologische Erkrankungen: Katarakt, Makulopathie
- Reperfusion nach Ischämien: Zustand n. Apoplex, Bypassoperationen, Organtransplantationen
- Rheuma- und Arthroseerkrankungen.

Beispiele für mangelnde Schutzmechanismen:

1. *genetische Ursachen*: Fanconi-Syndrom (= rezessiv erbliche Anämie im Kindesalter), systemischer Lupus erythematodes (= Überempfindlichkeit der DNA gegenüber Freien Radikalen)
2. *erworbene Ursachen*: allgemein im Alter, Überschwemmung des Organismus mit Freien Radikalen (z. B. ionisierende Strahlen, Zerstörung der Schutzmechanismen)

3 Krankmachend – aber höhere Lebenserwartung

Wir fassen nochmals die gesundheitsgefährdenden Einflüsse durch veränderte Lebensbedingungen zusammen (ohne Gewichtung und ohne Anspruch auf Vollständigkeit):

- Überernährung bezüglich Energie (Fett, isolierte Zucker, Alkohol, Protein), Salz
- unausgewogene Ernährung bezüglich der Hauptnährstoffe Eiweiß (Protein), Fett und Kohlenhydrate
- Mangelernährung bezüglich Vitaminen, Mineralien, Elektrolyten, essentiellen Aminosäuren, essentiellen Fettsäuren
- Aufnahme von Schadstoffen (u. a. über die Nahrung, Wasser, Atemluft) und Strahlenbelastung
- Störungen im Zirkadianrhythmus
- Rauchen, Alkohol- und Medikamentenmißbrauch. Drogen, u. a.
- Bewegungsmangel
- ungünstige Kleidung
- ungenügender oder schlechter Schlaf
- schädliche Wohnbedingungen
- Lärm, u. a.
- belastende Arbeitsbedingungen
- Störungen der zwischenmenschlichen Beziehungen, Konkurrenz.

Die Zahl genetisch bedingter Krankheiten hat sich in den vergangenen 30 Jahren verzehnfacht. Bei der entsprechenden weltweiten Datenbank sind inzwischen 17.000 Störungen und Krankheiten mit Genbezug erfaßt, wie das Nationale Netzwerk seltener Krankheiten in Hamm/Westf. mitteilte. Im Jahr 1976 seien es erst 1.700 Einträge gewesen. "Es werden aber nur ganz selten neue Krankheiten entdeckt, sondern vielmehr bereits bekannte immer weiter aufgeschlüsselt", sagt Claus Schroeter, der Leiter des Netzwerks. Im April 2005 hatte die Zahl der Einträge bei der Datenbank OMIM (Online Mendelian Inheritance in Man) in Baltimore/USA die Marke von 16.000 überschritten. Den Kranken würde der Fortschritt jedoch nicht immer helfen. "Die Betroffenen bekommen dadurch zwar einen immer präziseren Namen für ihr Leiden, doch neue Medikamente werden dafür nicht entwickelt", so Schroeter.

Krankmachend - aber höhere Lebenserwartung

Bemerkenswert ist in diesem Zusammenhang, daß die genetischen Unterschiede zwischen Menschen deutlich größer sind als bislang angenommen. "Nature" zufolge könnte sich demnach die Annahme als Irrtum erweisen, daß die 6 Milliarden Menschen auf der Erde zu 99,9% übereinstimmende Erbanlagen haben. Es wurden das Fehlen oder mehrfache Vorkommen bestimmter Genabschnitte überprüft und es ergab sich die überraschend hohe Zahl von 1.447 Unterschieden in 2.900 Genen. Wenn man dann noch bedenkt, daß ein Gen für sich genommen nichts bedeutet, sondern erst seine Expression, bzw. seine (enzymgesteuerte) Aktivität, bzw. Inhibierung, dann könnte dies vielleicht auch erklären, warum z. B. einige Menschen dick werden und andere schlank bleiben trotz gleicher Ernährungsgewohnheiten. Es ist sicher nicht so, wie neuerdings immer behauptet, daß für das Körpergewicht ein einziges Gen verantwortlich ist, das nun identifiziert und auf das zudem eine Gewichtszunahme von maximal zwei Kilogramm zurückzuführen sei.

Inzwischen scheint es nun gelungen zu sein, die Hypothese, wonach neue Arten nicht so sehr durch Genmutation entstehen, sondern durch Veränderungen in den Steuerungszentralen der Gene, zu verifizieren *(Science, Bd. 317, S. 815)*. Die Steuerungszentralen liegen demnach meistens unmittelbar vor den Genen. Sie enthalten nur wenige Genbausteine lange Kontaktstellen für unterschiedliche Regulationsproteine – die sogenannten Transkriptionsfaktoren. Diese kooperieren miteinander und signalisieren gemeinsam dem nachgelagerten Gen, wann und wie stark es aktiv werden soll und dann in eine entsprechende Messenger-RNA zu übersetzen ist. Offensichtlich haben sich die Kontrollelemente der Gene im Laufe der Evolution viel schneller verändert als die Gene selbst, von denen man bisher von einer überaus großen Trägheit ausging. Regulatorische Sequenzen haben somit vermutlich viel stärker als veränderte Proteinstrukturen zu hervorstechenden Entwicklungen im Laufe der Evolution geführt.

Daß bei alledem auch eine Rolle spielt, in welchem geographischen Fleck der Erde ein Mensch sein Leben verbringt, soll nicht unerwähnt bleiben. Das individuelle Genmuster interagiert mit den Umwelt- und Bodenverhältnissen zu seinem "Lebensraum". Wandert nun dieser Mensch aus, bzw. wandert aus einem fremden Kulturkreis ein, trifft sein Gen-Kostüm auf völlig andere, ungewohnte Bedingungskomplexe seiner neuen Umgebung und gehören zur Epigenetik. Solche neuen Konstellationen können sehr wohl Erkrankungen provozieren, die bei diesem Menschen sonst vielleicht nie aufgetreten wären.

Gegen alle diese Faktoren als – übrigens höchst individuelle! – Krankheitsverursacher wird oft eingewandt, wir hätten schließlich in der westlichen Welt eine immer höhere Lebenserwartung. Das sei doch eigentlich der

Beweis dafür, daß es mit unserer Umwelt so schlecht gar nicht bestellt sein könne. Unsere höhere Lebenserwartung ist – wiederum nach WHO-Definition – allerdings auf andere Faktoren zurückzuführen:

1. Es gibt keine globalen Seuchen mehr, die ganze Länder entvölkern, wie weiland z. B. die Pest.
2. Es gibt weltweite Impfprogramme.
3. Wir haben eine bessere medizinische Versorgung als damals beim Dorfbader, z. B. mit Antibiotika.
4. Die heutige Nahrung hat eine andere Qualität als die früherer Jahrhunderte. Sie ist nicht mehr verfault, verschimmelt, verkeimt.
5. Die allgemeinen hygienischen Verhältnisse haben sich verbessert. Inzwischen hat jeder Haushalt sein eigenes Bad und WC, die jedem Menschen zur Verfügung stehende Wohnfläche hat sich in den Industrienationen seit Kriegsende fast verdoppelt.
6. Es gibt kaum noch schwere körperliche Arbeit. Diese wird heute von Maschinen erledigt. Es gibt keine Kinderarbeit.
7. Die allgemeine Schulpflicht hat die Menschen aufgeklärt und in die Lage versetzt, selbst auf ihr Leben und ihre Gesundheit zu achten.
8. Es gibt weniger Opfer von Kriegen, Unglücken und Naturkatastrophen durch politische Maßnahmen (Friedensverträge, bzw. internationale Verflechtungen, Deichbau, bessere Maschinen, Schiffe, usw.).

Diese Fakten stützen den Befund des Wissenschaftshistorikers John Komlos (LMU München und Princeton University), wonach von der Kolonialzeit bis in die Mitte des 20. Jahrhunderts Amerikaner körperlich größer waren als andere Populationen, einschließlich der Europäer. Jetzt haben die Europäer die Amerikaner aber an Körpergröße überholt. Grund ist die bessere soziale Absicherung der Menschen in Europa gegenüber denen in den USA.

Allerdings sagt eine statistische Zahl nie etwas über ein Einzelschicksal aus. Auch bei der statistisch allgemein höheren Lebenserwartung werden weiterhin Menschen lange vor ihrer biologischen Zeit sterben.

Die WHO erklärt übrigens nicht die höhere Lebenserwartung von Frauen gegenüber Männern. Neben zahlreichen Hypothesen ist diese wohl am ehesten plausibel: Männer haben ein X- und ein Y-Chromosom (XY). Auf dem Y-Chromosom befinden sich alle das Männliche determinierenden Merkmale, während auf dem X-Chromosom der gesamte übrige Mensch "geregelt" wird: Blutdruck, Augenfarbe, Begabung, usw. Und damit ist die Frau als Trägerin von zwei X-Chromosomen (XX) gleich doppelt ausgestattet. Versagt ein Steuergen auf dem einen X, dann springt das entsprechende Gen auf dem zweiten X an, sozusagen als "Notstromaggregat". Der Genetiker Steve Jones vermutet, daß das Testosteron Gift für die männliche Immunabwehr sei. In den 30er Jahren wurden in den USA junge Männer, z. B. Straffällige oder Schwachsinnige, kastriert. Ihre Lebenserwartung lag danach 13 Jahre über dem Durchschnitt. Das Y-Chromosom sei extrem anfällig und habe keinen Austausch mit anderen Chromosomen, Schäden häuften sich, sodaß es im Laufe der Jahrtausende seine Größe eingebüßt habe. Auch würden männliche Föten häufiger abgestoßen. Damit ist aber nicht erklärt, aus welchem biologischen Grund Frauen länger leben. Denn schließlich benötigen sie ihr höheres Lebensalter nicht mehr zur Kinderaufzucht. Möglicherweise soll diese "Doppelsicherung" Zwischenfälle verhindern, die während der Schwangerschaften auftreten und die Frucht gefährden könnten. Dagegen führen typisch männliche Verhaltensweisen wie Schlägereien, Verkehrs- oder Arbeitsunfälle, Kriegshandlungen oder Trunksucht zur Verkürzung der Lebenserwartung bei Männern. Denn Männer verhalten sich oft dumm: Sie klettern auf hohe Berge oder spielen Golf im Gewitter. Das verkürzt ihr Leben. Indirekt wird diese Schlußfolgerung bestätigt durch die Tatsache, daß von allen Männern Mönche die höchste Lebenserwartung haben, kann man doch davon ausgehen, daß die oben genannten Faktoren wie Wirtshausschlägereien oder Verkehrsunfälle in Klöstern eher selten vorkommen.

An der Havard Universität werden seit 1940 die Lebensläufe von 724 Männern begleitet und dokumentiert: 456 gesellschaftlich benachteiligte Innenstadtjugendliche und 268 Havard-College-Studenten. Ärztliche Untersuchungen wurden alle fünf, psychosoziale Prüfungen alle zwei Jahre durchgeführt. Danach ergaben sich acht Faktoren, die ein zufriedenes Alter und längeres Leben vorherzusagen scheinen:

1. Nichtrauchen
2. mäßiger Alkoholkonsum
3. eine stabile Ehe, bzw. Partnerschaft
4. körperliche Bewegung
5. entsprechendes Körpergewicht
6. positive Problembewältigungsstrategien
7. keine depressiven Erkrankungen
8. höhere Bildung

Krankmachend - aber höhere Lebenserwartung

Alle diese acht Faktoren bedeuten, daß sich der betreffende Organismus mit weniger Freien Radikalen auseinandersetzen muß als ein anderer. Ob und wie man glücklich alt wird, liegt also zum Teil an einem selbst, seinem Umfeld bzw. an seinen Genen. Fazit ist, daß folgende Faktoren idealerweise zusammenkommen müßten, um ein sehr hohes Alter zu erreichen: weiblich, kein Nikotin, kein Alkohol, immer moderat unterkalorische Ernährung, diese aus selbstangebauten Pflanzen und Getreide (wegen der körperlichen Arbeit), Sauermilch und Fisch, bzw. mageres Lammfleisch, beständiger Aufenthalt in sonnigen Gefilden, jedoch ohne Heizung oder Klimaanlage, gleichförmiger, rhythmisierter Tagesablauf, mäßige Bewegung, also kein Joggen, keinen Sex, kein Radio, Fernseher, Kühlschrank, Staubsauger, eher Typ Höhlenmensch. Dabei drängt sich aber eine Frage auf: Warum will ein Mensch unter diesen Bedingungen überhaupt so alt werden?

4 Schutzpolizei und Reparaturtrupp – Antioxidantien und Reparaturmoleküle

Nun hat uns die Schöpfung mit den zerstörerischen Auswirkungen von Freien Radikalen nicht allein gelassen. Deshalb verfügen wir von Natur aus im wesentlichen über drei jeweils nachgelagerte Systeme, die die Ursachen von Freien Radikalen minimieren und deren Folgeschäden möglichst gering halten können:

1. das Scavengersystem
2. das Repairsystem
3. das Immunsystem.

4.1 Das Scavengersystem

Das Scavengersystem (aus dem Englischen: *the scavenger* = der Straßenkehrer) ist sozusagen ein "Abfangsystem" und besteht aus Molekülen, die man als Scavenger, Antioxidantien oder Radikalfänger synonym bezeichnet. Sie wirken antioxidativ, indem sie radikalische Kettenreaktionen von vorneherein verhindern, "abbremsen" oder wenigstens schneller beenden können. Dabei werden sechs verschiedene Reaktionstypen unterschieden, die aber im Endeffekt alle zum erwünschten Ergebnis führen.

Scavenger sind biologische Moleküle – und nur um diese geht es in diesem Buch –, können aber auch synthetische Verbindungen, z. B. Arzneimittel sein, wobei dort natürlich substanzspezifische Nebenwirkungen auftreten können. Ihre Scavenger-Eigenschaft ist meist nur eine "Nebenwirkung" ihrer pharmakologischen Haupteigenschaft. Scavenger müssen reaktionsschnell und immer in ausreichender Menge vorhanden und zur richtigen Zeit und am richtigen Ort verfügbar zu sein. Das heißt, Scavenger müssen mindestens genauso schnell, wenn nicht schneller sein als das schädigende Radikal, sie müssen auch in allen Kompartimenten, in denen radikalische Reaktionen ablaufen können (Blut, Leber, Nieren, Herz, Muskeln, Lunge, Gehirn, eben allen Geweben), präsent sein – sozusagen "Gewehr bei Fuß" – und dies immer in ausreichender Menge. Da man aber nie so genau weiß, von wievielen und welchen Freien Radikalen wir gerade attackiert werden – sie können uns plötzlich und unvorhergesehen befallen – ist es nur logisch und sinnvoll, ständig auf einen hohen und umfassenden antioxi-

Schutzpolizei und Reparaturtrupp - Antioxidantien und Reparaturmoleküle

dativen Schutz bauen zu können. Darüberhinaus erhöht sich der Bedarf an antioxidativem Schutz mit zunehmendem Lebensalter, weil sich die Rate der schädigenden (radikalischen) Ereignisse mit dem Älterwerden erhöht.

Natürlich kann man sich einen Lebensstil zulegen, der die Entstehung von Freien Radikalen und damit deren schädigenden Einfluß weitgehend minimiert. Das heißt: Wer sein Leben so strukturieren kann, daß radikalische Prozesse in nur minimalen Größenordnungen ablaufen, lebt zweifellos besser. Seine Belastung entspricht der normalen Grundbelastung, der wir immer ausgesetzt sind.

Alle anderen aber – und wahrscheinlich sind das doch fast alle von uns – gehören einer der vielen Risikogruppen an, für die die Abwehr von Freien Radikalen durch geeignete Scavenger von überragender Bedeutung ist. Scavengermoleküle müssen deshalb folgende Kriterien erfüllen:

1. Sie sollten mit Radikalen schneller reagieren können als andere biologisch wichtigen Moleküle, die auch in der Umgebung von Freien Radikalen anzutreffen sind.
2. Sie sollten möglichst mit allen im Organismus vorkommenden Radikalen oder Giften reagieren können, sollten also universell verwendbar sein.
3. Sie sollten möglichst viel der radikalischen Energie abfangen und in unschädliche Verbindungen umwandeln können, damit radikalische Kettenreaktionen beendet werden.
4. Schließlich sollten sie für den menschlichen Organismus in den wirksamen Dosierungen unschädlich sein, auch was Abbau und Ausscheidung betrifft. Insgesamt müssen sie eine große therapeutische Breite besitzen. (Unter "therapeutischer Breite" versteht man in der Pharmakologie das Maß zwischen der – unteren – Grenze der Wirksamkeit eines Arzneimittels und deren – oberen – Grenze zur Giftigkeit/Toxizität. Beispiel: Kamillentee hat eine große therapeutische Breite, Digitalis hingegen nur eine geringe.)

Man kann Scavenger nach vielen Gesichtspunkten einteilen: z. B. nach ihrem Vorkommen in den einzelnen Gewebsstrukturen, nach ihrer Herkunft, nach ihrer Molekularstruktur oder aber danach, ob sie Enzyme (enzymatische Scavenger) oder eben keine Enzyme (nichtenzymatisch Scavenger) sind. Aus Gründen der besseren Verständlichkeit wollen wir hier die Einteilung "enzymatisch – nichtenzymatisch" verwenden.

Zu den *nichtenzymatischen Scavengern* gehören die Vitamine: Vitamin A, β-Carotin und Abkömmlinge, Vitamin E und Abkömmlinge, wasserlösliches und fettlösliches Vitamin C. Alle anderen bekannten Vitamine, deren Aufzählung hier möglicherweise vermißt wird, haben keine direkte Scavengereigenschaft, spielen aber desungeachtet für den antioxidativen, den Repairstatus oder das Immunsystem des Menschen z. B. als unerläßliche Cofaktoren eine ebenso große Rolle, wie wir später noch sehen werden. Nicht-enzymatische Scavenger können selbst zum Radikal werden. Deshalb ist es wichtig, darauf zu achten, daß jedes Molekül gleichzeitig sein eigenes, d. h. spezifisches Scavenger-Molekül mitbringt (Beispiel: Ω-3-Fettsäuren und Vitamin E).

Zu den *nichtenzymatischen Scavengern* zählen auch einige Moleküle, die im menschlichen Organismus natürlicherweise vorkommen: Harnsäure (obwohl ein Zuviel davon als Auslöser von Gicht gefürchtet ist), Taurin (ein Produkt des Gallenstoffwechsels), Cystein, Selenocystein, Methionin, Selenomethionin (dies sind schwefelhaltige, bzw. "metallhaltige" Aminosäuren), Alpha-Liponsäure (= Thioctsäure), ist wichtiger Bestandteil des Kohlenhydratstoffwechsels und wurde 1958 zuerst von Gerhard Ohlenschläger in Deutschland eingeführt), Coenzym Q_{10} (ist ein Überträger von Elektronen in der Atmungskette), reduziertes und S-acetyliertes Glutathion, bzw. seine Abkömmlinge (in allen Zellen vorhanden und wichtigster Entgiftungsfaktor überhaupt, ebenfalls von Ohlenschläger aufgeklärt und rezepturfähig gemacht).

Nichtenzymatische Scavenger sind außerdem einige Naturstoffe, die in Pflanzen vorkommen und die man synonym als bioorganische Moleküle, bioaktive Substanzen oder sekundäre Pflanzenstoffe bezeichnet: Flavonoide, Anthozyane, Phenolsäuren, Phenolester, Lignane, Tannine, Hydroxyterpene, Benzodioxole, Ellagsäure, Mannit. Die sekundären Pflanzenstoffe sind ein noch sehr junges Forschungsgebiet. Man schätzt ihr Vorkommen auf mehrere tausend verschiedene Verbindungen, von denen zur Zeit erst ungefähr 500 identifiziert und bewertet sind. Anders als die Makronährstoffe Eiweiß, Fett und Kohlenhydrate (= "primäre Inhaltsstoffe") liefern sekundäre Pflanzenstoffe keine Energie.

Enzymatische Scavenger sind – wie der Name sagt – immer Enzyme. Es sind dies: die Superoxiddismutasen (SOD), die Katalasen (CAT), die Peroxidasen (Px) und weitere Enzyme des Glutathionsystems sowie Reduktionsäquivalenzenzyme. Alle Enzyme, auch die hier behandelten enzymatischen Scavenger, sind Moleküle, die unser Organismus selbst herstellen muß. Deswegen stehen sie nicht unbegrenzt zur Verfügung. Zur Synthese benötigen wir Moleküle aus dem Reich der Vitalstoffe, z. B. Elektrolyte (Eisen, Mangan, Kupfer, Selen, Zink) und natürlich Aminosäuren. Aus diesen Bausteinen formt sich ein großes Molekül: Aus Hunderten bis Tausenden von Aminosäuren entsteht ein dreidimensionales "Knäuel", in das sich dann Spurenelemente "einhaken" können. Solche komplexen Enzymwerkzeuge sind eben nicht als fertige Moleküle in Salat oder Bohnensuppe vorhanden – sie würden durch Luft, Licht und Hitze, spätestens aber in der Magensäure sofort zerstört –, sondern wir müssen sie unablässig selbst synthetisieren. Und diese Synthesen müssen immer perfekt und paßgenau sein, was wiederum nur geht, wenn genügend "Baumaterial", sprich: Vitalstoffe bereitstehen und wenn die "Blaupausen" oder "Matritzen", nach denen die Synthesen erfolgen, ihrerseits fehlerlos sind.

4.2 Das Repairsystem

Das Repairsystem ist für die Reparatur von durch Freie Radikale entstandenen Schäden an Eiweißen, Fetten oder an der DNA zuständig. Solche Reparaturen werden immer von Enzymen ausgeführt. Diese sind ständig in und an den Zellen unterwegs, sie "patroullieren" sozusagen. Dabei entdecken sie Fehler und Schäden. Sie beseitigen sie, indem z. B. das Enzym Endonuklease eine durch UV-Licht ausgelöste fehlerhafte Stelle aus der DNA "erspäht" und ausschneidet ("DNA-Inzision"), anschließend das Enzym Helicase diesen schadhaften Abschnitt heraushebelt ("DNA-Exzision"), als nächsten Schritt das Enzym Polymerase die entstandene Lücke füllt mit der Synthese eines neuen, fehlerlosen Strangabschnitts ("DNA-Polymerisation") und schließlich das Enzym DNA-Ligase dieses neue Stück mit den vorhandenen Anteilen "vernäht".

Solche Reparaturvorgänge laufen ständig in uns ab. Die Geschwindigkeit solcher Vorgänge beträgt in vivo pro Replikationseinheit 100 000 Desoxiribonucleotide pro Minute (Excisionsreparatur bzw. Reparaturreplikation). Voraussetzung für das Gelingen einer Reparatur ist aber, daß wir immer über genügend Werkzeuge, also Reparaturenzyme verfügen, vor allem im Verhältnis zu dem zu reparierenden Defekt. Diese Enzyme müssen auch suffizient sein, das heißt, ich brauche ein scharfes – und kein stumpfes – Messer, will ich damit gut schneiden können. Da wir diese Werkzeuge wiederum selber herstellen, ist es wichtig, daß die die Werkzeuge herstellenden Maschinen auch in gutem, einwandfreiem Zustand sind und daß die verwendeten Bausteine (hier: alle Mikronährstoffe) hinsichtlich ihrer Verwendbarkeit optimal und in ausreichender Menge vorrätig sind, will man den Vergleich mit der Industrieproduktion einmal übernehmen. Das heißt, auch die Prozesse, die an der Synthese von Reparaturenzymen beteiligt sind, sollten fehlerfrei ablaufen und nicht durch Freie Radikale geschädigt werden. Wir sehen, daß an diesem Punkt der Schutz vor Freien Radikalen (Antioxidation) mit dem Reparaturmechanismus zusammentrifft. Hinsichtlich der "Menge" an vorrätigen antioxidativen Molekülen ist zu sagen, daß wir nur von der Anzahl profitieren, die als "Überstand" vorhanden, also von denjenigen, die "übrig" geblieben sind, wenn alle anderen ihre Plätze im normalen Stoffwechselgeschehen eingenommen haben und dort funktionsspezifisch gebunden sind. Ein wirksamer Schutz vor Freien Radikalen benötigt also immer eine höhere Anzahl entsprechender Moleküle als wir sie "normalerweise" für die Aufrechterhaltung unseres Stoffwechsels benötigen. Eines muß aber der Ehrlichkeit halber gesagt werden: Durch Freie Radikale verursachte Schäden an biologischen Strukturen können nie ganz verhindert und auch nie spurenlos behoben werden. Wäre das möglich, gäbe es kein Alter und keinen Tod. Das hängt zum einen damit zusammen, daß die Effizienz von Schutz- oder Reparaturenzymen im Laufe eines Lebens abnimmt. Zum anderen lassen auch die Präzision und Geschwindigkeit körpereigener Synthesen nach. Und was wir schon vom Kunststopfen wissen, trifft auch hier zu: Es ist eben "nur" Reparatur. Im Pathologiebuch finden wir den Begriff von der *restitutio ad integrum*, wenn von "vollständiger Ausheilung" die Rede ist, so, als wäre nichts gewesen. Nur ist es so, daß auf dieser Welt nie etwas wieder so sein wird, wie es vorher war, dem steht schon die Unumkehrbarkeit des Zeitpfeils entgegen.

4.3 Das Immunsystem

Wenn das Scavenger- und/oder das Repairsystem versagt haben, gibt es für eine geschädigte Zelle im Prinzip zwei Möglichkeiten: Entweder sie stirbt ab (Zelltod = Apoptose) oder sie durchläuft die maligne Transformation – das ist der zeitliche Prozeß einer Zellveränderung –, um am Ende einen malignen Tumor gebildet zu haben. In der Phase der malignen Transformation besteht sozusagen die letzte Möglichkeit des Organsystems Mensch, seine schlimmste Schädigung abzuwenden, indem unter Mitwirkung verschiedener Vitalstoffe Redifferenzierungsprozesse angestoßen werden, die den malignen Transformationsvorgang revidieren. Bei Erfolglosigkeit wird sein Immunsystem aktiv, zu welchem hauptsächlich die T-Lymphozyten (T-Helferzellen), B-Lymphozyten und Antikörper, Natural-Killer-Zellen (NK-Zellen), Makrophagen (Freßzellen) und schließlich das subzelluläre Komplementsystem gehören.

Diese Zellen und andere Bestandteile des Immunsystems müssen von uns ununterbrochen aufs Neue gebildet werden. Sie müssen auch ständig in ausreichender Anzahl und Spezifität verfügbar und auch immer suffizient sein, d.h. überhaupt "Lust zum Arbeiten" haben, z.B. Freßzellen Appetit auf Bakterien oder Krebszellen (Opsonierung durch makrophagenaktivierende Faktoren/MAF). Auch hier sind wir auf Vitamine, Mineralien, Spurenelemente, Aminosäuren, usw. angewiesen, damit die Bestandteile unserer Immunabwehr zuverlässig gebildet werden können.

Essen und trinken ist des Menschen Leben (...). Wenn ihr gegessen und getrunken habt, seid ihr wie neu geboren; seid stärker, mutiger, geschickter zu eurem Geschäft.

Johann Wolfgang von Goethe

5 Zwischen Acker und Kochtopf – unsere Nahrung

Wir haben bis jetzt immer gehört, daß die ausreichende Versorgung mit Vitalstoffen die Grundlage ist für die Abwehr von Freien Radikalen, bzw. für die Reparatur von Schäden, die sie hinterlassen. Woher aber bekomme ich meine Vitalstoffe und wie stelle ich die kontinuierliche Versorgung sicher? Lieferant für diese Biomoleküle ist natürlicherweise die Nahrung. Wir müssen also untersuchen, ob das, was wir essen und trinken, überhaupt noch in der Lage ist, uns so optimal zu versorgen, wie wir es in unserer heutigen Umwelt und im Lichte aktueller Erkenntnisse brauchen.

Wir beziehen alle unsere Nahrungsbestandteile aus der Tier- und Pflanzenwelt. Tiere und Pflanzen ernähren sich wiederum aus dem Erdreich, der Luft und dem Wasser. Erde, Wasser, Luft werden aber – zwar regional unterschiedlich – kontinuierlich mit Schadstoffen verschiedener Art und Qualität belastet aus Landwirtschaft, Industrie, privaten Haushalten, Energie und Verkehr. Wir sollten daran denken, daß es auf unserer Erde nirgendwo eine Null-Belastung gibt, weder an den Polkappen noch auf dem Nanga Parbat. Die Zeitschrift "Environmental Science & Technology" berichtet, daß Forscher der University of Toronto das Insektenvernichtungsmittel alpha-Hexachlorcyclohexan (HCH), das seit 1980 in Deutschland verboten ist und bis 1989 in Asien eingesetzt wurde, auf der Sable-Insel in Neu-Schottland nachgewiesen haben. Es stammt aus China und Indien und muß nacheinander durch den Pazifik, das Arktische Meer und den Atlantik gewandert sein. Und bisweilen kann man in München ein bizarres Naturschauspiel beobachten, wenn nämlich feiner Saharastaub den Himmel gelb färbt und sich wie ein Schleier auf Häuser, Bäume, Autos legt. Es liegt auf der Hand, daß die Feinstaubdiskussion insofern falsch geführt wird, als hätte eine Kommune die Macht, Wüstensand oder fremde Feinstäube an ihren Toren aufzuhalten, um ihr bei Nichtbefolgen Strafen aufzuerlegen.

5.1 Der Acker

Toxikologen der Universität Oldenburg werteten Daten von 18 Pflanzenschutzmitteln, von denen 16 in Deutschland zugelassen sind, aus und stuften die Hälfte der darin enthaltenen Wirkstoffe als bedenklich ein. Hiesigen Fachkreisen sei dies auch bekannt. In den USA gelten diese Stoffe als krebserregend. In Deutschland sind die Zulassungsvoraussetzungen für Pflanzenschutzmittel zwar hoch, es gibt aber – aus Kostengründen – kaum Folgeuntersuchungen und keine Studien über Wechselwirkungen der verschiedenen Wirkstoffe. Auch Warnhinweise auf den Verpackungen sind oft ungenügend oder fehlen ganz. Stichproben ergaben, daß viele Präparate gar nicht die für sie zutreffende Gefahrenklasse angeben.

Der Industrieverband Agrar e.V. – eine sicher der Panikmache unverdächtige Einrichtung – hat in seinem aktuellen Bericht "Wirkstoffe in Pflanzenschutz- und Schädlingsbekämpfungsmitteln: physikalisch-chemische und toxikologische Daten", 3. neubearbeitete Auflage (München 2000), 278 Wirkstoffe (Insektizide, Herbizide, Fungizide, Akrarizide, Rodentizide, Safener, Bodenentseuchungsmittel, Begasungsmittel u. a.) und 36 Lösungsmittel aufgeführt. Unter der Rubrik "Erfahrung am Menschen" erfährt man bei 90% der Substanzen "keine", die Rubrik "Antidote" (= Gegengifte) verzeichnet ebenfalls bei 90% "keine" und klassifiziert sind die Wirkstoffe von "gesundheitsschädlich" über "giftig" bis "sehr giftig". Europaweit sind 834 Wirkstoffe zugelassen, die im Wege des freien EU-Warenverkehrs irgendwann einmal auf unserem Teller landen. Die EU-Kommission hat die Pestizidhersteller allerdings aufgefordert, ihre Produkte auf Unbedenklichkeit prüfen zu lassen, andernfalls sie mehrere hundert Pflanzenschutzmittel vom Markt nehmen müssen.

Während Landwirte vielleicht sagen könnten, sie wüßten über die Eigenschaften solcher Substanzen auch nicht so genau Bescheid und handelten bei ihrem Einsatz in gutem Glauben, so hatte ein Landwirt im fränkischen Neuendettelsau seine mehr als vierzig Äcker in eine – gewinnbringende – Sondermülldeponie umfunktioniert: Schon von weitem schimmerten die Ackerflächen brombeerfarben, kein Grashalm überlebte. Der Autokonzern Ford entledigte sich dort seiner Farben und Lacke, der Frankfurter Flughafen lieferte öl- und fetthaltige Reinigungsrückstände an und Agfa entsorgte hier seine Fotochemikalien. Wenngleich nun ein Streit zwischen dem betreffenden Landwirt und der bayerischen Staatsregierung darüber geführt wird, ob hierzu eine Sondergenehmigung erteilt wurde, so ändert dies nichts daran, daß diese tausende von Tonnen Giftmüll ins Grundwasser gelangen. Entsprechend teuer wird den Steuerzahler die Sanierung zu stehen kommen: 2,6 Millionen Euro – mindestens.

Doch die Verseuchung von Ackerboden geschieht ja nicht nur auf solch spektakuläre Weise. Die immer noch flächendeckend praktizierte Düngung mit Klärschlamm bringt ganz legal ein ganzes Arsenal verschiedener Schadstoffe in den Ackerboden ein: besorgniserregende Anreicherungen von Zink, Kupfer, Cadmium, aber auch polycyclische Moschus- und Organo-Zinn-Verbindungen werden nachgewiesen. Für viele Landwirte ist die Klärschlammverwertung zu einer besonders wichtigen Einnahmequelle geworden. Polycyclische Moschusverbindungen befinden sich als Duftstoffe in Kosmetika, Waschmitteln und Haushaltsreinigern, Organo-Zinn-Verbindungen sind Bestandteil vieler Kunststoffe und Haltbarmacher für Baumwollfasern, z. B. T-Shirts, Baumwollhemden. Die zuständigen Behörden, z. B. die Landesanstalt für Umweltschutz (LFU) in Karlsruhe, fragen sich allerdings, welchen Sinn es mache, diese Stoffe mit großem technischen Aufwand aus unseren Abwässern zu beseitigen, wenn sie dann hinterher mit dem Klärschlamm wieder auf die Äcker ausgebracht werden? Neben den Menschen werden auch die für die Äcker so wichtigen Bodenorganismen geschädigt. Und immer noch werden in Überschwemmungsgebieten Feldfrüchte – von Zwiebeln bis Spargel – angebaut. Werden diese in einer Hochwasserperiode vernichtet, zahlt zwar eine Versicherung, um den kontaminierten Boden kümmert sich hingegen keiner. Dabei gelangen allein durch den Schiffsverkehr (Betrieb, Reinigung, Entsorgung) auf den Wasserstraßen zahlreiche Substanzen zusätzlich in die Umwelt.

Das baden-württembergische Umweltministerium hat sich jetzt dafür ausgesprochen, Klärschlamm als Düngemittel zu verbieten. Bei der Novellierung der Klärschlammverordnung müsse der "komplette Ausstieg aus der Klärschlammverordnung" vorgeschrieben werden, heißt es. Hintergrund ist eine neue Untersuchung von kommunalen Klärwerken im Südwesten. In 47 von 157 geprüften Klärwerken wurde eine zu hohe Belastung mit der Industriechemikalie Perflurierte Tenside (PFT) festgestellt, die als krebserregend gilt.

Jeder Traktor, jede Mäh- oder Erntemaschine hinterläßt Dieselruß, Kohlenwasserstoffderivate und Schwermetalle, die – wohin auch sonst? – im Boden landen und von dort natürlich mit den Ackerpflanzen aufgenommen und damit wieder Bestandteil unserer Nahrung werden. Dieses geschieht ausnahmslos auch auf Biohöfen. In ländlichen Gegenden Deutschlands werden im Herbst auf den abgeernteten Feldern von der Dorfjugend Traktorrennen veranstaltet. Die Motoren heulen, Abgaswolken legen sich auf die Böden nieder, auf denen wieder Getreide wachsen soll. Auch wenn solche Rennen als gesellschaftlich erwünschte "Events" gelten, so ändert das nichts an ihrem schädlichen Effekt für die Böden und damit unsere Nahrungsrohstoffe.

Nicht unerwähnt bleiben soll allerdings, daß die giftigen und krebserregenden Chrom-IV-Salze auch eine natürliche Quelle haben können, indem manganhaltiges Gestein des Ackerbodens in einem bisher unbekannten Mechanismus oxidiert.

Die EU-Vorgaben zur Verringerung der Düngerbelastung werden von der deutschen Landwirtschaft nur zögerlich erfüllt. Die Vorgabe, die Stickstoff- und Phosphateinträge zu halbieren, wurde nur bei Phosphor in etwa erreicht, wie Forscher der Universität Gießen ermittelten. Der hohe Stickstoffeintrag erfolgt über die Ausbringung von Gülle, was leider bis heute noch in erster Linie als Abfallbeseitigung betrachtet und euphemistisch als "Wirtschaftsdüngung" bezeichnet wird.

Ein Apfel ist beispielhaft für eine ganze Reihe von Untersuchungen an Obst, Gemüse und Getreide, die wir in den 90er Jahren gemacht haben. In diesem Apfel, der übrigens nicht aus Kenia oder anderen fernen Ländern stammte, sondern von einer 20 Kilometer Luftlinie entfernten Streuobstwiese, fanden wir fast tausend (!) Substanzen, die dort natürlicherweise **nicht** hineingehören wie Mineralöle, Lindan, Pyrethrine, das Parfumöl Daphne, Bromacil, Hexazinon, Glufosinat oder Diuron oder Wundbehandlungsmittel. Da helfen auch nicht die gebetsmühlenartig vorgetragenen Appelle, mehr "vitaminreiches" Obst und Gemüse zu essen, weil das so gesund sei! Neuerdings gibt es Überlegungen in der Politik, "verdeckte Kontrolleure" auf Felder und Weinberge zu schicken, die dort Boden- und Fruchtproben ziehen sollen, um evtl. verbotene Ackerchemikalien oder zu hohe Konzentrationen aufspüren zu können. Die voraussehbare allgemeine Empörung über solche "Stasi-Methoden" folgte auf dem Fuße.

Zum übergroßen Pestizideintrag in der Landwirtschaft kommt es nicht gerade selten durch nichteingehaltene Wartezeiten zwischen Anwendung und Ernte, durch eine erhöhte Speicherfähigkeit des Bodens, durch ungünstige Witterung oder einfach durch falsche oder zu hohe Ausbringung. Giftstoffe können aber auch durch feuchte Witterung bei der Ernte, durch ungenügende Trocknung oder unsachgemäßen Transport entstehen, welches Pilzwachstum begünstigt. Im Apfelsaft findet sich bisweilen das Schimmelpilzgift Patulin. Das Schimmelpilzgift Ochratoxin verseucht u. a. Kaffee, Brot und Backwaren, Bier, Wein und Kakao, Trockenobst, Gewürze und Gemüse, verursacht in hohen Dosen irreversible Nierenschäden und erwies sich im Tierversuch als krebserregend. In heiß-feuchten Gegenden der Erde wie den Tropen oder dem Donaudelta sterben viele Menschen an Nierenversagen durch Ochratoxin. Selbst Babybrei ist nicht frei von Schimmelpilzgiften, sog. Fusarientoxinen. "Getreidebeikost" oder

"Siebenkornbrei" wiesen hohe Mengen an Deoxynivalenol (DON) auf, das verdächtigt wird, das kindliche Immunsystem zu schädigen. Alflatoxin wiederum gehört zu den stärksten leberkrebsverursachenden Giften. Es wird von einem gelbfärbenden Pilz gebildet. Bis zum Zweiten Weltkrieg, als man dessen Gefährlichkeit noch nicht kannte, färbte man mit Aflatoxin Margarine gelb ("Buttergelb"), um ihr ein butterähnliches Aussehen zu geben. Heute erreicht man diesen Effekt mit natürlichen Carotinoiden. Während sich die Schimmelpilze selbst durch Erhitzen oder Bestrahlung abtöten lassen, so gelingt dies nicht mit ihren Giften. Sie lassen sich nicht inaktivieren und unschädlich machen. Deshalb bedeuten bestrahlte Gewürze und Trockenkräuter nur, daß eventuell vorhandener Pilzwuchs abgetötet wurde, seine bis dahin gebildeten Toxine aber sehr wohl noch vorhanden sind. Eine trügerische Sicherheit!

Neben dem anthropogenen Eintrag von Schadstoffen in Obst, Gemüse und Getreide dürfen natürliche toxische Substanzen nicht vergessen werden, die dosis- und/oder zeitdauerabhängig Symptome von Übelkeit über Zellschädigungen bis Vergiftung hervorrufen können:
- Linum usitatissimum (Leinsamen): Vitamin-B_6-Antagonist, dadurch Vitamin B_6-Defizite, neurotoxische Symptome wie Krämpfe. In Verbindung mit Magensäure entstehen zwangsläufig Cyanid-Verbindungen.
- Gyromitra esculenta (Frühjahrs- oder Speiselorchel) und Agaricus bisporis: Gift ist Methylhydrazin, bzw. Hydroxymethyphenylhydrazin, das weder durch Kochen selbst noch durch Wegschütten des Kochwassers zerstört wird, ebenfalls Vitamin-B_6-Antagonist, bewirkt Leberfunktionsstörungen, besonders bei Älteren und Kindern.
- Kartoffel und ihr Gift Solanin, das in den grünen Stellen der Knolle und auch am Stielansatz von Tomaten vorkommt, ergeben (meist) leichte Vergiftungen mit gastrointestinalen Symptomen sowie Kopfschmerzen. Das Steroidalkaloid Solanin ist hitzestabil und geht in das Kochwasser über.
- Grüne Bohnen in rohem oder blanchiertem Zustand enthalten unzerstörte Lektine (Entzündungen der Darmschleimhaut, Zerstörung der Epithelzellen, Ödeme, Hypokaliämie, Schock, tonische Krämpfe), Phytate (Bildung von unlöslichen Komplexen mit wesentlichen Mineralstoffen) und Proteaseinhibitoren (Stickstoffverlust, im Tierversuch: Wachstumshemmung). Dasselbe gilt für nicht ausreichend gegarte rote Bohnen, Reis und Getreidekörner, sofern diese nicht vergoren wurden (Sauerteig).
- Rhabarber, sowie Spinat oder Spargel enthalten Oxalsäure (Entzug von Calcium durch Ausfällung im Verdauungstrakt). Höhere Oxalsäurekonzentrationen erhöhen somit das Risiko der Bildung von Harnsteinen/Oxalatsteinen.

- Bittere Mandeln enthalten Amygdalin (Sauerstoffmangel in Herz und Gehirn, in schweren Fällen Tod durch Lähmung des Atemzentrums).
- Muskatnuß enthält Myristicin (Orientierungsstörungen, akustische und optische Halluzinationen, auch Tod).
- Petersilie, Pastinaken, Sellerie, Zitrusfrüchte, Bergamotte, Waldmeister oder Zimt enthalten Furocumarin (Beeinträchtigung der Blutgerinnung).

5.2 Das Vieh

An der Bahnstrecke Braunschweig – Magdeburg sieht man hinter Wefensleben auf der rechten Seite das Silo eines Futtermittelherstellers mit der Aufschrift "Sch...... – Erfolg im Stall". Für den Verbraucher von Belang ist dabei alles das, was ein Erzeuger bei seinem Vieh zur "Ertragssteigerung", also zum "Erfolg", einsetzt. Es sind dies hauptsächlich die sog. Masthilfsmittel. Masthilfsmittel sind demnach Mittel, die in der Tiermast eingesetzt werden. Dazu gehören Tierarzneien, Futtermittelzusatzstoffe, aber auch Reinigungs-, bzw. Desinfektionsmittel. Für die dabei verwendeten Stoffgruppen gibt es natürlich auch gesetzliche Bestimmungen, die ihren Einsatz (Anlaß, Zeitpunkt, Dauer, d. h. rechtzeitiges Absetzen vor dem Schlachttermin) regeln. Die großflächige Anwendung dieser Masthilfsmittel außerhalb der gesetzlichen Anlässe ist aber wohl Regelfall, wie die ständig wiederkehrenden Berichte über Mißbrauch in den Ställen und auch staatsanwaltliche Ermittlungen gegen beteiligte Veterinäre zeigen.

Antibiotika finden in der Tiermast einerseits als Futtermittelzusatz Verwendung. Sie sollen – in geringer Dosierung – über die tierische Darmflora eine Verbesserung der Futterverwertung erreichen und darüberhinaus angeblich nicht resorbiert werden. Andererseits kommen Antibiotika und andere Chemotherapeutika (z. B. Sulfonamide und Chloramphenicol, welches dosisunabhängig beim Menschen aplastische Anämie verursachen kann) auch zur Vorbeugung und Bekämpfung von Tierseuchen zum Einsatz. Mit Zunahme der Massentierhaltung und damit einhergehend der immer knapperen Kalkulationen der Fleischproduzenten wuchs auch der Verbrauch von Antibiotika und anderen Masthilfsmitteln. Das Problem liegt in der Dosierung und im oft Nichteinhalten des gesetzlich vorgeschriebenen Abstands von Verabreichung und Schlachttermin. So finden sich mehr oder weniger hohe Rückstände in Milch, Fleisch, Shrimps oder Eiern, die für den Menschen schon deshalb problematisch werden können, weil dadurch Erregerresistenzen entstehen, wie in letzter Zeit häufiger zu beobachten ist. Auch die Entwicklung einer Sensibilisierung gegen Antibiotika im Sinne einer Allergie kann für den einzelnen zur Gefahr werden. Antibiotika beschleunigen das Wachstum von Kälbern und Schweinen und verleihen schließlich dem Fleisch an der Theke eine bessere Optik. So wurden unlängst wieder bei 51 von 53 untersuchten Proben mit Tetracyclin verseuchte Kalbshaxen gefunden, wobei der Antibiotika-Anteil auch im Knochen weit über dem Grenzwert lag. Kalbsknochen werden zur – insbesondere industriellen – Herstellung von Fleischbrühen und Fonds verwendet. Nach Untersuchungen der Universität Hannover entstehen beim Abbau dieser Medikamente Stoffwechselprodukte (Metaboliten), die erheblich gesundheitsschädlicher sind als die Medikamente selbst.

Die Verwendung von Anabolika in der Tieraufzucht ist illegal, aber gleichwohl Praxis, wie die immer wieder publizierten Skandale belegen. Anabolika gehören zu den Sexualhormonen wie Östradiol, Testosteron oder das synthetische Diethylstilböstrol (DES). DES ist ein synthetisches Östrogen, das dem natürlichen Östrogen strukturell verwandt ist und besonders in den USA, aber auch hierzulande großflächig angewandt wurde. Anfang der 1970er Jahre beobachtete man ein gehäuftes Auftreten von Adenokarzinomen des weiblichen Genitaltrakts (Vagina), besonders bei jungen Mädchen zwischen 14 und 22 Jahren. Da solche Erkrankungen in diesem Alter aber äußerst selten sind, stellte sich heraus, daß die Mütter dieser Mädchen im ersten Trimenon wegen drohendem Abort mit hohen Dosen DES behandelt wurden. Die Karzinogenität des DES ist dadurch begründet und im Tierversuch bestätigt, daß es, im Gegensatz zum natürlichen Östrogen, sehr gut plazentagängig ist. Diskutiert wird, ob DES eine tumorinitiierende oder tumorpromovierende Wirkung entfaltet. Überhaupt sind synthetische Hormone oft sehr stabile Verbindungen mit einer langen Verweilzeit im tierischen als auch im menschlichen Körper. Sexualhormone werden verfüttert oder gespritzt, wobei es – hauptsächlich an der Injektionsstelle – zu pharmakologischen Hormonkonzentrationen kommen kann. Sie haben eine fleischaufbauende Wirkung und bewirken auch, daß der tierische Organismus Salz und Wasser zurückhält. Dadurch vergrößert sich die Gewichtszunahme, so daß die Tiere früher geschlachtet werden können. Zusätzliche Verabreichungen von Cortison erhöhen dabei die Streßtoleranz der Schlachttiere, besonders der empfindlichen Schweine.

Thyreostatika hemmen die Schilddrüsenfunktion. Das führt zu einer Verlangsamung des Grundumsatzes und somit ebenfalls zu einer Gewichtserhöhung beim Schlachtvieh. Beim Menschen können diese über das Fleisch aufgenommenen Mengen zu Störungen der Schilddrüsenfunktion und der Blutbildung führen. Der Einsatz von Schilddrüsenhemmern in der Tiermast ergibt fettarmes, aber auch fades Fleisch, das bei der Zubereitung große Mengen an eingelagertem Wasser verliert und deshalb in Topf und Pfanne schrumpft. Im Fachjargon spricht man von "PSE-Fleisch", d. h. pale, soft, exudative (bleich, weich, wäßrig).

Aber auch aus anderen Gründen können fleischliefernde Tiere medikamentenabhängig werden: Puten werden so schwergewichtig gezüchtet, daß sie sehr schnell Arthrosen entwickeln. Ihre Schmerzen werden dann mit Schmerzmitteln (Ibuprofene) bekämpft. Die Ammoniakdünste in den Ställen, die feuchte Einstreu, Streß und Dauerlicht verursachen geschwürige Hautentzündungen und vergrößerte Brustschleimbeutel, die antibiotisch behandelt werden müssen. Unter diesem Gesichtspunkt ist die beliebte Verwendung von Putenfleisch bei kalorienereduzierten Diäten, aber auch in der Ernährung Krebskranker, durchaus kritisch zu sehen. Der exzessive Antibiotikaeinsatz gerade in der Putenmast hat inzwischen zur Heranbildung antibiotikaresistenter Salmonellenstämme geführt, wie das staatliche dänische Veterinäramt mitteilte. Die Erreger reagierten nur noch auf eine einzige Substanz, die allerdings für die Humanmedizin nicht zugelassen ist.

Über Futtermittel gelangen auch Mineralöle in Lebensmittel. Im Fettanteil von Rindern, Schweinen, Geflügel und Hühnereiern wies das Zürcher Kantonslabor Zweitakt- bzw. Automotorenöle nach. Ihr Wert überschritt zum Teil das Hundertfache des Schweizer Grenzwerts (Die EU hat keinen Grenzwert). Kontrollen der Landesregierung in Baden-Württemberg erbrachten ähnliche Werte und bestätigten die Zürcher Funde. Mineralöle scheinen damit zum festen Bestandteil von Futterfetten zu gehören.

Und daß selbst mit verdorbenem Fleisch (normales "Gammelfleisch" oder Wildfleisch) noch gute Umsätze zu machen sind, zeigen die Ergebnisse von deutschlandweiten Razzien in Supermärkten und Großhändlerlagern. Tiefgefrorenes Fleisch riecht nicht, man kann es umetikettieren und verdächtige Stellen damit verdecken. Man kann es mit kräftigen und farbigen Würzpanaden überpudern und als "Grillbraten" oder ähnliches anbieten. Dazu kommt, daß viele Verbraucher überhaupt nicht wissen, wie Wildfleisch riechen oder schmecken muß, sie haben wohl geglaubt, es mit dem sprichwörtlichen *haut-goût* von Wild zu tun zu haben und sich natürlich nicht beschwert. Denn wer will schon ein uninformiertes Greenhorn sein?

5.3 Die Grenzwerte

Jede Meldung über den Fund umweltbelasteter Nahrungsmittel setzt einen behördlichen Automatismus in Gang: halb so schlimm, Panikmache, kann nicht sein, weil doch kontrolliert, der gefundene Stoff ist natürlich und deshalb unbedenklich, Grenzwerte wurden eingehalten und so weiter und so fort.
Insbesondere der Punkt "Grenzwerte" verdient eine nähere Betrachtung. Der Begriff soll insinuieren, es gebe ein wissenschaftlich genau zu definierendes

Limit, unter dem eine Belastung mit einer bestimmten Substanz ungefährlich sei, bei Überschreiten derselben eine Gesundheitsgefährdung aber nicht ausgeschlossen, bzw. als sicher angenommen werden kann. Das ist Unsinn. Grenzwerte können logischerweise nur im Tierversuch ermittelt werden (Feststellung der unwirksamen Dosis = NOEL = no-observed effect level). Dies ist aber problematisch, weil Ergebnisse aus Tierversuchen nur selten 1:1 auf den Menschen übertragen werden können. So hat Contergan bekanntlich schwere Auswirkungen auf den Menschen und seine Nachkommen gehabt, Ratten und Mäuse zeigten aber im – seinerzeit gesetzlich noch nicht geregelten – Zulassungsverfahren keine Wirkung (Heute wissen wir, daß der Wirkstoff Thalidomid erst im menschlichen Organismus zu Gift wurde ["Giftung"]). Der Mensch würzt sein Essen mit Petersilie, sein Papagei fiele davon tot von der Stange. Ein Schaf verträgt enorme Mengen an Arsen, für einen Menschen sind schon kleinste Mengen tödlich. Während Fuchs und Huhn an Mandeln sterben, verzehrt sie der Mensch abends vor dem Fernseher unbeschadet und der für den Menschen tödliche Knollenblätterpilz wird von Rehen hervorragend vertragen. Aber aus einer am Tier festgestellten Dosis wird dann die höchste duldbare Tagesdosis für den Menschen (ADI = acceptable daily intake) ermittelt und aus dieser die ARD (akute Referenzdosis) abgeleitet, bei deren einmaliger Überschreitung die Gefahr von Gesundheitsschäden besteht.

Abgesehen von der Nichtvergleichbarkeit Tier – Mensch gibt es innerhalb der Spezies Mensch Unterschiede, was nicht verwunderlich und jedem sicher schon aufgefallen ist. So sollte Rasputin bekanntlich mit zyankalivergiftetetem Wein umgebracht werden. Zur Verwunderung aller überstand er den Anschlag, so daß man es dann mit Erschießen versuchte. Auch dieses überlebte er, wenn auch verletzt, schleppte sich zum nahen Fluß, wo er das Gleichgewicht verlor und schließlich ertrank. Zyankali hat ihm wahrscheinlich deshalb nichts anhaben können, weil er aufgrund von einem Mangel an *intrinsic*-Faktor nur wenig oder gar keine Magensäure hatte. Wir sehen: Selbst Gifte in tödlicher Dosis wirken nicht bei jedem gleich. (Das sollten sich übrigens auch die Anhänger eines "selbstbestimmten und humanen Todes" zu Herzen nehmen, wenn sie auf Giftcocktails vertrauen wollen, deren erwünschte schnelle, schmerzfreie aber tödliche Wirkung nicht garantiert werden kann!) Aus ADI erfolgt dann die Berechnung der duldbaren Rückstandsmenge unter Berücksichtigung der Verzehrgewohnheiten, wobei die "Verzehrgewohnheiten" statistische Annahmen bedeuten und mit dem einzelnen Menschen, seiner Genaktivität – diese wiederum gesteuert von den kleinen Molekülen Piwi-interacting RNA – , seinen Lebensumständen, seinem Lebensalter, seinem Körpergewicht, seinem Beruf, seinen Erkrankungen usw... überhaupt nichts zu tun haben.

Zwischen Acker und Kochtopf - unsere Nahrung / Die Grenzwerte

Grenzwerte sind Hypothesen und pure Rechenfaktoren. Über eine wirkliche Belastung und damit Gefährdung des Menschen können sie michts aussagen. Das soll an diesem Beispiel deutlich werden: Wir stellen uns vor, in einem Gewässer werden Rückstände von Insektiziden gefunden. Diese liegen unter dem "Grenzwert". Diese Rückstandsmenge soll im Folgenden als 1 Einheit bezeichnet werden. In diesem Gewässer wächst auch Plankton. Plankton lebt vom Wasser und konzentriert diese Insektizidrückstände in seinem Inneren zwangsläufig und zwar um das 10fache. Wir haben es jetzt also mit 10 Einheiten zu tun. Im Wasser leben aber auch Flohkrebse, die sich ihrerseits von Plankton ernähren. Ihr Stoffwechsel verdichtet diesen Insektizideintrag wiederum (um das 50fache). Jetzt haben wir 500 Einheiten. Nun schwimmen Friedfische heran und fressen Flohkrebse. Dabei konzentriert sich der Insektizid-Gehalt im Fleisch der Friedfische um das 5fache auf 2.500 Einheiten. Wenn dann aber Raubfische Friedfische fressen, verdoppeln sich die Insektizidrückstände im Raubfischkörper auf 5.000 Einheiten. Fischfressende Vögel, die sich einen solchen Raubfisch einverleiben, konzentrieren in ihrem Organismus diese 5.000 Einheiten um das 25fache auf 125.000. Sollte jetzt ein Mensch zufällig einen solchen Vogel verspeisen, käme es zu einer weiteren Verdichtung um den Faktor 10 auf 1.250.000 Einheiten. Erst diese Zahl hätte etwas mit der Lebenswirklichkeit zu tun und gäbe Auskunft über die tatsächliche Belastung des Menschen!

Die Ermittlung der Höchstmengen bei Pflanzenschutzmitteln geht so vor sich, daß Rückstände auf dem Erntegut gemessen werden, wobei von sachgerechter Anwendung, z. B. Einhaltung der Wartezeiten, ausgegangen wird. Die Erfahrung lehrt aber, daß schon dieser Punkt wenig verläßlich ist, weil − wie wir bereits oben gesehen haben − die Lage des Ackers, Witterungsverhältnisse oder Erntezeit und Erntebedingungen jeweils sehr unterschiedlich sein können und auch die vorgeschriebenen Wartezeiten nicht immer eingehalten werden.

Wenngleich man aus der bloßen Anwesenheit eines Schadstoffs nicht gleich auf dessen Giftigkeit im menschlichen Organismus schließen kann, so ist umgekehrt aber auch keine Aussage über dessen Unschädlichkeit möglich und deshalb unzulässig. Das toxikologische Problem hierbei liegt im Erkennen der Wirkungsschwelle (s. "therapeutische Breite"). Es ist nämlich wissenschaftlich nicht möglich, eine "Nichtwirkung" zu beweisen. Beispiel: Othello forderte von Desdemona den Beweis ihrer ehelichen Treue, den sie natürlich nicht erbringen konnte, denn sie kann nicht beweisen, daß sie nicht untreu ist, daß also etwas **nicht** ist. Othello hätte vielmehr seiner Frau deren Untreue nachweisen müssen. Wir können beweisen, daß eine bestimmte Substanz krebserregend ist (Verifikation). Wir können aber nicht beweisen, daß eine Substanz **nicht** krebserregend ist (Falsifikation). Wir können eventuell sagen, daß bisher noch keine

Krebsentstehung auf diese Substanz zurückzuführen ist. Deshalb sind "Warnungen" von Gegnern von Naturheilmitteln wie "Es könnte ja auch krebserregend sein" ziemlich perfide, kann doch der Gegenbeweis, also die Falsifikation, niemals geführt werden.

Bisher haben wir immer nur über eine einzige Substanz gesprochen und deren Wirkung oder Nichtwirkung in unserem Körper. Mit unserer täglichen Nahrung – auch bei Bio-Kost! – nehmen wir jedoch eine Vielzahl von Fremdstoffen auf, deren Wirkungen, Wechsel-, Summations- oder Kumulationswirkungen untereinander wir gar nicht kennen und die auch im Organismus des Einzelnen individuell unterschiedlich sind, wenn wir uns an das Beispiel von Rasputin erinnern. Schon von daher leuchtet ein, daß "Grenzwerte" niemals für alle gleichermaßen und zu jeder Zeit gelten können. Der amerikanische Molekulargenetiker Craig Venter entzifferte sein eigenes Erbgut und kommt zu der verblüffenden Erkenntnis, daß die Genvariationen von Mensch zu Mensch sieben Mal größer sind als zuvor geschätzt. Genetisch sind wir Menschen also Individualisten!

Ständig wiederholtes Argument der Politik für die Güte unserer Lebensmittel ist, daß wir in Deutschland über die bestuntersuchten Lebensmittel aller westlichen Industrienationen verfügten, was wohl – spätestens nach den jüngsten Skandalen – nicht stimmen kann. Es fehlt z. B. der Hinweis, daß man nur Dinge finden kann, nach denen man sucht. Man kann in einer Lebensmittelprobe Stoffe, wie z. B. Schwermetalle, aber nur finden, wenn man das entsprechende Testverfahren mit den entsprechenden Reagenzien anwendet. Ist eine Probe jedoch mit einem unbekannten Stoff oder unbekannten Keimen verunreinigt, so lassen sich diese nicht identifizieren und daher auch keine weitergehenden Aussagen treffen. Immer mehr und immer neue Umweltchemikalien erfordern immer mehr Kontrollen. Dazu benötigen die Labore aber auch immer neue Analyseverfahren, mehr Analysegeräte und immer mehr Personal, das diese bedient. Diese Analysegeräte müssen immer mehr Substanzen erfassen und gleichzeitig auch immer feiner reagieren können (Analysetiefe). Die Dokumenation wird daher immer ausführlicher und folglich zeitaufwendiger. Die technischen und juristischen Anforderungen an ein Prüflabor steigen damit ständig. Dafür gibt es aber bundesweit immer weniger Geld, das bedeutet: immer weniger Technik und immer weniger Personal, also immer weniger Kontrollen. Es gibt Gegenden in Deutschland, wo ein Kontrolleur für 5.000 Betriebe zuständig ist oder höchstens einmal pro Jahr zur Visite erscheint! Für die 600.000 Betriebe in Deutschland stehen gerade mal 5.000 Kontrolleure zur Verfügung, in Nordrhein-Westfalen sollen 290 Kontrolleure 190.000 Betriebe prüfen. So ist also die Lebensmittelsicherheit eine Frage des Zufalls und vom Wohnort des einzelnen abhängig. Wenn dann 15% der kontrollierten Betriebe – das ist jeder 6.

Betrieb – bei Lebensmittelkontrollen auffallen, dann ist das in Anbetracht der geringen Kontrolldichte besorgniserregend viel. Darüberhinaus ist nicht in allen Bundesländern die Durchführung von Lebensmittel- und Futterkontrollen einheitlich geregelt. Vielfach gibt es erhebliche regionale Unterschiede bei den Kreisen und Städten, die meist nicht an verbindliche Vorgaben einer Landesregierung gebunden sind. Und schließlich hapert es offensichtlich auch an der juristischen Aufarbeitung: So gab es in einem Bundesland im Jahre 2002 sechzehn Verfahren wegen Futtermittelverunreinigungen. Von diesen sechzehn wurden dann fünfzehn eingestellt. An diesem Befund ändert auch das sogenannte HACCP-Konzept (= Hazard Analysis Critical Concept Point) nichts, das in Deutschland für alle Hersteller, Verteiler oder Verarbeiter von Lebensmitteln wie Gaststätten, Molkereien, Supermärkte, Bäckereien, Metzgereien, Großhändler, Fleischtransporteure usw. verbindlich vorgeschrieben ist und offensichtlich wirkungslos verpufft.

Die Richtwerte für Lebensmittel – von Milch über Fleisch und Fisch bis zu Obst, Gemüse, Wein und Bier – wurden zuletzt 1997 aktualisiert, dienten den Überwachungsbehörden aber nur als Anhaltspunkt, waren also nie rechtsverbindlich. Im Zuge der EU-Harmonisierung wurden neue Höchstwerte verbindlich vorgeschrieben, allerdings sind hierzulande einige Schadstoffe nicht mehr geregelt. Die neuen EU-Regeln sagen z. B. nichts über das gesundheitsschädliche Nitrat und das Schwermetall Thallium. Quecksilber-Höchstwerte sind nur noch für Fisch vorgesehen, nicht aber für Fleisch, Obst, Gemüse und Getränke. Im übrigen können wir aus der Tatsache, daß bestimmte Stoffe seit Jahren in Ackerbau und Viehzucht verboten sind, nicht schließen, daß sie auch nicht eingesetzt werden. Schließlich ist es auch verboten, innerorts schneller als 50km/h zu fahren und doch erleben wir täglich Verstöße dagegen!

Darüberhinaus können bestimmte Substanzen wie Pflanzenschutzmittel oder Masthilfsmittel (Antibiotika) nur nachgewiesen werden, wenn sie in löslicher Form vorliegen. Diese Stoffe gehen aber sehr schnell in unlösliche, z. B. kristalline Formen über, die u. a. in die Zellmembranen eingebaut werden, wo sie der Entdeckung entgehen, denn eine Analyseprobe gibt nur Aufschluß über die gelösten Bestandteile. Das erklärt auch, weshalb die gemessene Belastung neuerdings – scheinbar – rückläufig ist, so daß die Deutsche Gesellschaft für Ernährung (DGE) bereits Entwarnung gibt. Beim Verzehr gehen die Schadstoffe jedoch in Anwesenheit von Magensäure u. v. a. in die lösliche Form über. Dies zeigt, daß unsere Nahrungsmittel in Wahrheit vermutlich viel stärker belastet sind als offiziell zugestanden.

Die Krankenkassen verteilen an ihre Mitglieder ihre Publikumszeitschriften mit Ratschlägen wie "Gesund durch den Winter", "Fit in den Frühling" usw...

Aufgemacht sind diese Artikel mit schönen bunten Fotos, auf denen pralle Tomaten, glänzende Radieschen, knuspriges Vollkornbrot Appetit auf eine "gesunde Ernährung" machen sollen. Es werden Vitamine und Mineralien aufgezählt, die gut für uns seien und die wir über Obst und Gemüse zu uns nehmen sollen. Kein Wort über die vielen Fremdstoffe, die ja dieselben Stoffwechselwege gehen wie die gesunden Pflanzenstoffe. Darüber aber muß gesprochen werden: Was machen diese naturfremden Substanzen im Körper? Behindern sie die Aufnahme oder die Verwertung von Vitaminen und anderen Vitalstoffen? Bilden sie mit Spurenelementen unlösliche Komplexe? Werden sie im menschlichen Stoffwechsel zu Gift (Giftung)? Oder sind sie selbst giftig?

5.4 Bio = lieb, konventionell = böse?

Wer sich aber jetzt auf den Biohof zurückziehen will, muß wissen, daß ihm auch dort alles das begegnen kann, worüber wir bis jetzt gesprochen haben. Es ist nämlich so, daß auch hier das wesentliche Element "Vertrauen" heißt. Wir Verbraucher müssen unserer Bio-Verkaufsstelle einfach glauben, eine andere Möglichkeit haben wir nicht. Der Inhaber der Verkaufsstelle muß seinerseits seinem Lieferanten vertrauen. Der Lieferant, sofern nicht selbst Erzeuger, muß wiederum dem Bio-Landwirt vertrauen und der muß dem Erzeuger seiner Bio-Futtermittel, sofern er sie nicht selbst anbaut, vertrauen. Diese Kette an Vertrauen kann – wen wundert's? – leicht brüchig werden. Im niedersächsischen Landkreis Vechta fanden sich in den Futtermitteln eines Erzeugers von Bio-Geflügel und Bio-Eiern Rückstände des verbotenen und krebsauslösenden Herbizids Nitrofen, ein Großhandelsunternehmen startete aus demselben Grund eine Rückrufaktion seiner Bio-Putenwurst. Ein Biokost-Hersteller mußte alle Produkte seiner drei Hauptmarken "GranoVita", "Unser Bestes fürs Baby" und "Martin Evers Naturkost" zurückrufen. Das chemische Veterinäruntersuchungsamt hatte erhöhte Rückstände des Wachstumsregulators Chlormequat entdeckt. Die Staatsanwaltschaft Bad Kreuznach ermittelt gegen einen größeren Imkereibetrieb aus Rheinland-Pfalz, der mehrere Tonnen normalen Honig und etliche 10.000 Liter Met aus Osteuropa in betrügerischer Absicht als Biohonig, bzw. Bio-Met verkauft haben soll. Aus dem Forschungszentrum Jülich kommt die Warnung vor Nonyphenol, das für Fertilitätstörungen, Mißbildungen und Krebs verantwortlich gemacht wird. Die Wissenschaftler untersuchten zahlreiche Lebensmittel wie Tomaten, Äpfel, Säuglingsnahrung und wurden gleichermaßen auch in Bioprodukten fündig.

Eine Bäuerin aus Schleswig-Holstein verkaufte jahrelang hunderttausende Eier aus konventioneller Produktion als Bio-Eier. Die Staatsanwaltschaft Kiel leitete ein Ermittlungsverfahren gegen die Frau aus dem Kreis Segeberg ein wegen des Verdachts des gewerbsmäßigen Betruges und des Verstoßes gegen das Lebensmittelgesetz. Der Betrieb ist als Erzeuger von Eiern aus Öko-Haltung registriert. Die Bäuerin hat wöchentlich bis zu 10.000 Eier aus konventioneller Haltung gekauft, in ihrem eigenen Betrieb umgestempelt und als Bio-Eier verkauft.

Auch im Biohandel häufen ich Meldungen über Schwindel. Eine Untersuchung des baden-württembergischen Landwirtschaftministeriums ergab kürzlich, daß gefälschtes Biogemüse in größeren Mengen im Umlauf ist. "Bei vier von zehn Karotten-Proben aus Italien war die Bezeichnung nicht korrekt", sagte Agrarminister Peter Hauk. Frisches Obst und Gemüse aus konventioneller Erzeugung wird gerne umetikettiert, weil diese Waren schnell verkauft und verbraucht werden. Bei haltbaren Waren wie Nudeln wäre das Risiko, daß ein Schwindel aufflöge, ungleich größer. Um dennoch solchen "Unregelmäßigkeiten" nachzuspüren, nimmt man sich die Geschäftsbücher vor. Stimmen Anbaufläche und Ertrag? Kann z. B. der Ökometzger nachweisen, daß er die Gewürze zur Herstellung seiner Biowürste aus ökologischer Erzeugung bezogen hat?

Die Rinder- und Geflügelbestände in konventionellen und biologischen Betrieben entstammen alle denselben Züchtern. Die fast obligatorischen Euterentzündungen werden im Bio-Betrieb statt antibiotisch mit Jod (*Betaisodona*,) behandelt, das für jodempfindliche Konsumenten bedenklich ist. Als Bauer Leiders vom Niederrhein seinen Hof auf Öko umstellte, mußte er alle Tiere anders füttern und erlebte eine böse Überraschung: Das Schwierigste war die Umstellung der Ferkel, wenn sie von der Muttersau entwöhnt wurden. Das Ökofutter machte die Tiere schwach und krank. Sie hatten blasse Haut, struppiges Fell und bekamen Durchfall. Dieser Zustand besserte sich erst, als man als Ferkelnahrung eine Mischung aus Haferflocken und Milchpulver fütterte. Auch wird Ökovieh durchaus medikamentös behandelt, nur eben immer mit jeweils einem Medikament nacheinander und nicht, wie in der konventionellen Landwirtschaft üblich, mit mehreren Medikamenten gleichzeitig.

Wegen der hierzulande nicht mehr ausreichend zu befriedigenden Nachfrage nach Bioprodukten werden seit einiger Zeit Waren aus entlegenen Gebieten der Welt, z. B. Weizen, Hafer und Roggen aus Osteuropa, Biomilch aus Dänemark oder Österreich, Gemüse aus China, Kartoffeln aus Israel und Ägypten oder Leinsaat, Mais und Sojabohnen aus Südamerika, z. B. Argentinien oder Südeuropa importiert und ihnen dann das Biolabel verliehen. Derzeit handelt es sich insgesamt um ein Drittel aller in Deutschland angebotenen Bioprodukte, wovon wiederum die Hälfte auf Obst und Gemüse entfällt. Die Ökoverbände selbst geben zu, daß dies nur mit zum Teil erheblichen Abstrichen an den

Anforderungen an die Bioqualität möglich ist und sie (und wir) dies in Kauf nehmen müßten. Der Geschäftsführer des Biobauernverbands "Naturland", Steffen Reese, sagt selbst: "Der Kunde denkt, er würde umweltgerecht einkaufen. In Wirklichkeit wird die Ware aber von weither eingeflogen. Die Qualitätsstandards sind in anderen Ländern oft niedriger, ihre Einhaltung ist zudem schlecht zu kontrollieren. Der Kunde hat keine Chance mitzubestimmen, ob er Lebensmittel aus Südamerika, Südostasien oder Süddeutschland kauft. An der Verpackung ist das selten zu erkennen". Der Edeka-Sprecher Alexander Lüders bestätigt, daß "Biohafer so gut wie nicht mehr zu bekommen" sei, und "auch Fleisch in Bioqualität ist extrem rar". Grund dafür ist nicht nur ein von den Verbrauchern ausgelöster "Bio-Boom", sondern auch die inzwischen explosionsartig aufgetretene Konkurrenz zwischen "Teller und Tankstelle". Da sich für den Bauern der Anbau von Pflanzen zur Biokraftstofferzeugung mehr lohnt (Subventionierung), fehlen dieselben Pflanzen – Mais, Raps, Zuckerrübenschrot, u. v. a. – als Viehfutter mit dem Effekt, daß fast alle Grundnahrungsmittel spürbar teurer werden: Milch und Milchprodukte, Brot, Teigwaren, usw.

In Baden-Württemberg müssen schon jetzt Öko-Molkereien vereinzelt Milch importieren, weil Bauern, anstatt Viehzucht zu betreiben, lieber Biomasse anbauen mit der Folge, daß Bauernhöfe, die künftig nur Mais anbauen müssen, genauso wie die Kulturlandschaft unter dem neuen Zwang zur Biomasse-Monokultur leiden. Inzwischen gibt es Bioland-Produkte bei Edeka und Tengelmann, der Discounter Plus vertreibt seine Öko-Eigenmarke "Bio Bio", Demeter denkt über eine Zusammenarbeit mit dem konventionellen Handel nach und Rewe führt zwei eigene Bio-Supermärkte in Köln und Düsseldorf. Der Bio-Boom zieht auch immer mehr Etikettenschwindler an. Manon Haccius, Mitglied der Alnatura-Geschäftsleitung klagt: "Es ist weiterhin so, daß die Anzahl der Biolandwirte in Deutschland langsamer wächst, als sich der Markt entwickelt." Während der Biohandel im Jahr 2006 mehr als 15 Prozent zulegte, wuchs die ökologisch bewirtschaftete Fläche nur um 2,3 Prozent.

Fast schon eine Pointe ist die Nachricht, daß die "Duchy-Originals-Bio-Kekse" des britischen Thronfolgers, der bekanntlich Biolandwirtschaft betreibt und ein Aushängeschild der Ökoszene ist, bei einer Untersuchung glatt durchgefallen sind: schlechte Qualität, zu zuckrig, zu fettig. Und auch im Gaststättengewerbe ist nicht immer alles "bio", was so daherkommt: Man reibt sich die Augen, wenn man frühmorgens an der Kasse eines Großmarkts bei Wiesbaden auf die Besitzerin eines der "natürlichen Lebensweise" verpflichteten, vegetarischen Restaurants trifft, den Wagen mit einem halben Zentner Lauch aus Holland vollgepackt ("Tagesangebot"), den sie mittags ihren gutgläubigen Gästen zum kräftigen Preis als Öko-Gericht unterjubeln wollte.

Es ist auch nicht vorstellbar, daß ausgerechnet Bio-Produkte völlig unbelastet von der übrigen Welt hergestellt werden könnten und daß Biobauern, ihre Mitarbeiter und Lieferanten per se bessere Menschen seien, während wir es bei konventionellen Erzeugern von vorneherein und ausnahmslos mit sinistren Gesellen zu tun hätten. Beim Gemüse wird im Handel kräftig geschmummelt, weiß eine Stichprobe des nordrheinwestfälischen Landwirtschaftministeriums, die im Großhandel, in den Einzelhandelsgeschäften und auf den Wochenmärkten bei allen kontrollierten Unternehmen ausnahmslos Falschdeklarationen feststellte. Man kann sich selbst einmal die Frage stellen, ob wir sicher sind, daß uns gerade "deutsche Tomaten" oder "Äpfel aus dem Alten Land" eingetütet werden, nur weil es das Schild an der Kiste ausweist, oder ob es in Wirklichkeit nicht so ist, daß wir über die Herkunft dieser Tomaten und Äpfel gar nichts wissen, sondern aufs Glauben angewiesen sind.

Pflanzen benötigen Phosphat. Die Versorgung der Pflanzen mit Phosphat ist im Ökolandbau wegen selbstauferlegter Regeln schwierig. Danach ist die Verwendung von handelsüblichem Phosphatdünger, der in Lagerstätten abgebaut, gereinigt und dann in eine für Pflanzen zuträgliche Darreichungsform gebracht wird, nicht zulässig. Abhilfe sollen nun Klärschlamm (!) und Tiermehl (!) bringen. Aus beidem soll nun der dort gebundene Phosphat von vermuteten 100.000 Tonnen rückgewonnen werden. Dieses Vorhaben wird als Forschungsprojekt vom Steuerzahler finanziert. Übersehen wird dabei, daß die dabei rückgewonnenen "Öko"-Phosphate ursprünglich aus ganz normalen konventionellen Phosphatdüngern stammen, und die tragen natürlich kein Öko-Label.

Aufgeflogen ist eine anrüchige Kooperation zwischen Greenpeace und dem Discounter Lidl. Nachdem Greenpeace die Pestizidbelastung von Lidl-Obst und Lidl-Gemüse in seinem Magazin mit dem schlechtesten Platz (mangelhaft) bewertete (und Aldi an der Spitze stand), nahm im folgenden Jahr Lidl die Spitzenstellung ein. Die Redaktion von "Stern TV" (RTL) forschte dieser schnellen und seltsamen Qualitätssteigerung nach und fand heraus, daß Lidl mit Geenpeace ein unübliches Abkommen geschlossen hatte: Lidl kauft alle zwei Monate (= 6 Ausgaben/Jahr) für je 150.000 Euro Greenpeace-Hefte auf und legt sie in seinen Läden aus (wo sie allerdings nur zu weniger als 2% verkauft wurden). Interessant ist, daß bei diesem Deal eben nicht verfahren wurde, wie es im Buch- und Zeitschriftenhandel und auch sonst bei Lidl üblich ist (FAZ v. 05.07.07), nämlich die Ware auf Kommission zu nehmen und hernach die verkauften Exemplare abzurechnen, bzw. die unverkauften zu remittieren. Die Fernsehkameras zeigten dann auch Geenpeace-Hefte, die tonnenweise im Altpapiercontainer gelandet waren.

Abgesehen von der durch solche Aktionen enormen Umweltbelastung (Wasser, Energie, usw..), wurden hier, für eine spitz rechnende Firma wie Lidl sehr ungewöhnlich, für sehr viel Geld regelmäßig ein offensichtlicher Ladenhüter eingekauft. Warum wohl? Honni soît qui mal y pense. Ähnlich verhielt es sich im Jahre 2006 mit drei Neurodermitis-Cremes von Novartis, bei denen die FDA vor krebsauslösenden Substanzen warnte. Währenddessen bewertete die Zeitschrift "Ökotest" diese mit "gut" und "sehr gut" und empfahl sie sogar trotz Krebsverdacht zur Anwendung bei Kleinkindern, denn die Cremes hätten "nur geringe Nebenwirkungen" (Securvita Report 3/06).
Zum Thema Vertrauen hat sich Thomas Jefferson, 3. Präsident der USA (1743 – 1826) in der Schrift "A summary view of the rights of British America" (1774) geäußert, als es um die föderale Verfassung von Amerika ging:
Eine freiheitliche Regierung ist auf Argwohn aufgebaut, nicht auf Vertrauen; es ist Argwohn und nicht Vertrauen, der begrenzte Verfassungen vorschreibt, um jene, denen wir Macht überantworten müssen, zu binden. (...) Unsere Verfassung hat demgemäß die Grenzen festgesetzt, bis zu denen unser Vertrauen gehen kann, aber nicht darüber hinaus. Laßt uns daher in Fragen der Macht nicht mehr von Vertrauen auf den Menschen hören, sondern haltet ihn durch Ketten der Verfassung von Unheilstiftung ab.
Dies läßt sich auf alle Vorgänge des Lebens, auf Personen, Parteien usw. übertragen, in denen uns "Vertrauen" abverlangt wird.

Was die Züchtung "natürlicher Bio-Pflanzensorten" angeht, so muß man wissen, daß durch Strahlung oder Chemikalien das Erbgut massiv verändert wird und zwar stärker als es bei präzisen gentechnischen Eingriffen der Fall ist. Aus den dabei entstandenen Mutationen werden dann diejenigen ausgewählt und weitergezüchtet, die am erfolgversprechendsten erscheinen, z. B. Resistenzen gegen Schädlinge oder Schädlingsbekämpfungsmittel aufweisen ("Mutationszüchtung"). Dazu müssen zunächst über eine lange Zeit große Mengen an meist in Atomkraftwerken bestrahltem Saatgut freigesetzt werden, bis man so viele Ergebnisse hat, die eine konventionelle Weiterzüchtung erlauben. Gemüse wie Kartoffeln, Tomaten, Soja, Getreide oder Obst wie Äpfel, Pfirsiche, Trauben, Bananen, Zitrusfrüchte entstammen sämtlich Mutationszüchtungen, die wir übrigens täglich essen. Und das allgemein gefürchtete "Bt-Toxin", mit dem sich gentechnisch veränderter Mais gegen Schädlinge wehrt, wird im Bio-Landbau direkt auf die Pflanzen aufgebracht. Das weiß kaum jemand, die Materie ist auch kompliziert. Vielmehr hält sich in der Bevölkerung der Glaube, im Öko-Landbau würden die Tiere sanft gestreichelt und Pflanzen im Mondenschein besprochen, wie unsere Patienten tatsächlich schon erzählten.

Abgesehen also von Schummelei und Vertrauensbruch bei solchen Vorkommnissen, haben bundesweite Stichproben bei landwirtschaftlichen Erzeugnissen gezeigt, daß Biogemüse und Bioobst grundsätzlich nicht höhere, bisweilen sogar geringere Gehalte an Vitaminen und Mineralien aufweisen als konventionell erzeugte Ackerfrüchte. Grund ist hier der geringe bis fehlende Einsatz von Düngemitteln. Gedüngt wird z. B. mit frischem Mist, der virulente Keime und Parasiten auf Obst und Gemüse übertragen kann, so daß das Risiko von Lebensmittelinfektionen stark erhöht ist. Bioeier erfordern wegen Salmonellenanhaftungen an der Schale eine sorgfältigere Küchenhygiene. Sie sind außerdem oft dioxinbelastet, weil Freilandhühner ihre Eier auf kontaminierte Böden legen müssen. Bioobst und Biogemüse, Bioeier, aber auch manches Biobrot, unterliegen in der sensorischen Blindverkostung meistens, wie zahlreiche Tests der Verbraucherzentralen in deutschen Fußgängerzonen offenbarten.

In Deutschland sollen 22 Kontrollstellen 17.000 landwirtschaftliche Betriebe kontrollieren. Die "Gesellschaft für Ressourcenschutz" ist eine davon. Deren Leiter Jochen Neuendorf sagt: "Im Labor sind ökologische und konventionelle Erzeugnisse schwer zu unterscheiden, da aufgrund der allgemeinen Umweltverschmutzung kaum ein Produkt ganz frei von Schadstoffen ist". Auch das Ministerium für Landwirtschaft Baden-Württemberg betreibt seit fünf Jahren ein Ökomonitoring, das bisher 4.000 Proben aus Supermärkten und Bioläden in seinem Fellbacher Labor analysiert hat. Außer einer geringen Schwankungsbreite ließen sich keine Unterschiede zwischen Erzeugnissen konventioneller und biologischer Landwirtschaft feststellen. Den Grund sieht man darin, daß die im Untersuchungsgut gefundenen Substanzen allgemein in der Umwelt vorkämen. Aus dem Statusbericht 2003 der Senatsarbeitsgruppe der Bundesforschungsanstalten, der in einer Studie Lebensmittel aus unterschiedlichem Anbau qualitativ bewertete: "Die Qualität von Lebensmitteln aus alternativen und konventionellen Produktionsverfahren läßt sich bis heute nicht vergleichend bewerten. Damit fehlt letztlich auch der wissenschaftliche Nachweis, daß der ausschließliche oder überwiegende Verzehr von ökologisch erzeugten Lebensmitteln direkt die Gesundheit des Menschen fördert. Für die Gesundheit ist in erster Linie eine ausgewogene Ernährung wichtig, eine geringere Verzehrsmenge – also insgesamt weniger Fett und Fleisch –, jedoch viel Obst und Gemüse. Allerdings werden eine naturverträgliche Lebensmittelerzeugung und der Erhalt von Kulturlandschaften von den Verbrauchern wahrgenommen und können so indirekt zu ihrem Wohlbefinden beim Lebensmittelkonsum beitragen."

Zusammenfassend gilt:
Nicht alle Fremdstoffe in der Nahrung sind bedenklich oder gefährlich.
Nicht alle in "naturgemäßer Nahrung" vorkommenden Stoffe sind harmlos.

Die Bedingungen, unter denen Landwirtschaft konkret stattfindet, sind regional sehr verschieden und deshalb auch die Belastungen ihrer Produkte. Generelle Aussagen zu einzelnen Produkten sind deshalb auch nicht möglich. Die Aussagen 1 – 3 sind zutreffend, jedoch rein akademisch und für den Endverbraucher irrelevant, kann er an der Ladentheke doch nichts überprüfen und ist auf Hersteller-, bzw. Verkäuferangaben angewiesen, die er glauben kann oder auch nicht.

5.5 Wieviel Vitamine sind im Salat?

Bis hierher haben wir von Stoffen gesprochen, die dem tierischen und pflanzlichen Organismus natürlicherweise fremd sind und aus unterschiedlichen Gründen wie Tiermast oder Pflanzenschutz in oder auf die Tiere und Pflanzen gelangt sind. Die Frage ist deshalb naheliegend, ob umgekehrt in Obst und Gemüse auch noch die Menge an Vitaminen, Mineralien und Spurenelementen vorhanden ist, wie dies von Natur aus vorgesehen ist und wie uns das von offizieller Seite und den Krankenkassen immer versichert wird. Tatsache ist, daß man sich über Jahrzehnte hindurch immer auf Tabellen berufen hat, die wahrscheinlich immer nur voneinander abgeschrieben wurden, denen aber keine neuen Analysen und damit keine neuen Erkenntnisse zugrunde lagen. 1997 erschien im "British Food Journal" eine Zusammenstellung von ausgewählten Obst- und Gemüsesorten, deren Mineralgehalt in den letzten fünfzig Jahren deutlich gesunken war:

Sorte	Mineral	Rückgang
Stangenbohnen	Natrium	- 100%
Wasserkresse	Kupfer	- 93%
Möhre	Magnesium	- 75%
Brokkoli	Calcium	- 75%
Frühlingszwiebel	Calcium	- 74%
Steckrübe	Eisen	- 71%
Spinat	Eisen	- 60%
Kartoffel	Phosphor	- 47%
Orange	Eisen	- 67%
Avocado	Natrium	- 62%
Erdbeere	Calcium	- 55%
Melone	Magnesium	- 45%
Passionsfrucht	Kalium	- 43%
Himbeere	Calcium	- 39%
Brombeere	Calcium	- 35%
Rhabarber	Kalium	- 32%

Diese Untersuchung hat bei uns Kontinentaleuropäern Verwunderung ausgelöst, hatte man doch von der englischen Küche feste Vorstellungen, zu denen solches Interesse am eigenen Essen so gar nicht passen wollte.

Diese Ergebnisse decken sich aber mit den Stichprobennalysen, die im Schwarzwaldsanatorium Obertal in Baiersbronn im Jahre 1996 mit Obst und Gemüse gemacht wurden. Die Ergebnisse wurden verglichen mit den Werten der Ciba-Geigy-Nährwerttabelle von 1985. Auch hier sehen wir einen Schwund an Vitaminen und Mineralien um bis zu 92%, die wenigen Fälle von Zunahmen an Vitalstoffen sind auf besondere Düngereffekte zurückzuführen.

	Mineralien u. Vitamine in mg/µg je 100g Lebensmittel	1985	1996	Differenz
Brokkoli	Calcium	103mg	33mg	- 68%
	Folsäure	47µg	23µg	- 52%
	Magnesium	24mg	18mg	- 25%
Bohnen	Calcium	56mg	34mg	- 38%
	Folsäure	39µg	34µg	- 12%
	Magnesium	26mg	22mg	- 15%
	Vitamin B₆	140µg	55µg	- 61%
Fenchel	Calcium	35mg	57mg	+ 62%
	Folsäure	100µg	32µg	- 68%
	Magnesium	11mg	17mg	+ 45%
Kartoffel	Calcium	35mg	4mg	- 70%
	Magnesium	27mg	18mg	- 33%
	Vitamin C	20mg	25mg	+ 25%
Möhren	Calcium	37mg	31mg	- 17%
	Magnesium	21mg	9mg	- 57%
Spinat	Magnesium	62mg	19mg	- 68%
	Vitamin B₆	200µg	82µg	- 59%
	Vitamin C	51mg	21mg	- 58%
Apfel	Calcium	7mg	8mg	+ 12%
	Magnesium	5mg	6mg	+ 20%
	Vitamin C	5mg	1mg	- 80%
Banane	Calcium	8mg	7mg	- 12%
	Folsäure	23µg	3µg	- 84%
	Magnesium	31mg	27mg	- 13%
	Vitamin B₆	330µg	22µg	- 92%
Erdbeere	Calcium	21mg	18mg	- 14%
	Magnesium	12mg	13mg	+ 8%
	Vitamin C	60mg	13mg	- 67%

Eine Reduktion an Vitalstoffen dokumentierte auch die Universität Hohenheim/Stuttgart im Jahre 1999 am Beispiel einer Kartoffel. Die Differenz bezieht sich hier auf die Ciba-Geigy-Nährwertabelle von 1975:

Folsäure	- 66%
Vitamin C	- 40%
Eisen	- 50%
Zink	- 66%
Natrium	- 33%
Kalium	- 17%
Calcium	- 57%
Magnesium	- 30%

Ebenfalls 1999 meldete sich Professor Hansjosef Böhles vom Zentrum für Kinderheilkunde an der Universitätsklinik Frankfurt/Main über die Tagespresse mit der Warnung vor "verstecktem Vitaminmangel", der nach Einschätzung von Kollegen und Ernährungswissenschaftlern zunehmend als Ursache zahlreicher Erkrankungen erkannt würde. Wenig später veröffentlichten die US-amerikanischen National Academies, zu denen auch das renommierte Institute of Medicine gehört, überraschend einen Ernährungsbericht, wonach Obst und Gemüse nur noch halb so viel an Vitamin A, bzw. seine Vorstufen (Carotinoide) enthalte wie bisher angenommen.

Und hier in Deutschland machte die Aachener Gesellschaft für Ernährungsmedizin und Diätetik ihre Studie bekannt, nach der de facto kein Bundesbürger ausreichend mit Vitaminen versorgt ist. Es gebe bei beiden Geschlechtern keine Altersgruppe, deren Versorgung mit allen Vitaminen optimal ist. Dies gelte besonders für Folsäure sowie die Vitamine D und E.

Das Berliner Robert-Koch-Institut als zuständige Regierungsbehörde stellte unlängst eine Minderzufuhr an Vitamin E bei den Bundesbürgern von 60 bis 70% unter dem von der Deutschen Gesellschaft für Ernährung (DGE) empfohlenen Wert von 100 Milligramm fest. Dabei vertritt die DGE im Gegensatz zu den vergleichbaren Behörden europäischer Nachbarländer sowieso eine äußerst restriktive Position, was den täglichen Bedarf an Vitalstoffen betrifft.

Die genauen Gründe für den Schwund an essentiellen Bestandteilen in unserer Nahrung sind nicht bekannt. Es wird vermutet, daß neben anderen noch zu identifizierenden Faktoren, z. B. Auswaschung des Bodens ("saurer Regen") und Düngemethoden, auch der steigende CO_2-Gehalt der Atmosphäre dafür verantwortlich sein könnte. Im Experiment wurden Weizenpflanzen im Gewächshaus einer doppelt so großen Menge an CO_2 ausgesetzt wie im Freiland. Darauf sank ihr Gehalt an Spurenelementen sowohl in den Körnern als auch in der gesamten Pflanze. Man glaubt, daß das durch den höheren CO_2-Gehalt forcierte Wachstum die Pflanzen nötigt, diese Nährstoffe vordringlich zur Wachstumsgeschwindigkeit und –höhe und dann zur reinen Strukturbildung wie Halm und Blätter einzusetzen zu Lasten der Einlagerung von Mineralien und Spurenelementen.

Desungeachtet leugnen Politik, Kassen, Verbände und Interessengruppen einhellig diese Tatsachen, wiegeln ab und beschimpfen die nicht linientreuen Wissenschaftler als unseriös und warnen uns Verbraucher vor "Hysterie" und "Panikmache".

5.6 *Convenience Food* oder Industriefutter

Während wir uns bis hierher mit der Belastung unserer Nahrung und deren Mangel an essentiellen Bestandteilen befaßt haben, ist als dritter wichtiger Komplex, der unsere Nahrung grundlegend veränderte, "Convenience Food" zu nennen. Mit Convenience Food bezeichnen wir alle Nahrungsmittel oder Nahrungsbestandteile, die in irgendeiner Form in einer fremden Küche und an einem fremden Herd – und der steht in der Fabrik – vorgekocht, vorgebacken, vorfritiert, kurz: teilweise oder sogar vollständig hergestellt wurden. Bei uns zuhause erfolgt dann das "Finish". In den 60er Jahren warb Maggi mit dem Slogan: "Von uns mit Liebe vorbereitet, von Ihnen perfekt gekocht". Wir sehen daran, daß, obwohl uns die Küchenarbeit mehr oder weniger ganz abgenommen wurde, die Illusion des "Selbstgekochten" durch die entsprechende Werbestrategie erhalten bleiben sollte.

Convenience Food entstand in erster Linie aber nicht, um der bequemen Hausfrau ein sicheres Kocherlebnis zu bescheren, sondern um Rohstoffe möglichst hundertprozentig und möglichst einträglich verwerten zu können. Beispiel: Ein Rind besteht ja nicht nur aus attraktiven Teilen wie Filet, Rumpsteak oder Rouladenfleisch, sondern hat natürlich auch Zahnfleisch, Lippen, Schlund, Depotfett usw., dessen Herstellung ja auch "gekostet" hat. Würde man dieses alles mahlen, fleischfarben-rosa färben und in einen Darm füllen, so merkte der Verbraucher spätestens beim Erhitzen zuhause, daß diese "Wurst" wohl vornehmlich aus Fett besteht. Auch kann einen die Frage umtreiben, wieviel Fleischanteil ein gekochter Schinken mindestens haben muß, bzw. wieviel Wasserzusatz (bis zu 35%!) er verträgt und ob man das auf einer Pizza oder im Nudelauflauf überhaupt merkt. 19 Hersteller aus dem gesamten Bundesgebiet hatten zumindest Antworten gefunden, die ihnen Strafbefehle einbrachten. Hier sind wir im Reich der Lebensmittelzusatzstoffe angekommen. Wir treffen auf Extrakte aus Algen ("Alginat"), die helfen, erhitzten Speisen die Struktur zu erhalten. Sie machen eine rosa Masse z. B. hitzetolerant, so daß die "Wurst" auch nicht mehr zerliefe. Hydrolysierte Gelatine – ein an sich unschädlicher Stoff – wird durch dicke Hohlnadeln in auf Laufbändern vorbeiziehende Fleisch-, Schinken- und Wurststücke gepreßt, damit sie wasserhaltiger und damit schwerer werden. Rein quantitativ werden so Grundnahrungsmittel durch Ersatzstoffe verdrängt.

Die Convenience-Food-Industrie versorgt Restaurants, auch gehobener Häuser, die inwischen küchenlos sind. Denn viele Köche können nicht mehr kochen, sondern nur noch Zutaten mixen. Ihre Kunst bewegt sich zwischen Supermärkten, Fertiggerichten und Mikrowelle. Große Unternehmen wie beispielsweise die BASF in Ludwigshafen bewältigen ihre täglichen 35.000 Essensportionen im "Cook-and-chill-Verfahren". In einer Zentralküche wird ein vorher am Computer erstelltes Gericht zubereitet. Dazu führen die Köche sämtliche Zutaten bis zum Salz aus vorher abgemessenen und eigens abgepackten Behältern mit den Grundstoffen wie Nudeln, Fleisch, Gemüse, usw... zusammen. Nach dem Garvorgang wird diese Menge auf jeweils 100 Essenseinheiten portioniert, in Tablettwagen geschoben und sofort auf 4°C heruntergekühlt. Tage, Wochen oder Monate später werden die Tablettwagen in Wärmekammern gefahren, zur Mittagszeit dampft dann die Suppe wie frisch gekocht.

Die dabei versammelten Köche kochen nicht mehr, sie organisieren nur noch den Warenfluß und kontrollieren die Temperaturen. So schmecken die Kartoffelsuppe, die vegetarische Sauce bolognaise, das Kartoffelgratin, das Goulasch über die Jahre immer gleich. Daß so sich auch mit dem Geschmack auch das Bewußtsein verändert, die Vorstellungen von Küche und Kochen auch nachfolgender Generationen prägen, versteht sich von selbst. Daß jemand kochen kann, wird heute nicht mehr als wichtig angesehen. Wer dennoch kocht, und oft sind das dann Männer, frönt einem Hobby, erhält den goldenen Löffel einer Küchengilde und kommt ins Fernsehen.

Kinder wissen nicht mehr, daß der Joghurt von einem Tier stammt, das man "Kuh" nennt und das eben nicht lila ist, wo dieses Tier lebt und wie seine Milch von Natur aus riecht und schmeckt. Britische Ärzteverbände schlagen Alarm an der Obst-Front: Eine wachsende Zahl britischer Teeanger wisse nicht mehr, wie man frisches Obst ißt. Eine Studie habe ergeben, daß etwa 7% der untersuchten 7-13jährigen keine Orange mehr schälen könnten, 9% hätten vor einer Banane kapituliert. Und nahezu alle Jugendlichen dieser Altersgruppe würden zu wenig frisches Obst und Gemüse essen. Ihre Empfehlung: Eltern und Kinder gemeinsam auf den Wochenmarkt zum Obst-Studium! Kinder wissen nur, daß Pommes aus

der Tüte und Fischstäbchen aus dem Karton kommen, man sie in den Backofen schiebt und dann Ketchup oder Mayonnaise darübergießt und daß das alles sehr schnell geht, so zwischen zwei Werbeblöcken im Fernsehprogramm. Die Produktion von Fleisch, Fisch, Obst, Gemüse und Getreide geschieht in industriellem Maßstab. Gleichwohl sind Politik und Industrie in seltener Eintracht darum bemüht, uns eine heile Welt vorzugaukeln. Nicht nur die Kartons von Eiern aus Käfighaltung zeigen prächtige niedersächsische Bauernhäuser mit fröhlichem Vieh, auch die Berliner "Grüne Woche" und andere Landwirtschafts-, bzw. Ernährungsausstellungen verzichten nie auf die Demonstration von lebendem – übrigens sehr sauberem – Vieh, in reichlich Heu und natürlichen Holzgattern, das die Kinder dann anfassen und streicheln dürfen. So wird uns bewußt ein Bild von der Landwirtschaft vermittelt, das mit der Realität rein gar nichts zu tun hat. Auch die Öko-Kultur hat sich der convenience-food-Welle angeschlossen, weil auch ihre Kunden genauso wenig Zeit für die Essenszubereitung aufbringen wie der Normalbürger. Sie bietet inzwischen auch folienverschweißte Fertigmenues, Tütensuppen oder Backmischungen an – früher als industrielles Teufelszeug geschmäht. Die Rohstoffe werden oft beim selben Erzeuger gekauft wie die der großen Ernährungsindustrie. Nur der Ehrlichkeit halber sei erwähnt, daß auch diese Produkte nicht ohne Lebensmittelzusatzstoffe auskommen, daß wir es auch hier mit "Nichtzutaten" zu tun haben und oft auf dieselben E-Nummern stoßen wie bei den verachteten konventionellen Produkten der Konkurrenz. Lebensmittel sind das intimste Konsumerzeugnis, das wir kennen. Intim deshalb, weil wir es in unseren Körper einführen. Es ist daher anders als z. B. der Konsumartikel Auto oder Kühlschrank. Die Industrie mußte sich also etwas einfallen lassen, damit wir ihre Erzeugnisse auch schlucken. Wir sollten überzeugt werden, daß ihre Kreationen gut für uns sind. Auf diese Weise entwickeln sich Lebensmittel immer mehr zu unbekannten Eßobjekten, denn nur die Industrie weiß, was wir wirklich schlucken. Es entstanden so die Berufe des "food designers" oder des "food engineers" für das "food engineering". Der Bedarf an diesen Berufen ist enorm, werden doch nur noch 4% der hiesigen landwirtschaftlichen Erzeugung unverarbeitet verkauft.
Der "26. International New Foods Congress" in Hamburg befaßte sich neben "Forschungsergebnisse 2007 für den Produktentwickler" auch mit "Multiple Emulsionen für die Lebensmittelentwicklung" oder "Kombi-Produkte der Zukunft aus Fleisch und Seafood". Dort referierte die Universität Jena Ergebnisse ihrer Auftragsforschung "Die Findung geeigneter Matrices, die sich für den Einschluß bzw. die Einkapselung wertgebender Komponenten in der Weise eignen, daß auch eine Kontrolle der Stoffreisetzung möglich wird."

Ein Mensch verzehrt im Laufe seines Lebens durchschnittlich 30.000 kg an Nahrungsmitteln. Dies entspricht etwa dem Verzehr von sechs Elefanten. In

Zwischen Acker und Kochtopf - unsere Nahrung / Convenience Food

Deutschland nimmt ein Mensch pro Jahr etwa 18 kg Fremdstoffe wie Farb-, Aroma-, Konservierungs- und andere Hilfsstoffe auf. Allerdings: Wenn jeder in Deutschland nur noch "natürlich" leben wollte, könnte seine Versorgung nicht gesichert werden!

Die folgende Zusammenstellung zeigt die verschiedenen Klassen an Lebensmittelzusatzstoffen (nicht die einzelnen Zusatzstoffe!). Hinter jeder Klasse wiederum stehen die z. Zt. 302 maßgeblichen Einzelstoffe mit ihren bestimmten Eigenschaften: Antioxidationsmittel, Aromastoffe, Backtriebmittel, Emulgatoren, Farbstoffe, Festigungsmittel, Feuchtigkeitsbinder, Füllstoffe, Geliermittel, Gefrier-Tau-Stabilisatoren, Geschmacksverstärker, Glasurmittel, Konservierungsstoffe, Lösungsmittel, Masselieferanten, Mehlbehandlungsmittel, modifizierte Stärken, Mundfühlregulatoren, Säuerungsmittel, Säureregulatoren, Schaumverhüter, Schimmelblocker, Schmelzsalze, Sperrmittel, Stabilisatoren, Treibgase, Trennmittel, Überzugsmittel (Paraffine und Wachse), Verdickungsmittel, Zuckeraustauschstoffe und künstliche Süßstoffe.

Einige der wichtigen, bzw. häufig eingesetzten Zusatzstoffe, hier: Enzyme, die vornehmlich gentechnisch hergestellt werden und zum Teil völlig harmlos sind:

- Alkalasen: entfernen die rote Farbe aus dem Blut, so daß sich Schlachtblut als farbloses Plasma anderen Lebensmitteln beimengen läßt.
- Amylasen: Backhilfsmittel (halten Brötchen länger frisch), Spaltung von Stärke in Getränken, Herstellung von nichtsüßendem Sirup.
- Amyloglucosidasen: Herstellung von Glucose aus Stärke in hoher Ausbeute und Reinheit, wandeln z. B. Altbrot in ein Süßungsmittel zur Herstellung süßer Teilchen.
- Chlorogensäure-Esterasen: machen Kaffee "magenfreundlich".
- Chymosin: zum Dicklegen von Milch in der Käseherstellung.
- Collagenasen (aus Krabbeninnereien): Hilfsmittel, um Kaviarkörner unverletzt aus den klebrigen Bindegewebstrukturen der Fische herauszulösen.
- Dextranasen: erleichtern die Zuckergewinnung aus Zuckerrüben.
- Glucoseisomerasen: wandeln Traubenzucker in Fruchtzucker.
- Glucoseoxidasen (aus *Aspergillus niger* oder *Penicillium*): Konservierung von Nahrungsmitteln und Getränken durch Entfernung von O_2, verhindern Braunfärbungen bei der Gewinnung von Trockenvollei durch Entfernen von Glucose, entfernen Sauerstoff aus dem Kopfraum von Glasbehältern (Marmeladengläser, Saftflaschen, u. a.), um den Verderb zu verzögern.
- Hemicellulasen: erhöhen die Ausbeute beim Kaltpressen von Ölpflanzen (z. B. Olivenöl).

- Invertase (aus Hefe und *Aspergillus*): enthalten in künstlichem Honig, Eiscremes und Schokoladencremes; ist süßer und leichter verdaulich als Saccharose.
- Lipasen (aus dem Pankreas von *Rhizopus nigricans*): werden benötigt zur Kakaoverarbeitung und um aus Käse- und Fischabfällen natürliche Käse- und Fischaromen herzustellen.
- Lipoxygenasen (meistens aus Sojamehl): werden verwendet zur Bleichung von Mehl, z. B. für Toastbrot.
- Lysozyme: erhöhen die Haltbarkeit von Emmentaler Käse und Konfekt und verbessern den Geschmack von Erbsen in Fertiggerichten. Sie entfernen Bakterien aus Kuhmilch für Kinderrezepturen.
- Naringase: entfernt den bitteren Geschmack aus Grapefruitsaft (Naringenin ist weniger bitter als Naringin).
- Papain (aus der Papaya): ist einer der Wirkstoffe in "Fleischzartmachern".
- Pectinasen (aus *Aspergillus niger*): entfernen die Pektinhüllen von Pflanzenfasern und spalten so die (holzigen) Rohfasern von Obst und Gemüse. Dadurch erhöhen sie die Ausbeute z. B. an Apfelsaft und Karottenbrei, beseitigen Trübungen in Fruchtsäften und Bier. Sie sind Hilfsstoff bei der Herstellung von Fruchtpürees.
- Proteasen (Trypsin, Pepsin, Elastase, Papain usw.): Fleischzartmacher, Zubereitung spezieller Diäten, Entfernung von Proteinen aus Kohlenhydraten und Fetten, Verminderung der Trübung von Bier.
- Pullulanasen: erleichtern die Herstellung von Glucosesirup aus Mais.
- Sulfit-Oxidasen: entfernen den Schwefel aus überschwefelten Weißweinen.
- Transglutaminasen: erleichtern die Herstellung von Formfleisch und cremigen Joghurts.
- Xylanasen: ermöglichen die Gewinnung von Alkohol aus Holz und machen Knäckebrot knuspriger.

Die Lebensmitteltechnologie verwendet zum Färben natürliche und synthetische Farbstoffe. Zu den natürlichen zählen

- Carotinoide (z. B. aus Karotten, Tomaten, Paprika, Eidotter, Mais): färben hauptsächlich Getränke, Süßwaren, Geflügelbrühe.
- Chlorophylle (z. B. aus Blättern von Brennessel, Luzerne oder Spinat): färben Kaugummi, Kunstspeiseeis, Süßwaren, grüne Nudeln, u. a.
- Anthocyane (z. B. aus Kirschen, Johannisbeeren, Brombeeren, Rotkohl, Radiccio): färben Konfitüren, Brausen, Naschereien, u. a.
- Betanine (aus Roter Beete): färben Joghurt, Kaugummi, Tomatenprodukte.

Zu den synthetischen Farbstoffen zählen

- Chinolinfarbstoffe: Gelbfärbung von Brausen, Puddingpulver, Räucherfisch, Ostereierfarbe.
- Fluoreszenzfarbstoffe (z. B. Erythrosin): färben Cocktailkirschen und Mischobstkonserven rosa.
- Indigoide Farbstoffe (Indigotin): verleihen Glasuren, Getränken oder Süßwaren eine blaue Farbe.
- Triphenylmethanfarbstoffe (Patentblau V, Brilliantsäuregrün BS): färben Süßwaren, Getränke und Glasuren grün bis blau.
- Azofarbstoffe (Gelborange S, Azorubin, Brillantschwarz): färben Aprikosenmarmelade, Arzneimittelkapseln, Schokomixgetränke, Fertigsuppen, Marzipan, Zitronenquark, Pudding, Bisquitrolle, Paniermehl, Kunstspeiseeis, deutschen Kaviar, Fischrogen, Lakritze, Saucen, Ostereier, Süßwaren orange, rot oder schwarz.
- Tartazin: färbt Brausen, Fruchtessenzen, Kunsthonig, Kunstspeiseeis, Puddingpulver, Senf, Sirup, Süßwaren gelb.
- Amaranth: färbt Liköre, Kunstspeiseeis, Pudding rot.

Der Mensch wird schon sehr früh auf bestimmte Aromen konditioniert. Was die Mutter ißt, geht ins Fruchtwasser über und prägt bereits so den Geschmack des Ungeborenen. Im Alter von drei Jahren ist die Geschmackskonditionierung abgeschlossen. Aus Obst und Gemüse kennen wir ungefähr 300 Aromabestandteile. Um ein bestimmtes Aroma nachzubauen, werden aus diesen 300 die 30 stärksten Aromaanteile herausgefiltert, im Labor "nachgebaut" und dann in der industriellen Produktion zum Aromatisieren verwendet. Die Folge ist, daß das Geschmacksempfinden des Menschen verarmt und in gewisser Weise auch abstumpft.

An Aromen werden verwendet

– "Natürliche Aromen". Nach deutschem Lebensmittelrecht muß ein natürliches Aroma in der Natur vorkommen. Dabei kann es auch von anderen Organismen (billiger) erzeugt werden als von jenen, nach denen es benannt ist. Beispiele:

- Sporobolomyces odorus (hefeähnlicher Pilz): riecht nach Pfirsich.
- Trichoderma viride (Bodenpilz): riecht nach Kokosnuß.
- Bacillus subtilis (Bakterium): riecht nach Nuß.
- Corynebakterium glutamicum: riecht nach Nuß.
- Trametes odorata (Baumpilz): riecht nach Anis und Honig.
- Zedernholzöl: riecht nach Himbeeren.

– "Naturidentisches Aroma": Hier handelt es sich immer um eine Mixtur von Laborsynthesen, die allerdings immer als Einzelverbindungen irgendwo in der Natur vorkommen. Man macht sich dabei das stereochemische Phänomen der "Händigkeit" (Chiralität) eines Moleküls zunutze. Jedes Molekül hat – wenn wir uns seine Strukturformel betrachten – eine Achse, z. B. senkrecht, diagonal oder waagerecht. Um diese Achse sind die einzelnen, für dieses Molekül typischen Gruppen angeordnet, und zwar alle an ihrem besonderen Platz. Diese feste Anordnung bestimmt auch die Eigenschaft des Moleküls. Nun kann man versuchen, dieses Molekül einfach spiegelbildlich herzustellen, d. h. das Molekül sieht genauso aus wie vorher, nur eben um seine Achse spiegelbildlich "geklappt". Es entsteht ein sog. Enantiomer. So kann sich ergeben, daß ein Molekül, das in seinem linksgedrehten Zustand eigentlich nach Zitrone riecht oder schmeckt, rechts herum gedreht nach Orange riecht. Oder: rechtsgedreht = bitter, linksgedreht = süß, oder Minze – Kümmel, usw. Um naturidentische Aromen zu finden, werden in der Regel immer mehrere Verbindungen benötigt, die alle einen unterschiedlichen Eigengeruch, bzw. -geschmack haben. Erst ihr Zusammenwirken ergibt dann den für das Produkt erwünschten Geruch (Geschmack). So ist z. B. der Geruch von Bohnenkaffee eine Komposition aus Tierurin, Bratfisch oder Suppenwürze. Naturidentische Aromen müssen nicht als Zutat deklariert werde. Sie sind von den natürlichen Aromen aber so weit entfernt wie ein Karaoke-Sänger von José Carreras.

– "Künstliche Aromen": Sie sind per definitionem in der Natur unbekannt. In der EU sind 15 künstliche Aromastoffe erlaubt, z. B.

- Äthylvanillin: riecht nach echter Vanille
- Chinin: riecht nach Bitter-Lemon
- Ammoniumchlorid: riecht nach Lakritz

Funktionen von Aromen:

– "Raucharomen": Das Räuchern von Fleisch, Wurst oder Fisch erfordert Zeit und ist dazu noch arbeitsintensiv. Dies können Raucharomen dem Metzger ersparen. Dazu werden sog. "Flüssigräuche" angeboten: Der bei der Herstellung von Holzkohle entstehende beißende Rauch wird durch ein Wasserbad geleitet. Von der jetzt entstandenen Rauchlösung wird die "Teerphase", die einen großen Teil der Schadstoffe wie z. B. das Benz-a-Pyren enthält, abgeschieden. Der verbleibende wäßrige Extrakt verströmt einen intensiven Rauchgeruch. Raucharomen werden eingesetzt in Fleisch- und Wurstwaren, Fisch- und Fischprodukten, Käse- und Käsezubereitungen, Backwaren, Saucen und Dressings oder Bier, z. B. das Bamberger *Schlenkerla*-Rauchbier. Vielen Vegetariern ist auf Dauer ihr Tofu zu fad, denn Tofu schmeckt von Natur aus nach nichts. Deshalb verwenden sie geräucherten Tofu, dessen Geschmack dann mit "herzhaft" oder "pikant" bezeichnet wird. Auch vegetarische Würstchen oder Goulaschstücke werden durch Flüssigräuche aufgepept.

– "Reaktionsaromen": Sie imitieren Geruchs- und Geschmackseindrücke, die gewöhnlich beim Grillen, Braten oder Backen in der Kruste von Brot, Bratkartoffeln, in der Bratensauce oder beim Überbacken, bzw. Auflauf entstehen ("Maillard-Reaktion"). Die Maillard-Reaktion beruht auf einer Vernetzung von Aminosäuren (aus dem Nahrungseiweiß) mit den Zuckern (aus den Kohlenhydraten) unter Hitzeeinwirkung. Die so entstandenen Melanoidine bewirken diesen leicht nussigen Geschmack, bei Bratkartoffeln besonders beliebt an den dunklen Rändern der Kartoffelscheiben. Daß dabei auch das krebserregende Acrylamid entsteht, aber gleichzeitig auch das krebsverhindernde Pronyl-Lysin, ist erst seit kurzem bekannt. In großem Maßstab hergestellt kann dieses Reaktionsaroma auch vegetarischen Soja-Würstchen die Illusion von Schweinswürstchen verleihen. Je nach Art der Aminosäuren und der verwendeten Zucker können mit der Maillard-Reaktion verschiedene Geschmackrichtungen erzeugt werden: Popcorn, Schokolade, Nuß, Karamel, Fleischbrühe, Bratkartoffel, Roggenbrot oder Hähnchen.

– "Mikrowellenaromen" wurden deshalb erforderlich, weil die Mikrowelle ja nicht braten, bzw. bräunen kann. Andererseits möchte ein Kunde beim Fleischanteil in seinem Mikrowellen-Fertiggericht den optischen Eindruck von "gebraten" haben. Dies kann nur realisiert werden, indem man vor der Versiegelung der Verpackung ein spezielles Aroma auf das Gericht aufsprüht, das in der häuslichen Mikrowelle dann mit der Reibungshitze reagiert und so für die gewünschte Bratenbräune sorgt.

– "Präkursoraromen": Sie wurden entwickelt, um fadem und geschmacklosem Obst und Gemüse (wir kennen das: Tomaten als "schnittfestes Wasser") aus Treibhaus oder Kühllager "Geschmack" zu geben. Die reifen Früchte (oder das reife Gemüse) werden in ein Bad getaucht, in dem die für diese Frucht typischen Aromastoffe gelöst sind. Nach dieser Behandlung, also während der anschließenden Lagerung, korrespondieren die Enzyme aus dem Fruchtkörper mit den außen aufgebrachten Aromastoffen und wandeln sie sozusagen in "eigenen" Geschmack um. Es entsteht "Aromaobst".
Insgesamt stehen der Lebensmittelindustrie ca. 2.500 Aromastoffe zur Verfügung. Es ist der Industrie gelungen, die meisten Aromen zur "Nichtzutat" zu deklarieren, deshalb finden wir auf dem Etikett darüber keine Angaben.

Neben den Aroma- und Geschmacksstoffen gehören zum Arsenal der Lebensmittelchemie noch die Gruppe der Geschmacksverstärker. Sie intensivieren den vorhandenen Eigengeschmack. So heben z. B. Maltol, Glycin, Thaumaltin und Ethylmaltol den Eigengeschmack süßer Speisen, Mononatriumglutamat und Guanylsäure heben den Eigengeschmack salziger Speisen, Adipinsäure und Bernsteinsäure intensivieren einen sauren Geschmack und 5'-Ribonucleotide verstärken den Fleischgeschmack. Glutamat ist ein natürlicherweise im Organismus gebildetes Molekül – das Salz der Glutaminsäure – und kann in größerer, d. h. unphysiologischer, Menge z. B. als "Hefeextrakt" (auch bei Bio-Produkten!) deklariert werden. Glutamat ist auch reichlich enthalten in allen getrockneten Pilzen, getrocknetem Gemüse oder Trockenmilchpulver. Der Glutamatgehalt in rein vegetarischen gekörnten Brühen stammt z. B. oft vom Kürbis. Diesen Geschmack von (Fleisch-)Eiweiß und Fett nennen die Japaner "umami" (soviel wie: köstlich), was sich für uns nicht genau übersetzen läßt, aber so viel bedeutet wie das "g'schmackig" eines bayerischen Fernsehkochs. Glutamat steigere das Eßverlangen und ließe den Konsum des betreffenden Produkts ansteigen, was wiederum fast zwangsäufig das Körpergewicht erhöhe, wird immer behauptet. Ein entsprechender Mäuseversuch sollte dies bestätigen. Doch hierbei wurde mit Glutamat-Mengen gearbeitet, die beim menschlichen Verzehr gar nicht erreichbar wären. Glutamat hat die Eigenschaft z. B. die Zellmembranen von Fleisch aufzuweichen, sie werden sozusagen "angedaut". So wird aus einem groben, zähen Stück Rind, das "Rinderfilet" in Chop Suey. Empfindliche Menschen reagieren mit Kopfschmerzen, Erbrechen oder Durchfall auf diese Glutamat-Mengen, sie leiden am "Chinese-Restaurant-Syndrom". Während die Geschmackseindrücke "süß", "sauer" und "salzig" vorwiegend nur in begrenzten Bezirken der Zunge erzeugt werden können, wird "umami" auf der gesamten Zunge geschmeckt.

5.7 Verfahrens- und Verpackungschemie

Nicht zu den Lebensmittelzusatzstoffen zählen Rückstandsstoffe, die aus der Erzeugung des "Rohmaterials" Gemüse, Obst, Getreide, Fleisch, Fisch, Eier, Milch stammen, wie wir das vorhin schon beschrieben haben. Das deutsche Lebensmittelrecht definiert Zusatzstoffe als "... Stoffe, die dazu bestimmt sind, einem Lebensmittel zur Beeinflussung seiner Beschaffenheit oder zur Erzielung bestimmter Eigenschaften zugesetzt" zu werden. Sie dienen also direkt dem Produkt. Substanzen natürlicher Herkunft wie z. B. Ascorbinsäure (Vitamin C) oder mit diesen chemisch identische, gelten nicht als Zusatzstoffe im Sinne des Gesetzes. Es dürfen aber nur solche Stoffe verwendet werden, die in einer "Positivliste" enumerativ aufgezählt sind, auch mit z. T. mengenmäßiger Begrenzung. In Deutschland sind ungefähr 300 Zusatzstoffe erlaubt, die in der regelmäßig aktualisierten E-Nummern-Liste (erhältlich u. a. beim zuständigen Bundesministerium oder den Verbraucherverbänden) nachgelesen werden können.

Allerdings muß nicht jede Verwendung von Zusatzstoffen deklariert werden, sondern erst ab einem Anteil von 1%. Neuerdings dürfen auch Verunreinigungen des Produkts mit gentechnisch veränderten Organismen, sofern sie die 0,9%-Anteil-Grenze nicht überschreiten, verschwiegen werden. Man will damit den Ökobauern entgegenkommen, deren Saat durch Pollenflug verunreinigt werden könnte. Aus einem "leeren" Etikett kann man also nicht schließen, daß ein bestimmtes Produkt frei von Zutaten ist. Außerdem hat man noch den Begriff der "Nichtzutat" erfunden. Eine "Nichtzutat" ist eine Zutat, der der Gesetzgeber sozusagen ihre "Zutateneigenschaft" abgesprochen hat, d.h. sie ist – obwohl vorhanden – rechtlich nicht vorhanden, was schwer zu verstehen ist! Zum Beispiel müssen die Mehrweg-PET-Flaschen, bevor sie wiederbefüllt werden, entkeimt werden. Da man Kunststoffmaterial aber nicht den für die Sterilisation üblichen Hitzeprozessen unterziehen kann, werden Kaltentkeimungsmittel, z. B. Dimethyldicarbonat, angewandt, die zudem noch für jedes abzufüllende Getränk – Wasser, Limo, Cola, Bier usw. – verschieden sind und deshalb extra geprüft werden müßten.

Durch auffallende Fremdgerüche und -geschmäcker mißtrauisch gewordene Verbraucher ließen jüngst den Inhalt wiederbefüllter PET-Flaschen chemisch und mikrobiologisch untersuchen. Das amtliche Ergebnis war dermaßen niederschmetternd, daß sie künftig nur noch Einweg-PET-Flaschen verwenden wollen. "Nichtzutaten" und deshalb nicht deklarationspflichtig sind somit alle Zutaten, die für den Herstellungsprozeß benötigt werden (z. B. Trennmittel, Entschäumungsmittel), also nicht dem Produkt und seiner Beschaffenheit direkt dienen. Nichtzutaten sind z. B. Leichtbenzin, mit dem Speiseöle extrahiert werden. Kaffe wird meistens mit Lösungsmitteln entkoffeiniert, die Stabilität von Bier wird erreicht mit Polyvinylpolypyrrolidon.

Welche Gründe sind also für den Einsatz von Lebensmittelzusatzstoffen ausschlaggebend? Und wozu ihre große Zahl? Zusatzstoffe werden eingesetzt

1. aus Gründen der Hygiene (z. B. Konservierungsstoffe)
2. zur Verlängerung der Haltbarkeit und zur Geschmackserhaltung (z. B. Antioxidantien, auch nicht-natürlichen Ursprungs)
3. zur Veränderung oder Erhaltung von Konsistenz und/oder Textur eines Produkts (z. B. Emulgatoren, Geliermittel oder Enzyme)
4. zum Erreichen bestimmter Produkteigenschaften (z. B. Saucenbinder)
5. um Convenience-Produkte anbieten zu können (z. B. Stabilisatoren)
6. um ein Produkt immer gleich anbieten zu können (Chargentreue)
7. um Herstellungsprozesse zu ermöglichen oder zu erleichtern (z. B. Trennmittel, Entschäumungsmittel)
8. um "Reste" möglichst ökonomisch und unauffällig verwerten zu können (z. B. Enzyme)
9. um die Herstellung zu verbilligen (z. B. "Schauobst")
10. um einen angenehmen Verzehreindruck zu erzielen (Mundfühlregulatoren)

Zusatzstoffe braucht man also in erster Linie immer dann, wenn Lebensmittel teilweise oder ganz industriell hergestellt werden. Warum das so ist, läßt sich einfach erklären. Wir stellen uns vor, die eigene Mutter ist im Familien- und Freundeskreis berühmt wegen ihrer raffinierten Rouladen. Irgendwann sagt jemand: Das könntest du doch auch für mehr Leute machen, das kommt bestimmt gut an und bringt auch noch was ein. Jetzt wird es aber schwierig: Abgesehen von den lebensmittel- und hygienerechtlichen Aspekten müßte von da an jede Dose oder Packung den gleichen Inhalt haben. Das bedeutet, daß die Menge an Fleisch (Fleischeinwaage) immer genau sein müßte, die Fleischbeigaben wie Zwiebeln, Gürkchen, Speck usw. müßten gewichtsmäßig auch immer gleich sein. Die Sauce müßte immer die gleiche Farbe, die gleiche Textur, den gleichen Geruch haben. Denn ein Käufer, der einmal diese Rouladen gekauft hat, stellt sich auch beim nächsten Kauf die Ware so vor wie er sie kennen- und schätzengelernt hat. Läuft dann aber beim Dosenöffnen eine andersfarbige oder dünne Brühe heraus oder ist der Fleischanteil winzig, wird er dieses Produkt nie wieder kaufen. Nasi-Goreng z. B. ist ein Mischgericht aus Reis, Gemüse- und Fleischanteil. Industriell hergestellt wird diese Mischung auf riesigen Förderbändern in die Abfüllanlage transportiert. Dort muß der Abpackprozeß so vor sich gehen, daß in jede der 450-Gramm-Packungen jeweils die gleiche Menge Reis, die gleiche Menge Gemüse, die gleiche Menge Fleisch kommt. Es darf nicht sein, daß ein Käufer überwiegend das Fleisch erhält, dem anderen fällt beim Öffnen nur ein Reiskloß entgegen. Dazu werden u. a. Trennmittel eingesetzt. Trennmittel gewährleisten, daß sich eine Masse von Werkzeugen wie Knethaken oder Back- und Gießformen problemlos löst und auch so einzelne Bestandteile wie gekochter Reis, Grießklößchen oder Königsberger Klopse nicht aneinanderkleben. Die notwendige Standardisierung des Herstellungsprozesses ist eben nur möglich unter Zuhilfenahme von solchen Lebensmittelzusatzstoffen. Ihre Anzahl ist deshalb so groß, weil sie jeweils speziell mit den einzelnen sehr verschiedenen Nahrungsbestandteilen – z. B. Säuren, Fetten u.a. – reagieren und andererseits den speziellen Produktionserfordernissen entsprechen müssen.

Zusatzstoffe werden auch benötigt, um bestimmte Produkteigenschaften zu erzielen. Während man früher eine Sauce angedickt hat, indem Mehl oder Stärke mit etwas kalter Flüsigkeit verrührt und dann in den kochende Saucenfond eingerührt wurde – und gebetet hat, daß sich keine Klümpchen bilden! – kann man heute ein braunes oder weißes Pulver in trockenem Zustand in eine kochende Brühe rieseln lassen. Es gibt keine Klümpchen und es wird zuverlässig dick. Ausgangsmaterial für dieses Pulver ist auch (Mais- oder Reis-)Mehl. Nur hat es zur Erreichung dieser neuen Produkteigenschaft einige Veränderungen an den Strukturen der beteiligten Moleküle erfahren, was dazu führt, daß unser Stoffwechsel diese strukturveränderten Moleküle nicht erkennt, sie also nicht für seine eigenen Synthesen verwenden kann. Solche strukturveränderten und strukturverändernden Stoffe sorgen beim Backen im Großmaßstab z. B. für Gebäckeigenschaften wie großes Volumen, gleichmäßige Porung, stabile Gare, hohe Teigtoleranz, glatte Oberflächen, Frosterfestigkeit oder extrem lange Frischhaltung. Sie geben Gebäck fruchtigen Geschmack und erhalten den Obstbelag bißfest. Der "Bäcker an der Ecke" ist in diesem Sinne kein Bäcker mehr, er produziert in seinem chromblitzenden Schaubackofen im Laden aus industriell gefertigten "Rohlingen", bzw. "Teiglingen" ein bestimmtes vorher genau standardisiertes Produkt, bei dem nichts mehr schiefgehen kann. Er führt einen in einem Industriebetrieb begonnenen Prozeß nur zu Ende.

Bisweilen findet man in Tütensuppen oder in der Fünfminutenterrine ein oder zwei Erbsen. Eigentlich könnte man sich wundern, sind die Erbsen nach Zugabe von heißem Wasser doch eins-zwei-drei so weich wie die Nudeleinlage und auch diese braucht nicht mehr zu kochen. Auch hier haben chemische und physikalische Verfahren die Zutaten so verändert, daß sie ihre natürlichen Eigenschaften verloren haben zugunsten minimalen Aufwands bei der Zubereitung.

Zwischen Acker und Kochtopf - unsere Nahrung / Chemie in Produktion

Ein Zusatzstoff in Lebensmitteln, der Pudding in Form bringt, das Eis cremig macht, bei flüssiger Sahne den Fettpfropf verhindert, in vielen Sojaprodukten und in Kondensmilch steckt u. v. a. schädigt die Gesundheit, wie Professor Johanne Tobacman von der University of Iowa berichtet. Diese sogenannten Carrageene riefen bei Tierversuchen Geschwüre im Magen-Darmtrakt hervor, wie die Auswertung zahlreicher Studien ergab.

Fleischreste, aber auch Fisch- und Schalentierreste, die beim Zerlegen übrig bleiben, lassen sich mit Enzymen ("Aktiva") zu ganzen Stücken zusammensetzen ("Formfleisch"). Die Fleischreste werden mit diesen pulverförmigen Enzymen eingestäubt, in Plastiksäcke gestopft und gepreßt, über Nacht ins Kühlhaus gelegt. Während dieser Zeit bilden die Enzyme Proteinbrücken, wobei die beste Polymerisationstemperatur bei +2° liegt. Wer das weiß, wundert sich nicht mehr über die seltsamen, oft schachbrettartigen Muskelfaserverläufe, z. B. bei gekochtem Schinken, die so gar nicht zur natürlichen Anatomie eines Schweins passen wollen. Dieses Verfahren hat auch noch den "angenehmen", weil gewinnbringenden Nebeneffekt, daß sich auf diese Weise auch noch bis ca. 30% Wasser gewichtssteigernd im Pizzaschinken unterbringen läßt.

Aus der Patentschrift für ein Verfahren zur Herstellung eines Kindernährmittels (Offenlegungsschrift Nr. 26 13 100): "Die erfindungsgemäßen, vorgelatinierten, bzw. vorverkleisterten Instant-Getreideflocken werden normalerweise aus dem geeigneten Getreidemehl und verschiedenen Mineralzusatzstoffen hergestellt. Salze wie Calciumsulfat, Calciumphosphat oder Calciumcarbonat und andere Zusatzstoffe in kleineren Mengen einschließlich Vitamine, elektrolytisches Eisen, Phosphatide, zum Beispiel Lecithin und dergl. können eingegeben werden. Wahlweise kann eine kleinere Menge eines Fruchtpürees zugesetzt werden, zum Beispiel aus Bananen, Pflaumen, Erdbeeren, Äpfeln und dergl., oder es können synthetische Geschmacksstoffe zugesetzt werden. (...) Die Aufschlämmung wird danach einem zusätzlichen Erhitzen unterworfen, zum Beispiel in einem Tangentialerhitzer unter einem Druck von mehr als 2,11 atü. Das zweite Erhitzen bei hoher Temperatur und unter Druck bewirkt nicht nur eine Sterilisierung und Entaktivierung der Enzyme, sondern bildet augenscheinlich auch die Bedingungen für die Aufschlämmung, die letztlich eine grobe Textur oder ein grobes Gefüge ergeben, wenn das dehydratisierte Produkt schließlich rehydratisiert wird."

Die Stückchen, auf die man im Fruchtjoghurt oder -quark beißt, sind oft mitnichten Obstschnitze – das wäre zu teuer – , sondern sind Produkte verschiedener Hölzer, z. B. Zedernholz, man nennt sie völlig ungeniert "Schauobst". Fruchtgeschmack und -süße sind um ein Vielfaches übersteigert. Ein Kleinkind, das mit solchem Fruchtjoghurt groß wurde, wird später eine echte Erdbere zurückweisen, weil diese gar nicht so schmeckt, wie vom Erdbeerjoghurt gewöhnt. Der Nußgeschmack eines Nußjoghurts kann nur durch Aromastoffe zustande kommen. Würden wir selbst unseren Joghurt mit derselben wie auf dem Becher angegebenen Menge an natürlichen Nüssen anreichern, teilte sich der Nußgeschmack dem übrigen Joghurt gar nicht in dieser intensiven Weise mit. Wir sehen, daß wir schon vom Tag der Geburt an auf Gerüche, Geschmack und Aussehen von Lebensmitteln konditioniert werden und auch eine spätere "Markentreue" auf diesen Mechanismus fußt.

Eine Wurst in der Kühlauslage besteht außer aus den wohl immer noch notwendigen Teilen tierischer Herkunft aus Nitritpökelsalz E250, Natriumnitrit und E252 Salpeter (Pökeln, Konservieren, Umröten), Salzen der Ascorbinsäure E301 und E302 (Schutz vor Fettverderb), Gluconodelta-lacton E575 (Pökelhilfsstoffe), Inosinat, Guanylat, Glutaminsäure E620 (Geschmacksverstärker), Mono- und Diglyzeriden E471 und E472 (Emulgatoren, bessere Streichfähigkeit), Diphosphaten E450a, Salzen der Genußsäuren z. B. Milchsäure (Kutterhilfsmittel, Verbesserung des Wasserbindevermögens), Tocopherolen E308 und E309.

Ein bayerischer Brotingenieur machte sich Gedanken über die großen Mengen an nichtverkauftem Gebackenem wie Brot, Brötchen, Teilchen, Baumkuchen, Brezeln oder Hefezopf, die täglich bundesweit anfallen und die entweder zur Viehfütterung verwendet oder gleich vernichtet werden. Er ersann ein Verfahren – und kam damit in den "Spiegel" – , mit dem diese Brotreste erst eingeweicht, dann mit Zusatzstoffen wie Enzymen versetzt und erneut aufgebacken werden, um dann als Recyclingbackwaren wieder in den Handel zu kommen. Dabei würden etwa vorhandene Keime und Pilze der Altbackwaren selbstverständlich abgetötet, wird versichert. Pilztoxine überdauern allerdings noch die rigidesten Fertigungsprozesse!

Wenngleich jeder einzelne der erlaubten Zusatzstoffe für den menschlichen Organismus nicht in jedem Fall besonders problematisch sein mag, so sieht die Bewertung doch anders aus, betrachtet man den Eintrag an vielen verschiedenen Zusatzstoffen bei einer normalen Mischkost unter den Alltagsbedingungen eines Individuums. Der (Masse-)Anteil an Fremd- und Zusatzstoffen in der Nahrung kann bis zu zehn Prozent betragen, was bedeutet, daß die eigentliche Nahrung quantitativ nur mit neunzig Prozent bewertet werden muß. Wichtiger als der quantitative ist jedoch der qualitative Aspekt. Diese Fremd- und Zusatzstoffe künstlichen Ursprungs verbleiben mehr oder weniger lange im Organismus (evtl. Kumulation), sie verhalten sich nicht anders als die zur Lebenserhaltung notwendigen Makro- und Mikronährstoffe, d. h. sie sind an denselben

Stoffwechselschritten beteiligt, können auch dieselben Rezeptoren besetzen (oder diese verändern!), sie interagieren untereinander, verhalten sich kompetitiv antagonistisch, bilden wie diese Komplexe und Chelate (auch mit Biometallen), bilden u. U. unverträgliche (toxische) Metaboliten. Sie stören, bzw. inhibieren konzentrationsabhängig Biosynthesen und verändern Molekülstrukturen. Bisher ist alllerdings kaum untersucht worden, wie sich Kombinationen verschiedener Zutaten im Körper verhalten und welche Wechselwirkungen z. B. mit Umweltgiften, Pflanzenschutzmitteln usw. bestehen.

Neuerdings werden Nanopartikel nicht nur in der technischen Fertigungsindustrie eingesetzt, sondern auch in der Herstellung von Fertignahrung. Mit Nano-Partikeln lassen sich z. B. in Öl, Ketchup oder Mayonnaise oder auch Zahnpasta bestimmte Produkteigenschaften erzeugen. Im Labor wird daran gearbeitet, daß sie, Milch zugesetzt, durch bloßes Schütteln die Geschmacksrichtung ändern könnten: kurz geschüttelt erhält man Erdbeergeschmack, lang geschüttelt Schokogeschmack, ohne daß sich die Farbe der Milch ändert.

Die Welle der Nahrungstechnik geht jetzt erst so richtig los, das Ernährungsdesign bietet Trendprodukte an

- für Figurbewußte (*Lightness*)
- gegen Streß, für neue Energie und Wellness (*Functional*)
- Nutraceuticals zur Gesunderhaltung des Körpers (*Medical, Nutritional*)
- naturbelassene und Bioprodukte (*Organics, Naturalness*)
- traditionelle Produkte, die aber modernen Ansprüchen gerecht werden (*Traditional, Sophistication*)
- Ethnoprodukte (*Cosmopolitanism*)
- durch Neuerungen aufgewertete Produkte des täglichen Bedarfs (*Variety*)
- Produkte mit hohem spielerischen Anteil (*Fun*)
- Produkte mit besserer Handhabung (*Ease of Handling*)
- zeitsparende Produkte (*Time saving*)
- fertig zubereitete Produkte (*Ready prepared*)
- Produkte von Unternehmen mit hohem Umweltbewußtsein und/oder gesellschaftlicher und sozialer Veranwtortung (*Ethics*)

Und wer einmal länger auf sein Essen warten mußte, dem geht schon mal die Phantasie durch:

Schlemmer-Menue

Amuse geule:
Chloramphenicol-Shrimps an Bouquet von
Nitrat-Salat und spanischem Pansch-Olivenöl

***

Räucherfilet nach "Nematoden-Art" in einem
Mantel von K3-Fleisch-Farce

***

Analgetika-Putenkeule "Nitrofen" auf
Tagliatelle von Salmonella-Flüssigei

***

Dialog von Rinderfilet "BSE" und
Hormonkalbsfilet an Tchernobyl-Pfifferlingen
und Klärschlamm-Duxelles

***

Listeria-Rohmilchkäse

***

Mousse au Chocolat "Cadmium" auf Carageen-Sahnespiegel und
Preßrückständen von der Erdbeere

***

Wir empfehlen dazu:
1985er Glykolwein

***

Kaffee und Gebäck "Acrylamid"

Fremd- oder Schadstoffe gelangen auch nach der Nahrungsproduktion – z. B. über die Verpackung – ins Lebensmittel. Wer abends nach Büroschluß auf die Schnelle durch den Supermarkt fegt, keine Zeit mehr hat zum Schlangestehen an der Käsetheke, die Aufschnittmaschinen schon geputzt sind, greift in die Kühltheke zu Abgepacktem: Käse, Salami, Edamer, Aal, Gänsebrust, Lachs, geriebener Käse. Sieht ja appetitlich aus! Die PVC-Folien enthalten aber Weichmacher (Biphenyle, Phtalate) und diese gehen bei Licht, Wärme, Fett und Säure – wobei schon ein einzelner dieser Faktoren ausreicht – in das Lebensmittel über. In der Medizin wird solches Folienmaterial auch verwendet, z. B. für Einmalprodukte wie Beutel oder Schläuche. Wir wissen aber von dialysepflichtigen Nierenpatienten, daß schon nach drei Jahren Gebrauch Gewebeveränderungen auftreten können. Das Blutfett wäscht diese Weichmacher heraus und transportiert sie weiter in die Organe, die sie dann einlagern. Experten waren sich bislang sicher, daß sich die geschätzte tägliche Aufnahmemenge an Diethylhexylphthalat (DEHP), das in hohen Dosen Schäden an Hoden, Niere und Leber erzeugt, innerhalb einer tolerierbaren Grenze bewegt. Neue Untersuchungsergebnisse der Universität Erlangen zeigen aber jetzt, daß doch möglicherweise deutlich mehr DEHP aufgenommen wird als bisher angenommen. Das Bundesinstitut für Risikobewertung denkt nun über neue Empfehlungen nach. Die Innenauskleidung mancher Konservendose enthält ebenfalls schädigende Verbindungen (Bisphenol-A-Diglycidether = BADGE), die sich lösen und in das Lebensmittel wandern. Und in Supermärkten werden immer mehr Schnittkäse, Wurst und sonstige Fleischerzeugnisse auf Styroporschalen angeboten. Diese sondern Styrol ab, das sich darüber hinaus auch in allen Milcherzeugnissen in weißen flaschenähnlichen Kunststoffbehältern finden läßt.

Es können aber auch Konservierungsstoffe auf die Lebensmittel übergehen, ohne daß der Verbraucher etwas davon ahnt. Diese Stoffe sollen das Verpackungsmaterial schützen. Eine Überdosierung – viel hilft viel – soll wahrscheinlich auch das Produkt selbst schützen, wie man beim Chemischen Landesuntersuchungsamt Münster vermutet. Aus Brötchentüten, Torten-Unterlagen oder Papptellern treten beim Kontakt mit feuchten Nahrungsmitteln verschiedene – allesamt unerlaubte – Stoffe aus, darunter auch Orthophenylphenol, mit dem sonst Zitrusfrüchte äußerlich behandelt werden und deren Schalen offiziell dann auch nicht mehr verzehrt werden dürfen. Zum besonders heiklen Thema hat sich das Recycling entwickelt. Ein Beispiel dafür sind Kartons, die aus Altpapierfasern hergestellt werden und bestimmte Lösungsmittel enthalten können. Es konnte nachgewiesen werden, daß sich diese Lösungsmittel aus den Farbkapseln von Selbstdurchschreibepapieren, wie sie oft für Kassenbons verwendet werden, lösen. Aus dem Karton gelangen sie besonders leicht in fetthaltige Lebensmittel wie Kakao, aber auch in trockene Produkte wie Erbsen, Linsen, Bohnen, Reis oder Nudeln.

Das Thema "Bestrahlung" löst immer heftige Kontroversen aus. Das deutsche Lebensmittelrecht verbietet nämlich nur eine "nicht zugelassene Bestrahlung" (§13 Lebensmittel- und Bedarfsgegenständegesetz). Nicht zugelassen (außer für importierte Kräuter und Gewürze) ist demnach die generelle Bestrahlung zum Zweck der Haltbarmachung (Konservierung), es sei denn, die bestrahlte Ware ist für den Export bestimmt. Bestrahlt werden darf aber seit 1959 zu "Kontroll- und Meßzwecken" (§1 Lebensmittel-Bestrahlungsverordnung), um mit Hilfe von Gammastrahlen (^{60}Cobalt, ^{137}Cäsium, ^{241}Americium), seltener Elektronen- oder Röntgenstrahlen z. B. Füllhöhen und -mengen zu kontrollieren u. a. bei Getränken oder Kompott. Hierbei entstehen Reaktionsprodukte mit den Inhaltsstoffen, z. B. mit den Vitaminen A, C oder E und essentiellen Aminosäuren. Unerwünschte Effekte sind deshalb nicht nur die bekannte Erweichung der Schale bei Früchten oder die Bildung des sog. "Strahlengeschmacks" durch geruchsintensive Eiweiß-Spaltpodukte, sondern vor allem der Abbau wertvoller Nahrungsbestandteile durch Radikale und Ionen. Diese Bestrahlung wird – entgegen anderslautender Auskunft des Bundesministeriums für Verbraucherschutz – auch nicht deklariert. Einem Apfelmus oder einem Getränk ist es aber egal, aus welchen Gründen es bestrahlt wird! Bei der Bestrahlung von fetthaltigen Lebensmitteln bilden sich sog. Alkylcyclobuthanole, die gentoxisch auf Dickdarmzellen wirken und – zusammen mit anderen Karzinogenen – mehr und größere Tumoren verursachen. Unbeschadet dessen gelangen immer mehr (nichtdeklarierte) bestrahlte Nahrungsmittel in den Handel. Der europäische Binnenmarkt nimmt nämlich keine Rücksicht auf nationale Vorbehalte. Bestrahlung stellt eine Lebensmitteltechnologie dar, die oft dazu benutzt wird, mangelnde Hygiene bei Bearbeitung und Verpackung zu kaschieren und dadurch eigentlich unverkäufliche Ware wieder in den Warenkreislauf zu befördern. Bestrahlung ist ein technischer Trick, der Lebensmittel von minderer Qualität, überhöhtem Alter und mangelnder Sauberkeit verkaufsfähig macht.

Auch auf Leitungswasser kann man sich nicht ohne weiteres verlassen: Die Stadtwerke garantieren eine bestimmte Wassergüte bis zum Hausanschluß. Bis dahin sind sie für das Wasser und die Leitungen verantwortlich. Das Wasser wird von ihnen auf Keime untersucht, der Gehalt an – auch unerwünschten – Metallen und Mineralien ist regional sehr unterschiedlich und wird von ihnen nicht so sensibel behandelt wie eine mögliche Verkeimung. Wer eine Baby-Fertigmilch mit Leitungswasser zubereiten will, sollte sich beim zuständigen Wasserwerk erkundigen. Gerade in ländlichen Gebieten enthält das Wasser oft zu viele Rückstände von Mineraldüngern und Schädlingsbekämpfungsmitteln. Desungeachtet werben die deutschen Stadtwerke damit, das Schleppen von Mineralwasserkästen aus dem Supermarkt gehöre der Vergangenheit an, man solle sich lieber zuhause seinen Sprudel selbst bereiten. Nun kann es sein, daß das Haus selbst noch ein sehr altes Rohrleitungssytem hat, z. B. Bleirohre, oder aber Rohre aus verschiedenen Materialien (Materialmix) oder auch neue Kupferrohre. Alle diese Rohre geben schädliche Mengen dieser Metalle in das häusliche Trinkwasser ab. Unter diesem Aspekt ist gekauftes Mineralwasser gesünder. Wer sich sein Sprudelwasser mit Hilfe gängiger Soda-Geräte selbst herstellt, muß außerdem fast immer mit unerwünschten Verunreinigungen im fertigen Getränk rechnen. Im Landesuntersuchungsamt für das Gesundheitswesen in Oberschleißheim wurden solche Geräte getestet. In weit über der Hälfte der Wasserproben wurden hinterher Spuren von Mineralöl jenseits des Grenzwertes der Trinkwasserverordnung gefunden. Man glaubt, daß es sich dabei um Kompressor-Öl aus den CO_2-Zylindern der Geräte handelt. Zusätzlich fand man Schadstoffe in "zum Teil hohen Konzentrationen", die "wahrscheinlich aus den Kunststoffen oder Dichtungen der Geräte und Flaschen" austräten, darunter auch Weichmacher. Weitere Fremdstoffe wurden gefunden, die bisher nicht identifiziert und damit auch nicht toxikologisch bewertet werden konnten. Ganz abgesehen davon ist stilles oder zumindest kohlensäurearmes Wasser für Magen, Leber und Nieren wesentlich gesünder! Ein bisher unbeachtetes Problem von Trink- und Mineralwasser ist Uran, das ein natürlicher Bestandteil von Gesteinen ist und damit auch von Wasser. Wie sich das Schwermetall in Umwelt und im Menschen verhält, hängt stark von seiner chemischen Form ab. Dresdner Forscher entwickelten jetzt eine laserspektroskopische Methode, den chemischen Zustand von Uran im Trinkwasser direkt zu messen. Die Wassersproben werden auf -200° C heruntergekühlt und anschließend mit Laserpulsen beschossen. Das Laserlicht regt die im Wasser vorhandenen Uranverbindungen zur Aussendung von Licht an. Aus dem Spektrum dieses Fluoreszenzlichts kann dann auf die jeweils vorliegende Uranverbindung – und damit auf die Belastung – geschlossen werden.

5.8 Gentechnik: mal "rot", mal "grün"

Zum heftig kontrovers diskutierten Thema "grüne Gentechnik" und Ernährung ist zu sagen, daß wir bis jetzt eigentlich nichts darüber wissen, ob die dauernde Aufnahme gentechnisch veränderter pflanzlicher oder tierischer Organismen irgendwann einmal einen Menschen schädigt oder nicht. Um das beurteilen zu können, ist die Zeit, die bisher mit gentechnisch veränderten Organismen (GVO) gearbeitet wurde, einfach zu kurz. Wir müßten eine mindestens 30jährige Erfahrung haben und das bei überaus vielen Menschen unterschiedlicher Rasse und mit unterschiedlichen Ernährungsgewohnheiten. Mögliche Gesundheitsschäden müßten dabei auch eindeutig auf gentechnisch veränderte Nahrungsmittel zurückzuführen sein, was per se äußerst schwierig sein dürfte. Bis jetzt gibt es aus Tierversuchen z. B. Hinweise auf möglicherweise schädigende Wirkungen gentechnisch veränderter Kartoffeln auf das Immunsystem, die sich aber nicht ohne weiteres auf den Menschen übertragen lassen. Allerdings werden wir gentechnisch veränderten Nahrungsmitteln weder jetzt noch künftig ausweichen können: Gentechnisch veränderte Mikroorganismen werden weltweit z. B. bei der Bier-, Gebäck- oder Käseherstellung benutzt, ohne daß dies besonders deklariert zu werden braucht. So verfügen wir heute über Kartoffeln, die beim Bratvorgang weniger Fett aufnehmen. Gentechnisch veränderte tierische oder pflanzliche Organismen werden in der "roten Gentechnik" zur Herstellung von Impfstoffen oder Medikamenten ("Pharming") veranlaßt. Enzyme in der Waschmittel- und Kosmetikindustrie sind heute immer Produkte der Gentechnik. Daß die Gentechnik vielen grundsätzlich unheimlich ist, ist aber auch auf das Verhalten der Gentechnik-Unternehmen selbst zurückzuführen: Wohl in der Annahme, die Verbraucher seien sämtlich dumm oder uninformiert streuen sie in der Öffentlichkeit immer wieder den Satz "Wir machen im Labor nur das nach, was sonst die Natur auch macht." Das ist allerdings falsch! In der Natur findet ein Gentransfer immer absichtslos und zufällig statt, entweder es klappt oder es klappt nicht. Die Gentechnik aber vereint Gene von Bakterien, Pflanzen oder Tieren und schleust mit Absicht und gewaltsam, z. B. mittels einer Injektionskanüle, durch Bestrahlung oder Chemikalien fremdes Erbmaterial in die DNA eines Lebewesens ein, ein Vorgang, der in freier Natur niemals möglich ist, z. B. ein Glühwürmchen-Gen oder Leuchtfisch-Gen im Weizen oder in der Zuckerrübe! Bei gentechnischen Verfahren wird die Evolution "gestaucht". Dadurch steigen die Verdoppelungsraten und die Vermehrungsrate von Fehlern.

5.9 Küchenfehler und falsche "Richtlinien"

Aber nicht nur "die anderen" sind verantwortlich, wenn die Qualität unserer Nahrung zu wünschen übrig läßt. Auch wir selber begehen manchen Fehler. Wer achtet schon darauf, welche Verluste an essentiellen Nährstoffen durch die Art der Nahrungszubereitung entstehen! Es hat sich zwar inzwischen herumgesprochen, daß man Gemüse nicht in riesigen Wassermengen zu Matsch kocht und dann das Wasser auch noch wegschüttet, aber welche der vielen möglichen Garmethoden und Zubereitungsformen für das jeweilige Gemüse optimal sind, d. h. wieviel Schwund an Vitalstoffen wir verursachen, das wissen wir nicht – es steht ja auch nicht auf einer Packung!

Hier als Beispiel eine Tabelle über Zubereitungsverluste nur an Vitamin E bei verschiedenen Garmethoden:

Zubereitungsart	Verluste in % (ber. auf Basis Trockensubstanz)	verwendete Lebensmittel
Kochen	0	Eier, Rindfleisch
	3	Reis
	51	Huhn
Pochieren	0,5	Eier
Dünsten	0	Weißfisch, Kohl Lauch, Kartoffeln, Batate, Pastinaken, Wurzelgemüse, Kernobst, Rhabarber
	8	Brokkoli
	0-12	Beerenobst
	34	Blumenkohl
	38	Zuckermais
Backen	4	Kernobst
	13	Weißfisch
	14	Kartoffeln
Braten	0	Fettfisch, Bries, Rindfleisch
	31	Eier
	32	Kartoffeln
	0-38	Würstchen
	43	Niere
	0-45	Leber
Grillen	0	Fettfisch, Rind- u. Schweinefleisch
	9-52	Würstchen
	31-39	Lammfleisch

Verluste bei verschiedenen Vitaminen und in unterschiedlichem Ausmaß treten auch auf bei verschiedenen Konzentrationen an Sauerstoff, bei verschiedener Intensität an Licht und Temperatur sowie unterschiedlichen pH-Werten: bekanntlich können Lagerung im Sonnenlicht, unter Luftsauerstoff und höherer Temperatur (zeitabhängig), zugesetzte Säuren, bzw. Salze beim Kochvorgang (konzentrationsabhängig) Vitalstoffe schädigen, so daß Obst und Gemüse verarmen.

Man sollte meinen, wenigstens Kliniken und Kureinrichtungen seien Horte gesunder Ernährung. Umso mehr verwundert, daß die Leitung – ausgerechnet! – der Kinderklinik der Medizinischen Hochschule Hannover in Verhandlungen mit McDonald's Deutschland eingetreten ist, um für seine kleinen Patienten das Krankenhausessen "attraktiver" zu machen! Unsere Patienten berichten immer wieder von ihrem Kuraufenthalt, der ihnen den Besuch von wöchentlich zwei Ernährungsvorträgen auferlegte, sie anschließend zum Essen aber dann mit Schlachtplatte oder dick paniertem Schweinekamm und Pommes verköstigte. Und trotz Problembewußtsein und Fach-Catering ist an mancher Klinik-Kost etwas auszusetzen: fettige Pfannkuchen, gammelige Salatblätter oder übersalzene Würfelbrühen.

Der Wunsch nach "richtigem" Ernährungswissen bei unseren Patienten wie überhaupt in der Bevölkerung ist groß. Gleichzeitig ist zu konstatieren, daß sich auf diesem Gebiet fast jeder für kompetent hält, aber kaum jemand dieses Fach wissenschaftlich beherrscht. Da hat eine zumindest auf dem Gebiet der Ernährung nicht ge-, bzw. ausgebildete Heilpraktikerin aus dem Frankfurter Raum für ihre Patienten eine "Ernährungsempfehlung" entwickelt. Hier offenbart die Autorin eine Vorstellung von Ernährung, die nirgendwo auf der wissenschaftlichen Ebene eine Entsprechung findet, insbesondere nicht ihre Ratschläge zu "Vermeiden" und "Kartoffeln", "Brot", "Getreide", das sie bis auf Knäckebrot ihren Patienten dauerhaft verbietet, während Pommes frites "erlaubt" sind. Ebenfalls auf immer "verboten" sind Joghurt, Kefir, Weizenkleie, Obst und Obstsäfte, Nüsse und sogar das Halten von Haustieren. Wer solche Ratschläge über lange Zeit befolgt, lebt jedenfalls riskant! Die Anwesenheit von Pilzsporen im Stuhl ist übrigens keineswegs ein Zeichen für "Pilze im Darm", so wie ihr Fehlen nicht gleichbedeutend ist mit "Pilzfreiheit". Eine andere Heilpraktikerin aus dem Rhein-Neckar-Raum missioniert ihre Kollegen und Patienten mit der "bewiesenen Tatsache", daß der Genuß von H-Milch Katzen erst homosexuell werden ließ und dann tötete. Dasselbe sei beim Menschen auch zu erwarten. Der Genuß von flüssiger Sahne sei gesund und mache auch nicht dick, geschlagene Sahne hingegen mache dick und verursache im Magen eine "Explosion"! Je abstruser solche Behautungen, desto größer offenbar der "Beweis" für ihre Richtigkeit!
Es ist wahr: Niemand nimmt ein Medikament über eine so lange Zeit und so

regelmäßig ein wie seine Ernährung. Wenn aber schon die Einnahme eines falschen Arzneimittels und dazu – in der Regel – über eine kürzere Zeitspanne schwerwiegende Schäden hervorrufen kann, um wieviel mehr kann dies eine falsche Ernährung, auch wenn sie aus "guter Absicht" falsch ist!

5.10 Was ist Mangel?

Alle "Ernährungsexperten" auf allen Kanälen und in allen Zeitschriften sind sich einig: Bei uns gibt es keinen Mangel. Sie verweisen auf die kilometerlangen Kühlregale und meinen, daß wir eher zuviel von allem hätten. Stimmt das aber? Das deutsche Medizinstudium vermittelt zum Thema Ernährung rein gar nichts, so daß sich ein Arzt nur auf die mageren Angaben aus seinem Lehrbuch berufen kann, in dem geschrieben steht: "Von einem Mangel spricht man immer dann, wenn die für diesen Mangel typischen Symptome zu verzeichnen sind". Was heißt das? Das heißt, daß ich einem Patienten, der seine Zähne aufgrund von Skorbut (das ist eine Vitamin-C-Mangelkrankheit) verloren hat (gibt es bei uns in Deutschland tatsächlich!), zu Lasten der Kasse Vitamin C verordnen darf. Bekommt er aber davon seine Zähne wieder? Natürlich nicht. Wir haben uns eine Vorstellung von physiologischen Vorgängen zurechtgelegt, die weder mit dem komplexen System Mensch noch der Dynamik des Lebens irgendetwas zu tun haben. Wir betrachten das Leben statisch: Wer auf der Autobahn fährt und plötzlich stehenbleibt, weil sein Tank leer ist, hat offenkundig ein Benzinmangelsyndrom. Wird der Tank gefüllt, kann die Fahrt in derselben Weise wie vorher fortgesetzt werden. Daraus haben wir die Vorstellung abgeleitet, daß bei einem diagnostizierten Mangel – d. h. teilweise bis vollständige Speicherentleerung – nur die Zufuhr der fehlenden Substanz ausreiche, um aus einem vormals Kranken wieder einen Gesunden zu machen! In Wirklichkeit entsteht ein Mangel immer dann, wenn mehr abfließt als neu zugeführt wird. Das heißt, es wird mehr verbraucht in besonderen Situationen wie beruflicher oder privater Streß, Krankheiten, Operationen, Leistungssport usw. Es kann aber auch zu verminderter Zufuhr kommen bei Appetitmangel, Alter, einseitigen Diäten, eingeschränkter Kaufunktion, Anorexia nervosa usw. Wenn beide Faktoren zusammenkommen – geringere Zufuhr bei vermehrtem Verbrauch – entleeren sich die entsprechenden Speicher besonders schnell, der Körper kann wichtige Eigensynthesen nicht mehr ausführen, der Stoffwechsel verlangsamt, Körpersubstanz wird abgebaut und als "Recyclingmaterial" wiederverwendet, bis irgendwann einmal auch diese "Ressource" erschöpft ist.

Ein Mangelsyndrom entwickelt sich über mehrere Stufen

1. Bereitstellung aus Speichern
2. langsame Entleerung
3. unspezifische Befindlichkeitsstörungen
4. Mangelsymptome
5. Mangelerkrankungen.

Solange Speicher noch halbwegs gefüllt sind, sind zusätzliche Belastungen noch zu tragen, sie werden kompensiert. Bei zunehmender Entleerung aber werden Bedarfsspitzen nicht mehr kompensiert. Dieses merkt der einzelne aber meist nicht. Erst unspezifische Befindlichkeitsstörungen könnten ihn aufmerksam machen. Aber da lügen wir uns meist in die Tasche. Wir sagen: Gestern ist es spät geworden. Ich bin überarbeitet. Ich brauche dringend Urlaub. Mein neuer Chef ist ein Scheusal. Erst Symptome wie schlecht heilende Wunden, Haarausfall, entzündete Mundwinkel, Brennen in der Speiseröhre, Müdigkeit usw. weisen auf entleerte Speicher und damit auf einen Mangel an Vitalstoffen hin. Denn die vollen Kühlregale mögen uns zwar satt machen, eine Garantie für die ausreichende Versorgung an Vitalstoffen sind sie schon allein aufgrund der vielen Zusatzstoffe mit ihrer veränderten Molekularstruktur aber nicht. Das Wort von der "Mangelernährung im Luxus" ist so zu verstehen. Wer jetzt zum Arzt geht, kann aber nicht sicher sein, daß sein Gegenüber diese Symptome auch als Mangelsymptom erkennt, denn das Medizinstudium befaßt sich nicht besonders mit diesemThema. Dazu kommt, daß die inzwischen schon skandalösen Leistungseinschränkungen im Gesundheitswesen, die vor den Patienten von Politik und Kassen bewußt verharmlost werden, jedem Arzt die Beschäftigung mit diesem Thema verleiden, kann er doch die notwendigen Vitalstoffe wie Vitamine, Mineralien, Spurenelemente nicht zu Lasten der Kasse verordnen, es sei denn, er unternimmt einen zähen und langdauernden Kampf mit der Bürokratie.

Natürlich haben wir es hier auch mit einer zutiefst menschlichen Eigenschaft zu tun: Wir möchten gern ganz genau wissen, wo sich was an welcher Stelle des Körpers, des Stoffwechsels abspielt. Am liebsten wäre es uns deshalb, wenn unsere Patienten durchsichtig wie eine Eieruhr wären und wir ganz genau die "Pegelstände" der einzelnen Vitalstoffe sehen könnten: Hier fehlt etwas Magnesium, also füllen wir genau bis zum "Eichstrich" auf, hier ist Calcium noch in der Toleranzgrenze (also nichts machen), dort fehlt Zink, usw... Nur: so ist Leben eben nicht. Deshalb spielt die genaue Kenntnis unseres Patienten und seiner Lebensumstände eine so große Rolle zur Beurteilung seines Bedarfs an Vitalstoffen.

5.11 Der *point of no return*

Der "point of no return" ist ein Begriff aus der Fliegerei. Er beschreibt eine unausweichliche Situation. Ein Flugzeug startet zum Beispiel in Paris zu einem Flug nach Alaska. Mitten über dem Atlantik merkt der Pilot, daß sein Tankinhalt nicht mehr bis zum Zielflughafen reicht. Er hat aber auch nicht mehr genügend Treibstoff zur Umkehr zum Startflughafen. Der Pilot hat jetzt nur noch den sicheren Absturz und damit seinen Tod vor Augen. Dieser Vergleich soll beschreiben, daß die physiologischen Leistungen des Körpers – Aufbau- und Abbauvorgänge – bei chronischer Unterversorgung zwangsläufig an einen Punkt kommen, an dem eine Umkehr, z. B. durch reichliche Gabe fehlender Stoffe, nicht mehr möglich ist, weil Zellen und Gewebe schon irreversibel geschädigt oder sogar abgebaut sind. Auf dramatische Weise wird dies durch Hungerstreikende demonstriert. Manchmal beenden sie ihren Streik nach zehn oder mehr Tagen und nehmen wieder Nahrung zu sich. Häufig ist dennoch ihr Tod nicht zu verhindern. Reichliche Mahlzeiten werden wieder erbrochen, weil der Stoffwechsel funktionslos wurde. Dasselbe Phänomen kennen wir von der Krankheit Anorexia nervosa, an der vornehmlich junge Menschen, meistens Mädchen leiden. Wenn bei ihnen irgendwann die Menstruation unterbleibt, so ist dies ein sicheres Zeichen für Mangelernährung. Der Körper hat noch nicht einmal die Moleküle zur Synthese seiner dringend benötigten Hormone und schaltet auf äußerste Ökonomie um: Je wichtiger der pure Lebenserhalt wird, desto unwichtiger ist die Fortpflanzung. Also verbraucht der Organismus dann seine eigenen – überflüssigen – Ressourcen, z. B. die Substanz seiner Eierstöcke oder Hoden. Selbst wenn irgendwann einmal eine Psychotherapie erfolgreich sein sollte, kommt dies für den Körper oft zu spät.

Die Wirtschaftswissenschaftler Jörg Baten und Andrea Wagner untersuchten die Wirtschaftspoltik in der Hitlerära und kamen zu dem Ergebnis, daß, obwohl in dieser Zeit von 1933 bis 1937 das deutsche Bruttozialprodukt um 55 % anstieg, die Nahrungsmittel- und Gesundheitsversorgung der Bevölkerung daran nicht teilhatte, weil alles in die Rüstung floß. Im Verhältnis zum Ausland sank die Kindersterblichkeit nicht, das Köperwachstum von Kindern und Jugendlichen stagnierte. Die Autoren sehen dies als unbestechliche Indikatoren für die Mangelversorgung der Bevökerung. Heute läßt sich dieses Phänomen z. B. in Kuba oder in Nordkorea sehr deutlich beobachten, wo Neugeborene nicht mehr als zwei Kilogramm wiegen und Erwachsene wesentlich kleiner sind als ihre Landsleute im Süden des Landes. Während die Männer Südkoreas es auf eine durchschnittliche Körpergröße von 1,73 Meter bringen, sind ihre nordkoreanischen Geschlechtsgenossen nur knapp 1,66 groß.

5.12 Fehlernährung durch Diäten, Krankheiten und Alter

Unter Fehlernährung versteht man eine unausgewogene Ernährung im Vergleich zur "Mischkost", bzw. "Vollwerternährung". Das heißt, es entwickelt sich langfristig ein quantitativer und qualitativer Mangel an essentiellen Nahrungsbestandteilen und/oder es wird ein dauerndes Überangebot an auch abträglichen Inhaltsstoffen natürlicher Herkunft erzeugt (z. B. biogene Amine, Mykotoxine, Furocumarine/Phytoalexine, Solanine, Lektine, Proteaseinhibitoren usw.) durch überwiegende oder ausschließliche Ernährung mit bestimmten Lebensmitteln (Kartoffeln, Nüsse, grüne Bohnen, Getreide u. a.). Wir haben es also langfristig mit ausgeprägten Abweichungen von der optimalen Zufuhr eines oder mehrerer Nährstoffe zu tun. Während die Folgen partieller Fehl-, bzw. Mangelernährung bekannt und eindeutig diagnostizierbar sind (z. B. Beri-Beri, Skorbut, Keshan-Krankheit, Anorexia nervosa), ist die pathogenetische Zuordnung allgemeiner Fehlernährung wie Fettleibigkeit (Adipositas) und allgemeine Ernährungsimbalanz schwierig. Desungeachtet führt Fehlernährung immer zur Abweichung vom Gesunden und damit zur Krankheit.

Der Begriff "Fehlernährung" ist somit eng mit der Entwicklung der Lebensmitteltechnologie einerseits und andererseits mit der fortschreitenden Automatisierung des Arbeitslebens bei gleichzeitiger Zunahme sitzender Tätigkeiten verknüpft. Das heißt, unser gesamtes Leben ändert sich rasant, wir sind ständigen Anpassungsprozessen unterworfen, ob wir wollen oder nicht. Dabei haben sich die veränderten Lebensbedingungen noch nicht bis zu unseren Genen "herumgesprochen", denn sie unterscheiden sich prinzipiell nicht von denen unserer Vorfahren: Vor 100.000 Generationen waren wir Jäger und Sammler, vor 500 Generationen betrieben wir Landwirtschaft, vor 10 Generationen begann das Industriezeitalter und seit zwei Generationen haben wir extrem veränderte Lebensmittel. Unsere Vorfahren aßen Früchte und Blätter (und damit reichlich Antioxidantien) und Wild (und damit wertvolle Linolsäuren und reichlich Protein), heute essen wir pflanzliche Speicher (Knollen, Wurzeln, Samen und damit eine hohe Nährstoffdichte) und gezüchtete Haustiere (und damit ein anderes Fettsäurenmuster). Außerdem: Früher war Bewegung (Jagd und Feldbestellung) normal und Essen die Ausnahme, nämlich immer nur dann, wenn mal ein jagdbares Wild vorbeikam. Heute ist Bewegung die Ausnahme (Bürostuhl und Fernsehessel) und Essen normal, weil immer ein McDonald's oder Döner "vorbeikommt". Allerdings fand das noch junge Forschungsgebiet "Epigenetik", daß sich auch das Verhalten eines Individuums in seinem Genom manifestieren und in der Enkelgeneration sichtbar werden kann, wenn z. B. das

Ernährungsmuster der Großeltern während der Kriegs- und Nachkriegshungerjahre das Genom der Enkel prägt. Gene sind viel formbarer als angenommen. Das Genom enthält alle Informationen, die man benötigt, um zu wachsen, sich zu vermehren usw. Die Epigenetik ist gewissermaßen das "Betriebssystem", d. h. dort wird abgelesen, inhibiert, blockiert, gesteuert durch das Verhalten. So haben wir direkten Einfluß darauf, wie unsere Gene arbeiten. Dabei sind flexible Schaltermoleküle auf den Genen aktiv, die überall andocken können und damit über die Aktivität des Genoms entscheiden. Eineiige Zwillinge, die bekanntlich genetisch gleich sind, sind epigenetisch durchaus verschieden. Die Verschiedenheit nimmt mit fortschreitendem Alter zu. Das Verhalten beinhaltet Faktoren wie, was wir essen, was wir erleben, welche Vorlieben wir haben usw. und damit haben wir Einfluß darauf, ob wir gesund bleiben oder krank werden. Im Tiermodell konnten Eltern die Fellfarbe ihrer Nachkommen von der ihrer eigenen abweichend beeinflussen.

Aus dem Film "Die lautlose Revolution" der Pharma-Information Basel, 1962: "Dem Tempo, mit dem wir unsere Umwelt verändern, können unsere natürlichen Anpassungsmechanismen nicht folgen. Körperlich werden wir noch für ein Leben als Jäger und Sammler programmiert sein, wenn es auf dieser Erde längst nichts mehr zu jagen und zu sammeln gibt. Dieses immer weitere Auseinanderklaffen zwischen Umweltbedingungen und biologischer Eignung ist die Ursache für achtzig Prozent aller Krankheiten in diesem Teil der Welt. Die Evolution der Arten lehrt, daß ein so weitgehender Grad von Fehlanpassung stets zum Aussterben der Art führt."

Während anfänglich Techniken entwickelt wurden, Lebensmittel z. B. möglichst schonend zu konservieren (Einwecken, Einfrieren, Gefriertrocknen, Konzentrieren, Kondensieren u. a.) oder zu garen (Kochen, Braten, Backen, Dünsten, Dampfgaren, Dampfdruckgaren, Heißluftgaren und -backen u. a.), so hat die Lebensmittelindustrie den Pfad der Chemie eingeschlagen und ist inzwischen Erfinder von mit fäulnishemmenden Substanzen "gerüsteten" Lebensmitteln (Salat in Plastikbeuteln, vorgeputztes Gemüse für convenience food) und Nahrungsmitteln, deren "Bedarf", weil möglicherweise allgemein und spontan als widersinnig empfunden, erst durch aufwendige Werbemaßnahmen geweckt werden muß: getrocknete Bratkartoffeln, Wurst mit Schachbrettmuster oder Mondgesicht, Salatsauce in Tüten, vorgegrillte Würstchen, denen das Rostmuster im Siebdruckverfahren auf die Pelle kommt. Solche Lebensmittel sehen dank etlicher Zusatzstoffe appetitlich aus, versprechen Zeitersparnis bei ihrer Zubereitung und suggerieren zufriedene Sattheit. Ein gesunder Salat beispielsweise sieht zwar auch anregend aus, seine Herstellung kostet aber Zeit (waschen, putzen, Dressing herstellen), und ob man davon auch satt wird, damit kann eine Nation, deren Kriegshungertrauma ins Genom gelangt zu sein scheint, nicht mit Sicherheit rechnen. So kommt eben bevorzugt das auf den Tisch, was die Amerikaner "junk food" nennen: Tiefkühlpizza, Tiefkühl-Pommes, Würstchen aller Sorten, Fischstäbchen, Doseneintopf, Schokolade mit angeblich extra viel Milch, Cola, Limo, Bier im Sixpack. Da heute der Arbeitsplatz vom eigenen Schlafplatz in der Regel weit entfernt ist, wird morgens auf dem Bahnhof oder an der Tankstelle Essen "to go" gekauft: belegte (und meist überteuerte!) Brötchen oder süße Teilchen, in der Mittagspause am Arbeitsplatz wiederholt sich das alles, denn nur die wenigsten Betriebe unterhalten noch eine Kantine, und abends wird dann die mitgebrachte Tiefkühlpizza in den Ofen geschoben und vor dem Fernseher verzehrt. Das heißt: Zu wenig Vitamine, falsches Fettsäuremuster, Mineral- und Elektrolytmangel. Das tägliche Überangebot an Kohlenhydraten sorgt überdies für einen dauernd hohen Insulinspiegel – sozusagen als "Bereitschaftsdienst", – der seinerseits das Hungergefühl und Eßverlangen aufrechterhält. So wird per Saldo mehr gegessen als erforderlich und das bei – auch berufsbedingtem – Bewegungsmangel. Daß sich auf diese Weise außer Adipositas ein frühzeitiger Diabetes entwickeln kann, ist bei diesen begünstigenden Faktoren wahrscheinlich. Leider wird der kohlenhydratreichen Kost von offizieller Seite her (DGE) immer noch der Vorzug gegeben und entsprechend propagiert. Ein hohes Angebot an Kohlenhydraten erschöpft jedoch frühzeitig das Langerhanssche Inselsystem der Bauchspeichedrüse, von der Evolutionsbiologen sagen, daß ihre Funktion für ein höheres Lebensalter gar nicht ausgelegt sei.

Um den Ausgleich zwischen genetischem Erbe und der heutigen Lebensweise zu bewerkstelligen, haben wir "Diäten" erfunden. Unter Diät soll hier nicht verstanden werden eine therapieerforderliche Ernährung z. B. bei Diabetes, Gicht, Leberzirrhose, Herz-, Nieren-, Gallerkrankungen, auch nicht Formeldiäten ("Astronautenkost") bei schwindender Körpermasse durch konsumierende Erkrankungen wie Krebs oder AIDS. In der Umgangssprache wird von Diät dann gesprochen, wenn es um Strategien geht, überflüssige Pfunde loszuwerden. Die einfachste, aber seltener praktizierte Form ist die Reduktionsdiät, bei der einfach nur die Kalorienzahl reduziert wird (FDH = Friß die Hälfte). Diese Form der Diät wird vom Organismus noch am besten toleriert, weil hier der belastende Diätstreß von allen Diäten am geringsten ist. Fast alle anderen Kostformen zur Gewichtsreduktion verdanken ihren Erfolg der Einseitigkeit: "Kartoffel-Diät", "Ananas-Diät", "Eier-Diät", "Sherry-Käse-Diät", "Hollywood-Diät", "Atkins-Diät", bzw. "Low Carb", "Apfel-Diät", "Brot-Diät", "China-Diät", "Körner-Kur", "Lutz-Diät", "Punkt-Diät", "Schwindel Diät", "Felix-Diät", "Air-Force-Diät", "Mayo-Diät", usw.. Zu jedem Frühjahr wird eine neue Diät durch die Frauenzeitschriften propagiert. Man kann sich leicht vorstellen, daß hierbei der

Organismus sehr schnell in Mangelzustände rutscht, während der "Gewichtsverlust" anfänglich aus dem – eigentlich unerwünschten – Verlust von Wasser resultiert. Der Organismus als lebendes System mit seinem evolutionsgesteuerten "Überlebenswillen" schaltet auf "Notprogramm", d.h. auf Stoffwechselökonomie um, der Gewichtsverlust verlangsamt sich daher. Gleichzeitig werden die letzten Reserven an essentiellen Biomolekülen mobilisiert, die Speicher geleert, Muskelmasse abgebaut, bis generalisierter Mangel herrscht. Da heißt es für den Körper spätestens jetzt: Speicher füllen, also essen. Und Essen oder Nichtessen haben weniger mit unserem Willen als mit unserer Evolution zu tun: Die Evolution kennt nämlich nur "Essen"; "Abnehmen" oder "Fasten" ist ihr unbekannt und bedeutet immer Streß und damit vermehrt radikalische Reationen. Wenn wir dann noch wissen, daß an unserer Verdauung bis zu 1.000 verschiedene Enzyme beteiligt sind, deren Muster, Anzahl und Aktivität auch noch höchst individuell ist, dann kann man sich gut vorstellen, daß alle Ratschläge zum "Abnehmen" nicht zum Erfolg führen können. Sie führen nur unweigerlich zum Jo-Jo-Effekt.

Die Speicherleerung läßt sich auch bei den von vielen Therapeuten empfohlenen "Schroth-Kuren", "Mayr-Kuren" u. a. beobachten. Absolventen solcher Kuren berichten immer von ihrem Gefühl des Frei- und Gelöstseins. Nun ist für den Körper der Hungertod ein langer und qualvoller Vorgang, wie wir von Hans-Christian Andersens Märchen "Das Mädchen mit den Zündhölzern" wissen, weshalb er zur Endorphin-Synthese in der Lage ist, das an den Morphin-Rezeptoren des Gehirns bindet und so diese euphorischen Zustände erzeugt. Als Parameter für den gesundheitsfördernden Aspekt solcher Kuren taugen sie mitnichten. Auf einem Gesundheitskongeß sprach mich ein dürrer, älterer Mann an, weißes langes Haar und schütterer Bart: "Wissen Sie, Sie machen das alles falsch. Man muß sich nur konzentrieren und kosmische Energie tanken. Dann braucht man nichts mehr zu essen und zu trinken, dann ernährt man sich nur von reiner Energie". Ich habe ihn gefragt, ob er das mal mit seiner Bauchspeicheldrüse besprochen hat, denn die produziert täglich über einen Liter Sekret und erwartet von ihm "Brennstoff". Ohne Nahrung aus der schnöden Welt der Materie nämlich wird sie und damit der gesamte Organismus krank.

Einen unter diesem Aspekt ähnlichen Ernährungsstil pflegen Vegetarier, bzw. Veganer, Makrobioten und Rohköstler. Bei der vegetarischen Lebensweise werden keine Tierkörper verzehrt, sehr wohl aber ihre Produkte wie Honig, Eier, Milch, bzw. Milcherzeugnisse wie Käse, Joghurt, Quark u. v. a. Diese Kostform ist vom (erwachsenen) Organismus auf Dauer noch eher tolerierbar, wenngleich auch hier Defizite an Vitalstoffen auftreten, die sich eindeutig krankheitsfördernd auswirken. Veganer essen auch keine Produkte vom Tier. Sie ernähren sich ausschließlich von Gemüse, Obst und Getreide sowohl in gegartem als auch in ungegartem Zustand. Dieser Ernährungsstil schadet dem Körper immer. Es werden ihm wesentliche Biomoleküle vorenthalten. Insbesondere der chronische Mangel an B-Vitaminen verändert den Hirnstoffwechsel der Betreffenden, die dies aber selbst nicht (mehr) wahrnehmen, sondern nur noch ihre Umgebung. Ein die Regierung beratender Mediziner und Gesundheitsökonom ernährt sich nach eigenen Angaben ausschließlich von salzlosem Tofu. Über die Qualität der so zustande gekommenen Ratschläge darf auch aus fachlicher Sicht trefflich spekuliert werden! In Bad Driburg verhungerte der 16 Monate alte Sohn einer Veganerin. Zusätzlich litt er noch an Austrocknung und Lungenentzündung. Er wog bei seinem Tod nur vier Kilogramm. Seine Mutter, eine Krankenschwester(!), erklärte gegenüber dem Kreisjugendamt, ihre anderen beiden drei und sechs Jahre alten und auffallend dünnen und zu kleinen Kinder "hin und wieder vegetarisch" zu ernähren. Auffallend ist übrigens, daß sämtliche Religionsstifter und Sektenführer sehr genaue und weitreichende Ernährungsvorschriften für ihre Anhänger erlassen, die allesamt bei strikter Befolgung zu Unterversorgungen und (Hirn-)Stoffwechselstörungen führen. Die Folgen sind u. a. der Verlust an Urteilsfähigkeit, Verlust an persönlicher Autonomie, völlige Selbstaufgabe. Im Neuen Testament erfahren wir von Jesus, der vierzig Tage in der Wüste gefastet hatte, daß ihm der Teufel begegnet sei.

Ab 1985 wurde in den Niederlanden ein unfangreiches Forschungsprojekt bei vegetarisch ernährten Kindern durchgeführt (Universität Maastricht, FB Epidemiologie, Landwirtschaftliche Universität Wageningen, FB Ernährungswissenschaft). Man untersuchte die Befunde bei anfangs makrobiotisch und später lakto-vegetarisch ernährten Kindern. Die makrobiotische Kost bestand hauptsächlich aus Getreide, Hülsenfrüchten und Gemüse. Bei solchermaßen ernährten Kindern im Alter von 0 bis 8 Jahren (1985) zeigte sich eine starke Wachstumsverzögerung von 6 bis 18 Monaten in Gewicht, Körpergröße und Armumfang. Eingehendere Studien in diesem Alter zeigten eine Unterversorgung an Eiweiß, Fett, Calcium sowie der Vitamine D, B_2 und B_{12}, ferner Verzögerung des Wachstums, der psychomotorischen Entwicklung und abweichende hämatologische Parameter sowie Rachitis. Aufgrund dieser Ergebnisse wurde eine Ergänzung der makrobiotischen Ernährung mit 20-25g Fett/Tag, 100-150g fettem Fisch/Woche und 150-250ml Milchprodukten/Tag empfohlen. Eine wiederholte Begutachtung der Kinder erfolgte 6 bis 8 Jahre später (1993-1995), nachdem die teilnehmenden Familien zu einer Erweiterung ihrer Ernährung hin zu einer vorwiegend lakto-vegetarischen Kost bewogen werden konnten. Man fand ein deutliches Aufholwachstum der Kinder in Körpergewicht und -größe. Allerdings herrschte auch bei diesen lakto-vegetarisch ernährten Kindern ein eindeutiger funktioneller B_{12}-Mangel vor. Daraufhin wurden 40 pflanzliche Nahrungsmittel, wie z. B. Spirulina, Nori oder Tempeh, analysiert. Man konnte bei diesen nicht nur keine Vitamin-B_{12}-Aktivität feststellen, sondern fand nur Stoffe, die den Vitamin-B_{12}-Stoffwechsel weiterhin verschlechterten.

Rohköstler essen darüberhinaus nichts Gegartes, weil sie der Meinung sind, der Schöpfungsplan, bzw. die menschliche Anatomie sei nur zum Verzehr von Pflanzen im Rohzustand geschaffen und Tiere gehörten sowieso nicht auf den Speisezettel. Auch "früher" – man meint wohl: als die Welt noch in Ordnung war – hätte man kein Fleisch gegessen und keine Milch getrunken. Die Evolution hat den Menschen aber mit einem Enzymsystem und einem Verdauungsapparat ausgestattet, der – vom Mund bis zum Anus – auf Verzehr und Verdauung sowohl pflanzlicher als auch tierischer Nahrung ausgerichtet (und angewiesen!) ist. So ist es z. B. auch nicht egal, aus welchen Quellen wir unsere Vitalstoffe beziehen: Die Aminosäuren aus der Nahrung müssen nämlich pflanzlichen und tierischen Ursprungs sein und darüberhinaus auch möglichst noch gleichzeitig aufgenommen werden. Manche Mineralien und Spurenelemente sind in Pflanzen nur wenig, bzw. in schlecht resorbierbarem Zustand vorhanden. Optimale Vitalstofflieferanten sind häufig nur Produkte tierischer Herkunft. Unsere Entwicklungsgeschichte zeigt denn auch, daß jeweils die Zweige menschenähnlicher oder menschlicher Wesen sich fortentwickelten, die Fleisch zu sich nahmen und dies, als das Feuer erfunden war, auch garten. Ihr Gehirn wurde größer und schwerer, weil sie durch den Garvorgang auch an die wertvollen sekundären Pflanzenstoffe oder die Fettsäuren im Fisch herankamen. Rein vegetarische Linien starben dagegen aus. Schon vor rund 6000 Jahren haben Menschen Milch getrunken. Der britische Biochemiker Richard Evershed fand auf Scherben antiker Tonkrüge Milchfette. Die Tonscherben stammen sowohl aus der Jungsteinzeit (6. Jahrhundert bis 1800 v. Chr.) als auch aus der Bronzezeit (1800 bis 700 v. Chr.) und der darauffolgenden Eisenzeit. Wahrscheinlich haben die Vorfahren des Menschen den Gebrauch des Feuers aber schon wesentlich früher erlernt als die bisherigen Erkenntnisse vermuten ließen. Eine israelische Forschergruppe hat von Feuer hinterlassene Spuren an etwa 790.000 Jahre alten Holz- und Samenresten sowie an Feuersteinen entdeckt, die in jener Zeit benutzt wurden. Daß die Brandspuren auf natürlich entstandenes Feuer zurückzuführen seien, schließen die Wissenschaftler wegen der Verteilung der Brandspuren aus. Mit Feuer in Kontakt geraten waren z. B. Holz von Ölbäumen und wilden Weinstöcken sowie Stengel von wilder Gerste, also von Pflanzen, deren Früchte eßbar sind. Ob der Homo erectus, der Homo ergaster oder der arachische Homo sapiens für das Feuer verantwortlich waren, ist noch ungeklärt. Bisher reichten die – in Europa und der Levante entdeckten – Spuren von der Bändigung des Feuers nur ungefähr 500.000 Jahre weit in das mittlere Pleistozän zurück.

Das Essen von Fleisch und das Trinken von Milch haben nämlich einen evolutionären Vorteil: Wir müssen seltener essen. Das bedeutet, daß wir uns weiter und über eine längere Zeit von der heimischen Siedlung entfernen konnten, um bessere Bedingungen zu erkunden und dem jadbaren Wild zu folgen. Ein Löwe zum Beispiel kommt sehr gut mit einer Mahlzeit pro Woche aus. Ein Hund könnte – vorausgesetzt, er hat ausreichend Wasser – 25 Tage lang "durchhalten" und auch wir Menschen schaffen dies mit kalorienfreier Flüssigkeitszufuhr bis ca. 20 Tage. Reine Pflanzenfresser hingegen müssen tagsüber fast ununterbrochen Nahrung aufnehmen, wie wir das schon bei unseren Weidetieren sehen können. Das aber macht sie zur leichteren Beute von Raubtieren und anfälliger für veränderte Umweltbedingungen. Darüberhinaus sind auch angeblich vegetarisch lebende Tiere, wie z. B. einige Affenarten, nicht wirklich Vegetarier. Beobachtungen über lange Zeiträume konnten zeigen, daß sie saftige Melonen öffnen und gezielt und genüßlich darin hausende Würmer und Maden fischen, um sie zu verzehren. Die Melonen selbst wurden weggeworfen. Als neueste Entdeckung gelten die Baumaffen. Sie schleichen sich an Heuschrecken heran, die für sie eine Delikatesse zu sein scheinen. Und nebenbei bemerkt: Auch der menschliche Vegetarier ißt natürlich zwangsläufig und unbemerkt auch Tiere (und nimmt damit tierisches Eiweiß auf), wenn auch sehr kleine, die als Einzeller, Fliegen, Maden oder Käfer in Obst und Gemüse leben. Jeder Mensch ist mit seiner Geburt an den Verzehr von Milch, d. h. Muttermilch adaptiert. Mit der Umstellung an Kleinkinderkost, d. h. mit dem Zeitpunkt des Abstillens, bildet sich das milchzuckerspaltende Enzym Lactase zurück, so daß eine Milchzuckerunverträglichkeit (Lactoseintoleranz) entsteht. Dies ist bei fast allen Völkern der südlichen Hemisphäre der Fall, während die Völker der Nordhalbkugel ihre Kleinkinder nahtlos mit Kuh-, bzw. Ziegenmilch weiterfüttern. Dadurch wurde die Entstehung einer Lactoseintoleranz von vornherein vermieden. Als unter indischen Kindern in den 1940er/1950er Jahren eine seltsame Epidemie grassierte, die die Kinder schwach, entwicklungsgestört werden und sogar sterben ließ und deren Ursache den dortigen Behörden unbekannt war und deshalb große Sorgen bereitete, reiste der Biochemiker Samuel Rapoport im Auftrag der amerikanischen Regierung nach Indien, wo er bald Calciummangel als Ursache der grassierenden Kindersterblichkeit identifizierte. Daraufhin finanzierte die US-Regierung ein Programm zur Versorgung aller Kinder mit Milch. Das neuerdings zu beobachtende Interesse Asiens an Milch wird damit begründet, daß die junge aufstrebende Mittelschicht in diesen Ländern einen westlichen Lebensstil pflegen wollten, wozu Milchprodukte gehören, die in der traditionellen asiatischen Küche ubekannt sind. Trotzdem beträgt der Milchexport Deutschlands in diese Länder nur 0,9% des gesamten deutschen Milchexports.

Einseitige Ernährungsstile münden über kurz oder lang in mehr oder weniger selektive Mangelzustände. Es fehlen auf die Dauer bestimmte Aminosäuren, Mineralien und Vitamine. Kinder, die mit solchen Kostformen aufwachsen, bleiben deutlich kleiner als ihre Altersgenossen. In der geistigen Entwickung sind sie mehr oder weniger stark retardiert. So leidet in Indien, einem Land mit vorwiegend vegetarischen Ernährungsgewohnheiten, jedes zweite Kind unter sechs Jahren auch an Anämie. Ursache sei vor allem Eisenmangel, berichten indische Medien unter Verweis auf einen Regierungsbericht. Die Kinder haben schon im Mutterleib zu wenig Hämoglobin. Die Folgen sind Müdigkeit, Schwäche, Herzrasen. "Bei Kindern kann Anämie den Intelligenzquotienten um fünf bis sechs Punkte vermindern sowie Wachstum und Sprachentwicklung behindern", sagte Vinay Agarwal, Generalsekretär des indischen Ärzteverbandes. Die ausschließliche oder vorwiegende Roh- und Getreidekost ist darüberhinaus nicht ganz ungefährlich:

- Rohkost (und auch eingeweichte Körner!) ist – naturgemäß – immer keimbelastet und deshalb ein Angriff auf die Immunabwehr insbesondere gefährdeter Menschen wie Kinder, alte Menschen, Immunsupprimierte. Wir können auch nicht sicher sein, daß bei Menschen jenseits des 50. Lebensjahres die Sekretion von Verdauungssäften, die auch für das Unschädlichmachen von pathogenen Keimen zuständig sind, noch optimal funktioniert. "Gelebt, geliebt, geraucht, gesoffen – und alles von dem Doktor hoffen" (Eugen Roth) beeinträchtigt eben auch die Fähigkeit eines Organismus, mit eindringenden Keimen fertig zu werden. Es wundert deshalb nicht, daß es in letzter Zeit in mehreren Ländern zu Infektionen mit Salmonellen und Escherichia coli (Stamm 0157:H7) gekommen ist, die durch den Verzehr roher Sprossen ausgelöst wurden. Bei den Ausbrüchen wurden u. a. Alfalfa-, Rettich-, Klee- und Sojasprossen ermittelt. Untersuchungen zeigten, daß in einem Gramm Sprossen bis zu zehn Millionen Erreger zu finden sind, ohne daß es den Sprossen äußerlich anzumerken ist. Auch die Behandlung der Samen oder Sprossen mit chloriertem Wasser oder Desinfektionsmittel eliminert die Erreger nicht. Bisher gibt es leider keine effektiven Maßnahmen, die durch rohe Sprossen ausgelöste Salmonellosen oder Coli-Infektionen zu verhindern.

- Pflanzenzellen besitzen oft sehr starre und holzige Membranen, die von der menschlichen Magensäure nicht oder nur unzureichend "aufgeweicht" werden können, z. B. bei Kohlrabi oder Karotten u. a. Das bedeutet, daß wertvolle Pflanzeninhaltsstoffe, sog. "sekundäre Pflanzenstoffe", überhaupt nicht herausgelöst werden – im Gegensatz zu gegartem

Gemüse – und damit für den Stoffwechsel nicht verfügbar sind und den Körper ungenutzt wieder verlassen.

- Pflanzen haben den Nachteil, daß sie bei einer Bedrohung nicht weglaufen können, sie sind ortsgebunden. Deshalb benötigen sie wirksame Abwehrmechanismen gegen Bedrohung von außen. Weil sie keinen Blutkreislauf und damit auch kein dem Mensch und Tier vergleichbares Immunsystem haben, müssen sie sich auf andere Art verteidigen. Sie stellen Methyljasmonat her, das die Zuckerreserven der Pflanze rasch mobilisiert und das Abwehrsystem aktiviert. So schützen sie sich vor Freßfeinden, zu denen auch wir Menschen gehören, indem sie z. B. Giftstoffe herstellen, die Freßfeinde abwehren, ausbremsen oder vernichten sollen. Oder sie schütten sogenannte Antinutritiva aus, die den Stoffwechsel von Bakterien und die Enzyme von angreifenden Pilzen lahm legen. Diese Enzyminhibitoren bekommen uns Menschen nicht, machen einer Kuh hingegen nichts aus, hat sie doch einen langen Verdauungstrakt mit mehreren Mägen. Man kann sich diesen Vorgang so ähnlich vorstellen wie die Ausschüttung von Adrenalin beim Menschen, wenn dieser sich in Gefahr fühlt. Diese Antinutritiva (Enzyminhibitoren) legen bestimmte für die Verdauung wichtige menschliche Enzymsysteme lahm. Die Folge sind Mundgeruch, Aufstoßen, Völlgefühl, Blähungen ("... Röslein sprach, ich steche dich, daß du ewig denkst an mich"). Während des Garvorgangs werden diese Antinutritiva zerstört, deshalb sind gegarte Speisen bekömmlicher. In der Geschichte unserer Vorfahren wurden niemals rohe Körner gegessen, sondern immer in vergorenem Zustand, z. B. als Sauerteig oder Bier. Rohe Körner erzeugen beim Menschen einen hohen Gehalt an Fuselalkoholen im Blut. Speziell die in den Häutchen des vollen Korns vorhandenen Phytinsäuren und Pflanzenlektine reduzieren die Verdauung von Nahrungsstärke und behindern zudem die Vitalstoffaufnahme von Aminosäuren über Vitamine bis zu den Biometallen im oberen Dünndarmabschnitt, besonders Zink, Selen, Mangan, u. a. Ausdrücklich sei aber gesagt, daß dies nur diejenigen auf Dauer beeinträchtigen kann, die ständig hohe Dosen an Antinutritiva aufnehmen, d. h. ausschließlich Vollkornmehl verwenden für Pizza, Brot, Pfannkuchen, Kuchen, Nudeln usw., am Tag also einen hohen Phytat-Eintrag haben, und die am liebsten beim Anblick von hellem Brot einen Exorzisten beauftragten – nebenbei bemerkt: Die vielgepriesene "Mittelmeer-Diät" kennt nur Weißbrot! Es verwundert deshalb nicht, daß unlängst in einer großen Wellnesszeitschrift vor Vollkornnahrung gewarnt wurde. Vollkornprodukte könnten Autoimmunerkrankungen wie Rheuma und Neurodermitis sowie chronische Darmentzündungen wie Morbus

Crohn, Colitis ulcerosa oder sogar Darmkrebs verursachen. Ausgelöst würden diese Prozesse durch die in der Körnerhülle vorhandenen Phytate und Lektine. Versuche, solche Lektine als "biologische Herbizide" einzusetzen, scheiterten. Das zuständige Bundesamt in Braunschweig versagte ihnen die Zulassung wegen ihrer hohen Toxizität. Auch Bittermandeln haben sich mit der Cyanverbindung (Blausäure) einen Abwehrstoff zugelegt. In unserer Praxis sehen wir oft Menschen, die eigentlich keine Rohkost, auch keine Müslis mögen, sich aber täglich dazu überwinden, weil sie glauben, dies ihrer Gesundheit schuldig zu sein. Sie sind regelrecht erleichtert, wenn wir ihnen "erlauben", einfach das zu frühstücken, was ihnen schmeckt!

• Für Berufstätige kann der vegetarische, bzw. vegane Lebensstil gegenüber ihren Kollegen am Arbeitsplatz sehr unangenehm sein. Wie Professor Tranum Jensen vom Anatomischen Institut der Universität Kopenhagen berichtet, pupsen Vegetarier deutlich mehr als Fleischesser, weil sie aus Obst und Gemüse größere Mengen an Zellulose zu sich nehmen. Jensen: "Das ganz große Feuerwerk kommt im übrigen nach dem Verzehr von Erdartischocken".

Der große Feind der Wahrheit ist oft nicht die Lüge – überlegt, erfunden und unehrlich, sondern der Mythos – beständig, überzeugend und unrealistisch.

John F. Kennedy, 1962

Wie eng Ernährungsgewohnheiten mit dem menschlichen Naturell verwoben sind, bzw. wie sehr bestimmte Ernährungsgewohnheiten auch ein bestimmtes menschliches Naturell schaffen, zeigt eine Studie, die Rainer Frentzel-Beyme vom Bremer Institut für Präventionsforschung und Sozialmedizin in Zusammenarbeit mit dem Deutschen Krebsforschungszentrum Heidelberg am 02. November 1991 im Rahmen der Medizinischen Woche Baden-Baden vorstellte und die über elf Jahre mit 1904 Probanden durchgeführt wurde. Man wollte wissen, ob fleischmeidende Esser sich hinsichtlich ihrer Lebenserwartung von den "normalen" Essern unterscheiden. Es wurden also zwei Gruppen gebildet: die "Mischköstler" und die "Vegetarier". Schon bald zeigte sich aber, daß "die Vegetarier" zu unterschiedlich sind, als daß man sie einer weitgehend homogenen Gruppe zuordnen könnte. Es gab nämlich Teilnehmer, die im wesentlichen fleischfrei aßen, bei besonderen Gelegenheiten, etwa, wenn sie irgendwo eingeladen waren, anstandslos das aßen, was dort aufgetischt wurde und nicht die Party sprengten mit immer wieder vorgetragenen Extrawünschen. Diese Gruppe firmierte in der Studie unter "moderate Vegetarier", die Verbliebenen wurden "strikte Vegetarier" genannt, so daß es sich fortan um drei Beobachtungsgruppen handelte. Die Gruppe der "strikten Vegetarier" war gekennzeichnet durch Kompromißlosigkeit in der Ernährung auch unter Inkaufnahme von Nachteilen, z. B. im Berufsleben oder Freundeskreis. Alle Studienteilnehmer wurden von der Studienleitung fortlaufend informiert. Schon sehr früh vor Studienende machte sich bemerkbar, daß im Ergebnis die Gruppe der "Mischköstler" die geringste Lebenserwartung hatte, von den Vegetariern aber diejenigen, die der Gruppe "moderate Vegetarier" angehörten, die höchste Lebenserwartung, die "strikten Vegetarier" also überrundeten. Wie in dem Sprichwort "Und willst du nicht mein Bruder sein, so schlag' ich dir den Schädel ein" erhielt der Studienleiter in den folgenden Wochen anonyme Drohbriefe und -anrufe. Möglicherweise wirken geistige Enge und Fanatismus lebensverkürzend! Eine schwedisch-norwegische Untersuchung unter Jugendlichen hat überdies ergeben, daß Vegetarier öfter unter Depressionen leiden als Fleischesser. Ihnen fehlen für die lebenswichtigen Methylierungsreaktionen Methylgruppendonatoren z. B. aus den Vitaminen B_6, B_{12} und Folsäure. Der außerdem obligatorisch niedrige Cholesterinspiegel läßt nur eine niedrige Syntheserate der "Glückshormone" Dopamin und Serotonin, bzw. der Fertilitätshormone Östrogen, Progesteron, Gestagen, Testosteron usw... zu! So sind junge vegetarisch lebende Frauen auch häufiger krank und haben Fertilitätsprobleme und junge männliche Vegetarier litten öfter unter Kopfschmerzen als junge Leute, die Fleisch essen. Bei rein vegetarischer Kost beschleunigen die ausschließlich pflanzlichen Bestandteile die Verdauung, so daß Nährstoffe zu früh ausgeschieden werden. Die Auswertung zweier amerikanischer, zweier britischer und eben jener deutschen Studie *("Adventist Mortality"Studie: 24.538 Teilnehmer; "Health Food Shoppers" Studie: 9.878 Teilnehmer; "Adventist Health" Studie: 28.952 Teilnehmer; "Heidelberg" Studie: 1,757 Teilnehmer; "Oxford Vegetarian" Studie: 11.047 Teilnehmer)* mit insgesamt 76.172 Teilnehmern ergab sowohl in der Getrennt- als auch in der Einzelbetrachtung, daß Vegetarier weder bei der Gesamtsterblichkeit noch bei den Todesursachen Schlaganfall, Magen-, Darm-, Lungen-, Prostata- oder Brustkrebs einen Vorteil hatten. Auch das viel zitierte Beispiel der Sieben-Tage-Adventisten in Kalifornien zeigt eigentlich nur, daß nicht die fleischlose Ernährung, sondern das Verbot, zu trinken und zu rauchen, das Verbot von Kaffee, Tee, Cola und Gewürzen sowie eine kontemplative Lebenseinstellung für ihre höhere Lebenserwartung verantwortlich ist. In den neunziger Jahren, so die schwedisch-norwegische Studie, sei die vegetarische Kost in Mode gekommen, weil die Jüngeren darin eine eigene Identität suchten, während sich ältere Leute davon positive Auswirkungen auf ihre Gesundheit erhofften.

Zusammenfassend hier die Gründe für Vitalstoffverluste sowohl im Nahrungsmittel selbst als auch durch Verhalten und (patho-)physiologische Gegebenheiten des aufnehmenden menschlichen Organismus:

- Umweltbelastungen
- Transport/Lagern/Kochen
- Lebensmittel-Bearbeitung, bzw. -Verarbeitung
- Fehlernährung
- Genußgifte
- Streß
- körperliche Belastung
- endogene Einflüsse
- vielfältige Erkrankungen, bzw. chronische Zustände
- Medikamente.

Alle diese Faktoren

- vernichten Vitalstoffe im Ausgangsprodukt
- verhindern eine ausreichende Zufuhr
- verhindern die Resorption von Vitalstoffen
- zerstören Vitalstoffe im Körper
- erhöhen den Vitalstoffbedarf

6 Medikamente und Fehlernährung = Mangel an Vitalstoffen

Mangelzustände entstehen aber nicht nur durch falschen Lebensstil, falsche Ernährungsgewohnheiten, belastete oder entleerte Nahrungsmittel, sondern auch durch die oft jahre- bis lebenslange Einnahme bestimmter Medikamente. Diese Zusammenhänge werden von den Arzneimittelherstellern nur bei ganz wenigen Stoffgruppen in ihren Fachinformationen berücksichtigt. Leider erwirbt ein angehender Mediziner während seines Studiums so gut wie keine Kenntnisse, bzw. Fähigkeiten, substanzspezifische Wirkungen zu erfassen und pharmakologische Daten zu bewerten. Daß mit Einführung der neuen elektronischen Gesundheitskarte Anzahl und Schwere unerwünschter Arzneimittel(wechsel)wirkungen unterbleiben werden, wird wohl ein frommer Wunsch bleiben. Denn anders, als in der Öffentlichkeit oft dargestellt, beruhen die 25.000 Todesopfer pro Jahr nicht auf Interaktionen und Unverträglichkeiten zwischen ärztlich verordneten Medikamenten einerseits und der dem Arzt nicht bekannten Einnahme von rezeptfreien, oft pflanzlichen Präparaten andererseits, sondern auf überwiegend falsch dosierten Medikamenten, bzw. unzulässigen Medikamentenmixen in den Kliniken, wie der Direktor des Instituts für Klinische Pharmakologie an der Medizinischen Hochschule Hannover, Jürgen C. Fröhlich, herausfand. In der Untersuchung hatten 127 Klinkärzte einen Fragebogen ausgefüllt, in dem sie die Arzneimittelmengen bei bestimmten Krankheiten angeben mußten. Nur die Hälfte von ihnen konnte die richtige Medikamentendosis angeben, jeweils 7% verabreichten den Patienten zu viel, bzw. zu wenig Medikamente, 31% konnten überhaupt keine Angaben zur Dosierung machen. Bestürzendes Ergebnis der Untersuchung war auch, daß es im Krankenhaus sehr schwierig ist zu überprüfen, wer die Arzneimittelgabe überhaupt veranlaßt hat. Dieser Befund läßt sich auf das Verordnungsverhalten in niedergelassenen Praxen durchaus übertragen.

Arzneimittel können nämlich nicht nur die Aufnahme und Bioverfügbarkeit von Vitaminen und anderen Vitalstoffen beeinträchtigen. Auch umgekehrt können Vitalstoffe aus der Nahrung die Wirkung zahlreicher Medikamente beeinflussen, bzw. beeinträchtigen. Um dies zu erkennen, ist der Arzt hier fast ausschließlich auf die Werbung und die Angaben der entsprechenden Pharmareferenten angewiesen. Das zeigt sich auch gerade jetzt, wo von Politik und Kassen – von der Ärzteschaft übrigens unwidersprochen – eine Gleichsetzung in der Wirkung von Originalpräparat und Genericum propagiert wird. Das Zentrallabor der deutschen

Apotheker (ABDA) in Eschborn hat über viele Jahre hindurch jedes neu auf den Markt kommende Genericum gegen das Originalpräparat in aufwendigen Verfahren getestet und die Ergebnisse in einer beachtlichen Loseblattsammlung vorgelegt. Politischer Druck ließ auch diese Erkenntnisquelle versiegen. Die Politik behauptet unverdrossen, daß die Anbieter von Originalpräparaten und Generica meist dieselben Hersteller hätten, deren Herstellungsprozeß dann auch den Nachahmerprodukten zugrunde läge. Das kann natürlich sein, muß aber nicht. Wechselt ein Generica-Anbieter den Hersteller, ändert sich unter Umständen der Charakter, z.B. die Bioverfügbarkeit, bzw. die Wirkung seiner Produkte, was besonders bei Hormonen fatal ist. Der Patient merkt das vielleicht zunächst nicht, kann aber trotzdem Schaden nehmen.

Es gibt auch noch einen anderen Grund, weshalb an Wechselwirkungen von Arzneimitteln und Vitalstoffe nicht gedacht wird: Jedes Nahrungsmittel, jede Mahlzeit ist ein komplexes Gemisch vieler verschiedener Vitalstoffe in jeweils unterschiedlichen Mengen. Und jeder Mensch ißt sein Leben lang. Diese Ausgangslage macht es unmöglich, das Essen als solches als definierten Faktor in Wirksamkeits- und Verträglichkeitsberechnungen einzubeziehen. Das erklärt auch die divergierenden Ergebnisse mancher Studien. Jüngstes Beispiel: Der bevorzugte Verzehr von Obst und Gemüse – "Five a Day" – soll angeblich nicht besonders vor Krebs schützen, im Gegensatz zur bisher propagierten Lehrmeinung. Außerdem genießen Vitamine & Co. in der Wissenschaft kein hohes Ansehen, entstammen ihre Moleküle doch nicht ihren Labors! Sie sind irgendwie primitiv, irgendwie nicht wissenschaftlich. "Ich zähle ja auch nicht die Kieselsteine in meinem Garten, das sind Banalitäten" (O-Ton eines Kollegen zum Thema Interaktionen Arzneimittel – Vitalstoffe). Eine solche Haltung ist entstanden durch die inzwischen in jedem Arzt und jedem Patienten gefestigte Vorstellung von "Wirkung", "Wirkungseintritt" und "Nebenwirkung" eines Pharmakons. Normalerweise wird in der Arztpraxis mit arzneilichen Substanzen umgegangen, die unserem Körper fremd sind, die im Labor einzig wegen einer bestimmten Wirkung hergestellt wurden und die deswegen auch mehr oder weniger gravierende Nebenwirkungen haben. Der Satz "Keine Wirkung ohne Nebenwirkung" ist deshalb auch eher als Vorausentschuldigung für die möglichen Beeinträchtigungen des Patienten zu sehen, wissenschaftlich per se begründbar für eine pharmakologische Intervention ist er jedenfalls nicht.

Um die Wirkung einer bestimmten Substanz klarer und eindeutiger einem bestimmten Krankheitsbild zuordnen zu können, hat man sich für Präparate mit "Monosubstanz" entschieden. Das heißt, daß eine beobachtete Wirkung zweifelsfrei auf eine einzige Substanz zurückgeführt werden kann. Die früher oft eingesetzten Medikamente, die zwei, drei oder mehr verschiedene Stoffe enthielten, verschwanden vom Markt (auch, weil sie nicht mehr erstattet wurden). Man hat ihnen einfach den therapeutischen Nutzen abgesprochen. So läßt sich jetzt die Gleichung "Kopfschmerzen + Acetylsalicylsäure = Kopfschmerzen weg" (und das auch noch in 20 Minuten) problemlos nachvollziehen, ohne daß uns komplizierte Denkvorgänge im Reich biochemischer Tatsachen abverlangt würden. Genauso verhält es sich mit Nebenwirkungen: Wenn es mir nach einer Tabletteneinnahme schlecht wird, wenn ich doppelt sehe, erbrechen muß, mir schwindlig wird oder meine Haut Pusteln zeigt, dann sage ich: Aha, es wirkt schon! Das heißt, ich mache die pharmakologische Wirkung an ihrer Nebenwirkung fest. Alle diese Erfahrungen, die fast ausnahmslos jeder von uns mindestens schon einmal in seinem Leben gemacht hat, haben uns konditioniert auf das, was Medikamenteneinnahme, was Pillenschlucken bedeutet. Deshalb wirkt jeder andere Ansatz logischerweise befremdlich, nicht zuletzt deshalb, weil er eigenes Denken und Entscheidungsfähigkeit voraussetzt.

6.1 Arzneimittel <—> Vitalstoffe

Im folgenden sollen nun einige Wechselwirkungen zwischen Arzneimitteln und Vitalstoffen aufgelistet werden (Arzneimittel als Auslöser von Vitamindefiziten, arzneimittelinduzierte Vitaminstoffwechselstörung als Ursache pharmakologischer Effekte):

- Abführmittel – wie auch schwerer Durchfall – verringern die Aufnahme der fettlöslichen Vitamine A, D, E, K und führen zu Zinkmangel.
- Analgetika, Antirheumatika, z. B. Paracetamol, Salizylamid, Ethenzamid verbrauchen verstärkt bzw. stören die Resorption der Vitamine B_3, B_6 B_{12}, Folsäure und C. Acetylsalicylsäure kann das Carboxylase-System blockieren und damit die Vitamin-K-Wirkung hemmen und außerdem bei längerandauerndem Gebrauch die Vitamin-C-Konzentration im Blut senken.
- Anorektika bewirken einen Mangel an Folsäure.
- Antacida (magnesiumhaltig) neutralisieren die Magensäure, inhibieren dabei die Wirkung von Vitamin B_1 und Vitamin C, bilden mit Eisen schwer resorbierbare Komplexe und führen in Kombination mit Vitamin D oder Calcitriol zur Hypermagnesämie, außerdem bewirken sie Zinkmangel. Antacida (als H_2-Rezeptorenblocker) durch Inhibierung von Intrinsic-Factor (IF) Mangel an Vitamin B_{12}.
- Antibiotika erhöhen den Bedarf an Vitamin B_1, B_2, B_6, B_{12}, Folsäure, Vitamin C, u. a. durch Verdrängen an den Albuminbindungsstellen. Nebenwirkungen von Streptomycin oder Kanamycin werden durch

Medikamente und Fehlernährung / Arzneimittel <—> Vitalstoffe

Vitamin A abgeschwächt. Antibiotika stören über die Zerstörung von physiologischen Darmbakterien die endogene Produktion von Menachinon. Antibiotika bilden bei gleichzeitiger Einnahme von Eisen schwer resorbierbare Komplexe. Zinkmangel.
- Anticholinergika benötigen vermehrt Vitamin B_2 und Folsäure.
- Antidiabetika (Biguanide) bewirken einen Mangel an Vitamin B_{12}.
- Antihypertonika können substanzspezifisch B_6- und B_{12}-Mangel verursachen und den Glutathion-Haushalt stören.
- Antikoagulantien (Heparin, Cumarin) können wirkungsverstärkt werden durch die Vitamine C und E. Vitamin K verringert die antikoagulierende Wirkung, bzw. hebt sie – dosisabhängig – auf.
- Antikonvulsiva hemmen die Aufnahme von B_3, B_6, B_{12}, Folsäure und Vitamin C und bewirken einen erhöhten hepatischen Vitamin-D-Abbau (Osteomalazie), bewirken einen Carnitin-Mangel (Valproinsäure). Sie können aus bisher ungeklärten Gründen zu Vitamin-K-Mangel führen. Bei langfristiger Einnahme Biotin-Mangel möglich.
- Antiparkinsonmittel (L-Dopa) führen zu Niacinmangel mit symptomatischer Pellagra. Ferner kann die Wirkung von L-Dopa durch Pyridoxin geschwächt werden.
- Cholesterinhemmer (Statine), bzw. Lipidsenker verschlechtern die Aufnahme der Vitamine B_{12}, A, D, E, K und lassen den Herzmuskel an Q_{10} verarmen. Sie bewirken einen Zinkmangel.
- Diuretika erzeugen Folsäuremangel. Thiazide führen zu Zinkmangel, bei gleichzeitiger Einnahme physiologischer Vitamin-D-Dosen zur Hyperkalzämie.
- Eisen- oder Kupferpräparate sollten – entgegen landläufiger Meinung – nicht gleichzeitig mit Vitamin C, bzw. mit ascorbinsäurehaltigen Getränken eingenommen werden, weil nämlich die zugegebenermaßen dann bessere Eisen-, bzw. Kupferresorption mit der Entstehung von hochreaktiven Hydroxylradikalen erkauft wird. Eisenpräparate schwächen bei gleichzeitiger Einnahme die Wirkung von Vitamin E ab.
- Herzglykoside lassen den Kaliumspiegel ansteigen.
- Immunsupressiva wie Azathioprin induzieren B_6-Mangel mit symptomatischer Pellagra sowie B_3-Mangel und beeinträchtigen den Glutathion-Haushalt.
- Kaliumchlorid und andere kaliumverlustausgleichende Mittel nach schwerem Erbrechen, Durchfällen oder Laxantiengebrauch behindern die B_{12}-Resorption.
- Kontrazeptiva (die "Pille") und die Präparate zur Hormonersatztherapie (HET) nach der Menopause bewirken Zinkmangel und bedingen einen erhöhten Bedarf an Vitamin B_6, B_{12}, Folsäure, C und E und stören die

Glutathion-Funktion. Bei langfristiger Anwendung kann es zu rascherer Speicherentleerung von Vitamin-A in der Leber kommen.
- Kortison erzeugt Vitamin-B_6- und C-Mangel sowie Zinkmangel.
- Muskelrelaxantien werden wirkungsverstärkt bei gleichzeitiger Vitamin-B_1-Gabe.
- Psychopharmaka wie Neuroleptika erzeugen durch Aufnahmehemmung B_1-, B_2-, B_3- und Folsäuremangel, z. T. durch erhöhte Ausscheidung. Sie erschweren den Glutathion-Stoffwechsel.
- Schlafmittel bedeuten fast immer vermehrten Verbrauch von Folsäure und Vitamin C.
- Sulfonamide führen zu einer Verringerung der Vitamin-K-Synthese durch die Darmflora. Sie beeinträchtigen die Aufnahme der Vitamine B_1, B_2, B_6, B_{12}, Folsäure, Vitamin C. Bei langfristiger Einnahme Biotin-Mangel möglich.
- Tuberkulostatika behindern die Aufnahme von B_6, B_{12}, Folsäure. Sie führen zu Niacinmangel mit symptomatischer Pellagra.
- Urikosurika/Urikostatika hemmen die Aufnahme von B_2, B_{12} und Vitamin C und führen zu Zinkmangel.
- Vitamin-B_1-Mangel durch Infusionslösungen möglich, wenn nicht auf die Zufuhr von B_1 geachtet wird, bzw. wenn Verwechselungen vorkommen.
- Zytostatika: *5-Fluoruracil* bewirkt Mangel an Vitamin B_1 durch Hemmung der Phosphorilierung von Thiamin (Folge: Herzinsuffizienz, Lactatazidose). *Methotrexat MTX* bewirkt als Folsäureantagonist Folsäuremangel mit der Folge Homocysteinämie, Folatmangel, Mukositis. *Ifosamid* induziert durch verstärkte Carnitin-Ausscheidung Carnitinmangel mit der Folge Hypocarnitinämie und möglicherweise Lipidanomalien und auch das Fatigue-Syndrom der onkologischen Patienten. *Interleukin-2* beschleunigt Vitamin-C-verbrauchende Stoffwechselprozesse und führt zur C-Avitaminose. *Cisplatin* schädigt Glutathion und erhöht die Carnitin-Ausscheidung mit der Folge einer Hypocarnitinämie, möglicherweise Lipidanomalie und Fatigue-Syndrom, ferner erhöhte Magnesium-Ausscheidung mit der Folge von Hypomagnesiämie (Plasma-Mg und Erythrozyten-Mg erniedrigt), Hypokaliämie, Hypocalciämie und ansteigendem PTH-Spiegel. *Mercaptopurin* induziert Niacinmangel mit symptomatischer Pellagra.

6.2 Nahrungsstoffe <—> Arzneimittel

Umgekehrt beeinflussen viele Nahrungsmittel die Wirksamkeit von oral aufgenommenen Arzneimitteln. Im Extremfall kann es zu dramatischen Zwischenfällen kommen:

- Das bekannteste Beispiel ist wohl der "cheese attac" nach Einnahme von Monoaminooxidase-Hemmern (MAO-Hemmer) zur Behandlung u.a. der Depression. Diese Medikamente hemmen die hepatische Entgiftung des in vielen Käsesorten, Wein und hefehaltigen Nahrungsmitteln enthaltenen Monoamins Tyramin. Untersuchungen ergaben, daß diese Stoffgruppe bei mehr als 4% der Patienten zu einem starken Blutdruckanstieg und schwerem Kopfschmerz führte.
- Wie oben bereits erwähnt, kann die Wirkung oraler Antikoagulantien durch die Zufuhr von Vitamin K mit der Nahrung aufgehoben werden. Von streng vegetarischer Kost und Obstdiäten ist Betroffenen deshalb abzuraten.
- Weniger bekannt ist, daß Grapefruitsaft zu einer verstärkten Wirkung der Calciumantagonisten Felodipin, Nifedipin und Nitrendipin führt. Die Früchte enthalten Flavonoide, die die Inaktivierung des Blutdruckmittels durch das P_{450}-System der Leber hemmen. Dessen Enzyme sind auch für die Biotransformation des Immunsuppressivums Ciclosporin verantwortlich und steigern dessen Bioverfügbarkeit.
- Orangensaft senkt die Plasmakonzentration von Celiprolol, einem Blutdrucksenker. Die Spitzenkonzentrationswerte werden im Zusammenhang mit Orangensaft erst später erreicht. Die verantwortlichen Mechanismen für diese Interaktion sind jedoch noch ungeklärt.
- Bereits eine proteinreiche Mahlzeit kann wegen der dadurch verursachten vermehrten Durchblutung der Verdauungsorgane die Bioverfügbarkeit von Medikamenten verstärken. Nachgewiesen ist dies für die Betablocker Propanolol und Metoprolol, für das Antihypertensivum Hydralazin und für das Antibiotikum Cefuroxim (aber nicht für andere Cephalosporine).
- Fettreiche Nahrung steigert die Resorption von Griseofulvin (Antimykotikum). Eine Verdoppelung der Serumwerte ist möglich.
- Ein niedriger pH-Wert im Magen verzögert die analgetische Wirkung von Ibuprofen.
- Im Gegensatz dazu wird die Resorption des Antimykotikums Itraconazol durch Magensäure gesteigert.
- Die Resorption vieler Antbiotika ist abgeschwächt, wenn sie gleichzeitig mit der Nahrung aufgenommen werden. Dies gilt für Erythromycin, das durch die Magensäure angegriffen wird, ebenso wie für Penicilline und

Medikamente und Fehlernährung / Nahrungsstoffe <—> Arzneimittel

Tetrazykline, die mit Metallionen aus der Nahrung unlösbare Chelate bilden. Der Serumwert von Tetrazyklinen kann um mehr als 50% reduziert sein, wenn sie zusammen mit Milch oder Eisensulfat eingenommen werden. Auch bei den Chinolonen Nalixidinsäure und Norfloxacin wurde eine verminderte Resorption durch Eisen nachgewiesen.

- Aids-Patienten nehmen häufig große Mengen Vitamine zu sich, in der Hoffnung, dadurch ihre Abwehrkräfte zu steigern. In Wirklichkeit gefährden sie damit die Wirksamkeit der antiinfektiösen Therapie, weil Vitaminpräparate meistens auch Mineralien enthalten. Bei Zidovudin ist zu bedenken, daß die Resorption nach einer fettreichen Mahlzeit gegenüber der Nüchterneinnahme um bis zu sechs Stunden reduziert sein kann. Das Mittel sollte deshalb grundsätzlich auf nüchternen Magen eingenommen werden.
- Zu den allgemeinen und gutgemeinten Ratschlägen aus Praxen, Funk und Fernsehen gehört die Empfehlung einer "ballaststoffreichen Ernährung". Vorsichtig sollte man hiermit bei Patienten unter Digoxintherapie sein. Bis zu 45% einer Digoxindosis werden in den Fasern gebunden. Die Bioverfügbarkeit kann um bis zu 20% gesenkt sein. Die Resorption von Lovastatin und trizyklischen Antidepressiva wird durch eine faserreiche Ernährung ebenfalls reduziert.
- Das Konservierungsmittel schweflige Säure (z. B. in Dörrobst oder Infusionslösungen) und sulfithaltige Getränke (z. B. Wein) können Vitamin B_1 (Thiamin, Aneurin) inaktivieren.
- Hoher Tee- und Alkoholkonsum vermindert die B_1-Resorption.
- Gerbsäure (Tannine) in schwarzem Tee, Kräutertees oder Kaffee bilden mit Eisen schwer resorbierbare Komplexe, so daß Eisenmangel entstehen kann. Allerdings bewirkt ein Milchkaffee (oder Tee mit Milch), daß das Milchkasein die wertvollen Inhaltsstoffe des Tees bindet und so unwirksam macht.
- Oxalsäure in Spinat, Spargel, Rhabarber oder Tomaten bildet mit Eisen schwer resobierbare Komplexe mit der langfristigen Gefahr einer Eisenunterversorgung.
- Phytate in Vollkorn, bzw. Vollkornprodukten behindern die Resorption besonders von Zink, aber auch anderen Biometallen wie Selen oder Mangan, von Vitaminen und bestimmten Aminosäuren.
- Isothiocyanate, Bestandteile aller Kohlarten oder Soja, hemmen die Anreicherung von Jod in der Schilddrüse.

Für Deutschland kann man sagen, daß die Vermutung einer unsicheren Bedarfsdeckung an Vitalstoffen bei den 18-24jährigen einsetzt, nämlich dann, wenn sie zuhause ausgezogen und ab dann für ihren Speiseplan selbst verantwörtlich sind. Dies gilt nicht für Folsäure, hier sind alle Bevölkerungsgruppen aller Altersklassen unterversorgt, was sogar die Deutsche Gesellschaft für Ernährung (DGE) einräumt.

6.3 Wer lebt gefährlich ?

Risikogruppen für Vitamindefizite (n. Bässler u. Doeppner 1987, modifiziert) sind:

- In erster Linie alte Menschen und unter diesen besonders alleinstehende Männer: Die Männer, die jetzt allein leben (müssen) und alt sind, haben noch nicht bei Biolek kochen gelernt, sie wissen oft nichts über Ernährung und stehen dem Thema Kochen meist recht hilflos gegenüber.
- Die nächste Gruppe sind Kinder und Jugendliche, deren Mütter wahrscheinlich auch nicht mehr kochen wollen (oder nicht können, weil sie selbst es nicht gelernt haben). Außerdem wollen Heranwachsende ihre eigenen Vorstellungen vom Leben realisieren, die altersgemäß oftmals denen des Elternhauses zuwiderlaufen.
- Bei einseitiger Ernährung und Reduktionsdiäten: Hier liegt es auf der Hand, daß Unterversorgung zu Speicherentleerung führt.
- Bei beruflichem und/oder privatem Streß, bzw. immer wiederkehrenden Streßepisoden.
- Schwerarbeiter und Leistungssportler: Leistungssportler sind nicht nur die, die man im Fernsehen mit Urkunden oder Medaillen sieht, sondern besonders die Heerscharen der sog. "Alltagsehrgeizlinge". Sie sind einem hohen Oxidationsgrad ausgesetzt bei gleichzeitig vermehrtem Verbrauch an Antioxidantien. Leider läßt diese Tatsache die Betroffenen in der Regel völlig unbeeindruckt (was der Gebrauch von Dopingmitteln auch in dieser Gruppe belegt).
- Schwangere und Stillende: Es ist einsichtig, daß die Heranbildung und Versorgung eines neuen Menschen einen höheren Verbrauch an Vitalstoffen erfordert, der zeitnah ersetzt werden muß.
- Raucher und Alkoholiker: Sie verbrauchen z. B. erheblich mehr an Vitamin C und B-Vitaminen als ein Normalmensch. Wer seinen Lastern nachgeht, sollte wenigstens wissen, daß er versuchen kann, die Folgen zu mildern.
- Bei langanhaltendem Gebrauch verschiedener Medikamente (s. oben).
- In der Folge von Operationen oder anderen Verletzungen am Verdauungstrakt.
- Nach großflächigen Verbrennungen.
- Nach durchgemachter Strahlen- und/oder Chemotherapie.

- Depressionen. Sie sind oft Folge von Mangel an Vitalstoffen. Gleichzeitig können sie aber auch Ursache für mangelnde Aufnahme sein (z. B. Interesselosigkeit an der Nahrungsaufnahme, Mangel an Tageslicht u.a.). Depressionen sind oft – vor allem bei Älteren – das Symptom einer Schilddrüsenunterfunktion (Hypothyreose). Diese wird u.a. verursacht durch jahrelange Aufnahme von Jod[131] und Jod[129] (aus Fall-Out, bzw. Medizindiagnostik) und durch Fluor (Abfallprodukt der Aluminiumindustrie und enthalten u. a. in Wasser und Zahnpasta). Fluor stört, bzw. zerstört die körpereigene Thyroxinproduktion, was – trotz Angebot – Jodmangel zur Folge hat.

6.4 Fehlernährung und Unterversorgung

Gründe für einen Mangel an Vitalstoffen können neben Medikamenteneinnahme also sein

- ökonomisch bedingte Fehlernährung, wenn der Kauf hochwertiger und frischer Produkte an finanzielle Grenzen stößt. Dies beobachten wir zunehmend bei Rentnern, die, entgegen der immer wieder verbreiteten Meinung aus der Politik, zum überwiegenden Teil eben nicht "reich" sind (Anstelle des Durchschnitts aller Renten müßte korrekterweise der Mittelwert aller Renten erhoben werden und das ergäbe einen realistischeren Befund. So liegt die Rente für 80% aller deutschen Rentnerinnen unter dem Existenzminimum!).
- psychologisch bedingte Fehlernährung, wenn z. B. fixe Ideen über angeblichen "Speck auf den Hüften" eine ausgewogene Ernährung verhindert. Hier ist auch das Phänomen der "Orthorexie" zu nennen, der immer mehr Menschen, besonders Jugendliche, anheimfallen. Sie wollen "korrekt" essen, d. h. beispielsweise fleischlos, weil sie kein Tierleben auf dem Gewissen haben wollen. Manche lehnen auch Tierprodukte wie Eier, Milch, Käse, Honig ab, weil Tiere nicht "ausgebeutet" werden sollen. Sie können nie von anderen ein Stück Brot oder Kuchen annehmen, weil sie befürchten müssen, es dabei mit "verbotenen" Inhaltsstoffen zu tun tun haben. Diese Lebensweise bedeutet für den Organismus Dauerstreß.
- kulturell (auch religiös) bedingte Fehlernährung ist oft bei Migranten und anderen Ausländern zu beobachten, die gewohnte Nahrungsbestandteile und Produkte wie z. B. bestimmte Mehle, bei uns nicht finden, aber andererseits Produkte eines fremden Kulturkreises nicht übernehmen möchten.

- altersbedingte Fehlernährung ist ein Problem sowohl von Kindern, die vorwiegend Cola, Pommes, Gummibärchen, usw. konsumieren als auch von alten Menschen, die veraltete Garmethoden anwenden, die wertvolle Inhaltsstoffe vernichten. Es kommt oft eine extrem unterkalorische Versorgung hinzu. Hier sind auch alle "Essen-auf-Rädern"-Modelle zu nennen, denen sämtlich die Frischekomponente (z. B. Salat, Obst) fehlt.
- Drogenabhängigkeit führt schon deshalb zu Vitaminmangel, weil einerseits die meisten Drogen den Appetit beeinträchtigen und die Vitaminverwertung unterbinden, andererseits das verfügbare Geld in den Kauf weiterer Drogen gesteckt wird, sodaß für eine ordentliche Mahlzeit nichts übrig bleibt.
- Appetitzügler bewirken einen beabsichtigten Appetitmangel, der – neben möglichen Nebenwirkungen wie dem Lungenhochdruck (COPD) – auf Dauer zwangsläufig zur Unterversorgung führt.
- chronischer Alkoholismus bewirkt auch deshalb einen Vitaminmangel, weil hier das verfügbare Geld nicht für eine vernüftige Ernährung verwendet wird. Desweiteren schädigt chronischer Alkoholkonsum neben der Leber (verringerte Biotransformation und verringerte Speicherfähigkeit) auch die Bauchspeicheldrüse, was u. a. Appetitmangel (und Abbau von Körperfett) nach sich zieht. Außerdem bedeutet jeder Alkoholkonsum per se einen erhöhten Vitaminverbrauch.
- genetisch bedingte Vitaminverwertungsschäden entstehen auf dem Boden angeborener Protein-, bzw. Enzymdefekte (vitaminresponsive Defekte). Allerdings fehlen viele dieser auf Vitamine als Co-Faktoren angewiesene Enzyme nur partiell und können in Gegenwart von Vitamin-Megadosen einen gewissen Grad an Enzymaktivität entfalten, was zur Besserung der Patienten führt.
- erworbene Vitaminverwertungsschäden entstehen bei einigen chronischen Erkrankungen. So ist z. B. der im Magen gebildete Intrinsic-Faktor für die Aufnahme von Vitamin B_{12} aus der Nahrung unabdingbare Voraussetzung. Bei Magen-, bzw. Dünndarmgeschwüren, bzw. -vernarbungen oder auch Operationen am Magen, bzw. Dünndarm kann es deshalb zum chronischen B_{12}-Mangel kommen mit allen seinen Folgen. Auch hier können Megadosen von Vitamin B_{12} den IF-Mangel "übersteigen".

7 Mangel ? – Die Laborkontrolle

Wenn man die Orthomolekulare Medizin ernst nimmt, dann handelt es sich dabei nicht um die Behebung von evtl. Mangelzuständen mittels "Nahrungsergänzung" – dies geschieht sozusagen "zwangsläufig" –, sondern die Orthomolekulare Medizin benötigt immer mehr Vitalstoffe – Antioxidantien und deren Cofaktoren – , als für die Grundversorgung notwendig sind, denn nur ein quantitativer "Überschuß" kann im antioxidativen System gegen Freie Radikale aktiv sein. So gesehen fragt es sich, ob – abgesehen von einer "Eingangserhebung" und eventuellen Kontrollen in der Startphase – die häufige Erhebung von Labordaten bei ansonsten Gesunden überhaupt angebracht ist (und dies auch unter finanziellem Aspekt).

Was die Beurteilung von Vitaminen, Mineralien, Elektrolyten, Fettsäuren und Aminosäuren angeht, so stehen wir außerdem vor dem Dilemma, daß "Laborwerte" nur bedingt, bzw. gar nicht Auskunft geben über die tatsächlichen Verhältnisse vor Ort. So erhält man aus Blut immer verschiedene Werte, abhängig davon, ob aus Vollblut, Serum oder Plasma ermittelt. Und auch diese Werte sagen nichts über die tatsächlichen Verhältnisse in den einzelnen Kompartimenten aus, z. B. im Knochen, im Muskel, im Parenchymgewebe, im Nervengewebe, in der Zelle oder in der Zellmembran u. a., denn ein "normaler" Status im Blut bedeutet noch lange nicht, daß auch im Kompartiment alles "normal" ist und umgekehrt. Was sich als "Mangel" darstellen mag, ist vielleicht nur eine Stoffumverteilung.

Oft vergessen wird, daß bestimmte Nahrungsmittel oder auch Verhaltensweisen die Aussagekraft von Laborwerten so beeinflussen können, daß sie wertlos sind. Dies trifft z. B. zu bei der PSA-Diagnostik, die stark von der sexuellen Aktivität des Mannes oder aber von seiner sportlichen Betätigung (z. B. Reit- oder Fahrradsattel) abhängt. Der Homocysteinspiegel kann genauer gemessen werden, wenn einige Tage vor der Blutentnahme auf methylgruppenhaltige Speisen wie Milch und Milchprodukte und Fleisch und Fleischprodukte verzichtet wird. Der Kreatininwert kann pathologisch verändert sein, wenn vorher ausgiebig muskelbeanspruchende Sportarten betrieben wurden. Jede Medikamenteneinnahme kann grundsätzlich Testergebnisse beeinflussen. Ein höheres Lebensalter ist immer mit normabweichenden Laborergebnissen verbunden, ohne daß diesen pathologischer Wert beigemessen werden müßte. So steigt der Cholesterinspiegel im Alter physiologischerweise an, ebenso erhöhen sich die

Blutsenkungsgeschwindigkeit (BSG) und das C-reaktive Protein (CRP), wenn auch nur geringfügig, auch ist eine Zunahme monoklonaler Antikörper bei Hochbetragten normal u. v. m.

Dieser Mangel an Aussagekraft und Genauigkeit der gängigen Labordaten ließe sich beheben, wendete man gleichzeitig mehrere, meist sehr aufwendige – und damit sehr teure – Tests an, die unterschiedlich spezifisch und sensitiv sind und sich so gegenseitig in ihrer Aussagekraft ergänzen.

Die direkte Bestimmung der Konzentration von Vitaminen, bzw. deren Metaboliten erfolgt aus Vollblut, Serum, Erythrozyten, Urin, Liquor oder Gewebe, wobei die invasive Liquorentnahme und die Gewebepunktion der Notfallintervention vorbehalten bleiben sollten. Funktionstests sind indirekte Tests zur Ermittlung der vitaminkorrelierenden Enzymaktivitäten.

7.1 Biochemische Tests, die zur Diagnose eines Mangels herangezogen werden (Blut, Urin):

B_1 (Thiamin)
Erhöhte Pyruvat- und Lactatspiegel im Blut als Folge einer verminderten Pyruvatdecarboxylierung; verminderte Thiaminausscheidung im 24h-Urin; direkte Bestimmung von Thiamin im Plasma; verminderte Transketolaseaktivität in Erythrozyten; Erythrozytenaktivierungstest, HPLC (Gesamtblut, bzw. Erythrozyten).

B_2 (Lactoflavin; Riboflavin)
Mögliche Hinweise gibt die Bestimmung der Riboflavinausscheidung im 24h-Urin (< 50mg/Tag gilt als Riboflavinmangel); die enzymatische Aktivität der Glutathionreduktase in Erythrozyten korreliert mit der Riboflavinaufnahme; mikrobiologische Bestimmung durch Lactobacillus casei (zeitaufwendig), Erythrozytenaktivierungstest; Laserfluoreszenz, HPLC.

Pantothensäure (Vitamin B_3)
Mangel bei Ausscheidungsrate über Urin von weniger als 1mg/d, bzw. Vollblutspiegel unter 1mg/l.

B_6 (Pyridoxin)
Bestimmung des Gehalts von Pyridoxal-5-Phosphat (PLP) in Plasma, bzw. Erythrozyten oder Ausscheidung von 4-Pyridoxinsäure im Urin,

Mangel ? - Die Laborkontrolle / Biochemische Tests

Tryptophanbelastungstest (10g) mit nachfolgender Xanthurensäurebestimmung im Urin; 4-Hydroxypyridoxinbestimmung im Blut; verminderte Aktivität der Aspartat-2-Oxoglutarat-Amino-Transferase in Erythrozyten; Erythrozytenaktivierungstest; HPLC.

B_{12} (Cobalamin)
Schilling-Test (orale Applikation von radioaktiv markiertem B_{12} mit ^{57}Co und ohne ^{58}Co) mit nachfolgender Bestimmung der Radioaktivität im Urin liefert Hinweise auf eine Malabsorption von B_{12}, die auch durch fehlenden intrinsic-factor bedingt sein kann; direkte Bestimmung von B_{12} im Plasma; Bestimmung von Methylmalonat im Urin (stark erhöht); Radioimmunassay.

Folsäure
Histidinbelastungstest mit nachfolgender Bestimmung von Formiminglutaminsäure (stark vermehrt durch Blockade der Folsäure-abhängigen Reaktion im Histidinabbau); Folsäurebestimmung im Plasma; in Erythrozyten; in Lymphozyten; HPLC; Radioimmunassay; mikrobiologisch durch Lactobacillus casei.

Nikotinsäureamid (Niacinamid)
Bestimmung der Ausscheidung von N_1-Methylnikotinamid u. U. auch nach einer Testdosis Nicotinamid im Urin; direkte Bestimmung von Niacinamid oder Nikotinsäure im Plasma (beides wenig aussagekräftig); mikrobiologisch; HPLC.

Vitamin C (Ascorbinsäure)
Bestimmung des Ascorbinsäurespiegels im Vollblut, bzw. Plasma, bzw. in den Leukozyten; Bestimmung der Ascorbinsäureausscheidung im Urin nach einer Testdosis; Bestimmung der Ascorbinsäurekonzentration in Leukozyten; HPLC.

Biotin
Bestimmung in Blut, bzw. Urin durch biotinabhängige Mikroorganismen (Lactibacillus plantarum, Ochromodas danica), Ergebnis sehr ungenau, weil stark schwankend.

Vitamin A
Bestimmung im Plasma, auch an Proteinmangel (= unzureichende Bildung von Transportproteinen trotz gefüllter Speicher in der Leber) denken (= peripherer Mangel).

Vitamin D
Erfassung des Vitamin-D-Status über Calcidiol im Plasma.

Mangel ? - Die Laborkontrolle / Biochemische Tests

Vitamin E
Plasma oder Serum (Bestimmung des a-Tocopherol) unter Berücksichtigung des individuellen Blut-Lipidgehaltes.

Vitamin K
Plasma: Messung der Prothrombinzeit (geringe Empfindlichkeit), Radioimmunoassay: monoklonale Antikörper erfassen Prothrombinzeit genauer.

Calcium (Ca)
Serum (Flammenphotometrie, Plasmaemissionsspektrometrie), Nachweis vermehrter Ca-Resorption aus dem Knochen: N-Telopeptid.

Magnesium (Mg)
Bestimmung der Mg-Konzentration in den Erythrozyten (am sichersten), Plasmaemissionsspektralphotometrie.

Natrium (Na)
Messung einzeln im Blut, bzw. gemeinsam mit anderen Elementen (Plasmaemissionsspektrometrie/ICP-AES).

Kalium (Ka)
Plasma (Flammenphotometrie, allerdings ungenau, nur wenn hier Ka erniedrigt, dann Kaliummangel). Cave: Wenn Arm zu lange gestaut oder entnommenes Blut länger als 1 Stunde steht, Erythozytenzerfall mit Kaliumfreisetzung, d. h. Ergebnis unbrauchbar.

Phosphor (P)
Plasmaspiegel und Urinausscheidung schwankt cirkadian: morgens 8 Uhr am niedrigsten, 20 Uhr am höchsten. Deshalb quantitative Bestimmung über 24h-Urin.

Schwefel (S)
Plasma-Bestimmung zusammen mit anderen Elementen mit Plasmaemissionsspektrometrie (ICP-AES).

Chlor (Cl)
Bestimmung in allen Körperflüssigkeiten mittels photometrischer oder potentiometrischer Verfahren oder die coulometrische, bzw. merkurimetrische Titration.

Mangel? - Die Laborkontrolle / Biochemische Tests

Eisen (Fe)
Serumferritin (Atomabsorptionsspektrometrie, (AAS), Plasmaemissionsspektrometrie (ICP-AES), Anteil Serumeisen an Gesamteisen sehr gering und circadianen Schwankungen unterworfen: 6 Uhr am höchsten, 18 Uhr am niedrigsten.

Zink (Zn)
Serum oder Plasma mittels Atomabsorptionsspektrometrie (AAS), wobei der nur geringe Zinkanteil in Plasma, bzw. Serum (der größere in den Erythrozyten), circadiane Schwankungen, Streß und Infektionen das Ergebnis beeinflussen. Vollblut ergibt bessere Werte. Exakte Zinkwerte sind allerdings nur im Schweiß möglich, wobei berücksichtigt werden muß, daß sich die Nährstoffe gegenseitig beeinflussen können.

Selen (Se)
Kurzfristige Veränderungen feststellbar in Plasma, bzw. Serum, Selengehalt der Erythrozyten zeigt den Langzeitzustand, Atomabsorptionsspektrometrie (AAS).

Chrom (Cr)
Serum, Atomabsorptionsspektrometrie (AAS), Neutronenaktivierungsanalyse (NAA).

Kupfer (Cu)
Serum, Bestimmung gemeinsam mit anderen Mineralien und Spurenelementen mit Plasmaemissionsspektrometrie (ICP-AES), allerdings wird die Konzentration von Serumkupfer über die Syntheseschritte des Coeruloplasmins verändert.

Mangan (Mn)
Serum, bzw. Vollblut mittels Graphitrohr-Atomabsorptionsspektrometrie (AAS), Plasmaemissionsspektrometrie (ICP-AES), Neutronenaktivierungsanalyse (NAA).

Nickel (Ni)
Bestimmung einer Belastung am besten in Urin, Kopfhaar und Faeces (am besten alle drei Parameter).

Kobalt (Co)
Serum, bzw. Urin mittels Neutronenaktivierungsanalyse (NAA), Inversvoltametrie (DPASV), Graphitrohr-Atomabsorptionsspektrometrie (AAS).

Molybdän (Mo)
Vollblut, bzw. Serum mittels Graphitrohr-Atomabsorptionsspektrometrie (AAS).

Fluor (F)
Serum, bzw. Urin, Bestimmung mittels ionensensitiver Elektroden.

Jod (J)
Urinausscheidung mittels HPLC, Neutronenaktivierungsanalyse (NAA), Isotopenverdünnungsanalyse sowie einige katalytische Methoden.

Fettsäuren
Gaschromatographie

Aminosäuren
Aminosäurenanalytik z. B. durch vollautomatische Derivatisierung und Hochfrequenz-Kapillar-Elektrophorese, zweidimensionales Aminosäurenchromatogramm (Urin, Serum)

7.2 Die "Haarmineralanalyse"

Die Haaranalyse stammt aus der forensischen Medizin. Schon früh – in der Literatur auch bei Sherlok Holmes zu finden – untersuchte man bei Verbrechensopfern oder solchen, die man dafür hielt, Haare auf Spuren von Giften, z. B. Thallium oder Arsen. Letztere spielten wegen ihrer allgemeinen Verfügbarkeit im Haushalt eine bevorzugte Rolle bei Gattenmorden. In der Zwischenzeit weitete die Kriminalistik diese Methode mit Erfolg auf die Suche nach Rauschgiften, bzw. auf die Kontrolle von Entzugmaßnahmen aus. Nun sind sowohl Arsen und Thallium als auch die verschiedenen Betäubungs- oder Aufputschmittel weder im Menschen selbst physiologisch noch in seiner Umgebung ubiquitär vorhanden, deshalb läßt der Nachweis dieser Substanzen im Haar auch eindeutige Schlüsse zu. Anders verhält es sich mit "normalen" Xenobiotika, bzw. mit körpereigenen Biomolekülen. Einem Haar kann man nicht ansehen, ob die darin gefundenen Schwermetalle wie Blei, Cadmium oder Quecksilber oder andere Toxine Ablagerungen aus dem Stoffwechsel sind, z. B. durch Verzehr von reichlich Thunfisch, durch Hantieren mit cadmiumhaltigen Farben oder Inhalieren von Quecksilberdämpfen beim Zahnarzt, die dann über den körpereigenen Stoffwechsel den Weg ins Haar gefunden haben, oder aber Eintrag aus der Umgebung sind, z. B. über Haarpflegemittel, Industrieemissionen, Kerosinschleppe über Flugplätzen, Belastungen am Arbeitsplatz, in der Wohnung, beim Hobby usw. Ebensowenig kann man aus dem Fehlen wichtiger Vitalstoffe schließen, daß im Organismus tatsächlich ein Mangel herrscht. Es kann sich nämlich auch um Auswaschungsvorgänge handeln. Einzig die Haarwurzel selbst könnte über eine Mangelsituation, bzw. eine toxische Belastung des Organismus

Mangel? - Die Laborkontrolle / Haarmineralanalyse

Auskunft geben. Die Entnahme von Haarwurzeln stößt allerdings an Akzeptanzgrenzen. Der Ausweg über andere Körperhaare wie Achsel- oder Schamhaare bringt keine besseren, bzw. verläßlicheren Ergebnisse. Es lassen sich folgende Schwächen zusammenfassen (*Hamilton, T., Schweinsberg, F. Umweltmed. Forsch. Praxis 8 (3) 123 (2003)* und Kruse-Jarres, D. J.:

- Eine Standardisierung bei der Gewinnung der Haarprobe ist nur schwer zu gewährleisten, weil sie meist durch den Einsender/Kunden durchgeführt wird.
- Die Elementgehalte im Haar unterliegen verschiedenen exogenen, endogenen und anderen Einflußfaktoren.
- Unterschiede in den Waschmethoden, Aufschluß- und Meßverfahren stellen Fehlerquellen dar.
- Große Streuung bei den Referenzwerten der einzelnen Labore.
- Schlechte Vergleichbarkeit bei der Einordnung der Meßergebnisse eines Probanden durch verschiedene Labore.
- Bisher – bis auf die Selbstinitiative einzelner Labore – keine interne und externe Qualitätssicherung.
- Bis auf wenige Ausnahmen kein Anhalt, daß der Elementgehalt im Haar mit den Werten im Körper ("body burden") korreliert.

Desungeachtet bieten immer mehr Ernährungsberater und "Institute" ihren Kunden "Haaranalysen" an, um Vitamin- und Mineralstoffmangel aufzudecken oder Gifte wie Blei oder Quecksilber im Körper "nachzuweisen". Doch die Ergebnisse solcher Labors sind unbrauchbar. Wie auch eine amerikanische Studie belegt, schwanken die Analysewerte von Labor zu Labor erheblich (*Journal of the American Medical Association, Bd. 285, S. 67, 2001*). Wissenschaftler der kalifornischen Gesundheitsbehörde lieferten eine Haarprobe einer Testperson an sechs kommerzielle Labore, die zusammen rund 90% der Analysen in den USA vornehmen. Die Ergebnisse waren schockierend: Ein Labor attestierte dem Probanden einen Vitamin-A-Mangel, ein anderes fand dagegen ein Zuviel an Vitamin A. Bei zwölf untersuchten Mineralien unterschieden sich die Analysewerte sogar um das Zehnfache. Außerdem definierte jedes Labor andere Normwerte, wodurch selbst identische Meßergebnisse unterschiedlich bewertet wurden. Die Wissenschaftler raten daher von der Verwendung solcher Haaranalysen als Therapie-Grundlage ab.

Ein solches Stochern im Nebel erlebt übrigens auch jeder, der sich mit dem Thema "Darmmykosen" befaßt. Wir haben mehrfach die Stuhlprobe eines einzigen Probanden verteilt an sieben verschiedene Labore geschickt. Wir erhielten sieben verschiedene Ergebnisse mit z. T. erschreckenden Diagnosen und

Therapieempfehlungen. Umgekehrt haben wir die Stuhlproben mehrerer Probanden immer unter ein- und demselben Namen in kurzen Abständen an ein Labor geschickt und um Beurteilung des "Therapieverlaufs" gebeten. Auch hier machten uns die "Ergebnisse" sprachlos. Um nicht mißverstanden zu werden: Die Möglichkeit von Pilzinfektionen soll hier nicht geleugnet werden. Allerdings sagt die Anwesenheit von Pilzsporen im Darm noch nichts darüber aus, ob der Darm infiziert ist. Pilzsporen werden ja mit der Nahrung aufgenommen (Gemüse, Obst, Käse, u. a.) und finden sich dann nach der Darmpassage in den Faeces wieder. Ebensowenig kann eine Pilzinfektion ausgeschlossen werden, wenn keine Pilzsporen gefunden werden. Pilzsporen können sich nämlich bei einer Infektion längst in der Darmwand eingenistet haben, so daß sie im Stuhl nicht mehr zu finden sind.

Die Naturwissenschaft erfährt ihre methodische Grenze bereits dort, wo Leben auftritt. Sie kann zwar Spuren, Auswirkungen des Lebendigen im Stofflichen erfassen und beschreiben, ist aber nicht imstande, das methodisch zu erkennen, was Leben an sich ist.

Adolf Butenandt, deutscher Biochemiker und Nobelpreisträger, 1939

7.3 Von Tests, Analysen, Studien

Es gibt den schönen Spruch "Wer nicht mißt, macht Mist". Also wird gemessen. Zur Analyse von Körperflüssigkeiten oder -gewebe oder Körperteilen stehen uns zahlreiche Methoden zur Verfügung, vom Mikroskop über die Trockenchemie, Elektrophoresen bis zur HPLC, Gaschromatographie, Atomabsorptionsspektrometrie u. a. Die dabei – sozusagen als Momentaufnahme – gewonnenen Daten sind sehr genau. Mehr Aufschluß können wir durch den Einsatz von bildgebenden Verfahren erhalten: Ultraschall, Röntgen, CT, Kernspin (MRT), PET, bzw. PET-CT. Dann können wir noch Funktionstests der Organe anschließen. Wahrscheinlich wissen wir dann mehr. Zur Sicherheit sind wir Mitglied eines telemedizinischen Verbunds geworden: Wir mailen Bilder und Daten an Kollegen zur konsiliarischen Beratung. Diese wiederum haben den Patienten kein einziges Mal gesehen. Denn das Gewicht der vorliegenden Befunde wird als so übermächtig angesehen, daß die auf sie fußenden Therapievorschläge, bzw. -maßnahmen als einzig mögliche und deshalb zwingend erscheinen und der Patient nur durch ihre Befolgung den gewünschten Benefit, d. h. seine Linderung, bzw. Gesundung erlangen kann. Daß unser Patient vielleicht männlich oder weiblich, europäischer, asiatischer oder afrikanischer Ethnie, groß oder klein, alt oder jung, auf jeden Fall genetisch einzigartig ist, spielt bei der "Objektivität" der Daten keine Rolle, denn hier zählen nur Normabweichungen, denen pathologische Bedeutung beigemessen wird. Und die "Normdaten" sind immer eine statistische Größe – in "Konsensuskonferenzen" hin und wieder, meist interessegeleitet, verändert –, die mit dem Einzelnen, dem konkreten Patienten überhaupt nichts zu tun haben. Konsensuskonferenzen dienen eher dazu, "Abweichler" auf Linie zu bringen.

Das Dogma ist nichts anderes als ein ausdrückliches Verbot zu denken.

Ludwig Feuerbach
deutscher Philosoph, 1804 - 1872

Im Zeitalter der medialen Vernetzung weiß unser Patient natürlich, daß jede Äußerung, jede Empfehlung, die ihn aus dem Medizin-, bzw. Gesundheitsbereich erreicht, "abgesichert" und deshalb "wahr" ist. Schließlich "haben Studien ergeben...." – Einwände sind sinnlos und Zweifel zwecklos.

Wenden wir uns also den "Studien" zu. Um die Tauglichkeit und Verträglichkeit von Diagnosetechniken, Behandlungsmethoden und Arzneimitteln zu testen, veranstaltet man epidemiologische Studien. Diese sind – wollen sie auch nur ansatzweise ernstgenommen werden – meist prospektiv, kontrolliert, randomisiert und doppelblind. Das heißt, hier entscheidet der Zufall, welche Teilnehmer mit dem Prüfpräparat (Verum) behandelt werden und welche nicht. Die Kontrollgruppe enthält entweder ein "Scheinpräparat" (Placebo) oder – und das geschieht sehr oft – ein Konkurrenzprodukt derselben oder ähnlichen Stoffklasse, das als Standardarznei gilt. Es wird ermittelt, ob das Prüfpräparat "signifikant" wirksamer und/oder nebenwirkungsärmer ist als das Konkurrenzprodukt. Dafür werden in den Studien die Medikamente häufig sehr hoch dosiert – höher jedenfalls als später in der ärztlichen Behandlung – oder das Konkurrenzprodukt unterdosiert, um die Wirkung auch deutlich beobachten und sicher beweisen zu können. Dieses Studiendesign gilt in der Fachwelt als der methodisch beste Weg zur Erkenntnisgewinnung. Trotzdem kann eine solche Studie überaus fehlerhaft sein und zu falschen Schlußfolgerungen führen. Was heißt zum Beispiel "Signifikanz"? Wo allgemein eine hohe Aussagekraft jenseits zufälliger Gegebenheiten vermutet wird, benutzt der Mathematiker den Begriff um auszudrücken, wie groß die Wahrscheinlichkeit ist, daß die Studienergebnisse doch noch Irrtümer enthalten. Oder die zufällige Auswahl der Studienteilnehmer (Randomisierung): Was besagt sie schon, wenn ihre Zahl sehr klein ist? Da hat der Zufall überhaupt keinen Spielraum, um eine einigermaßen repräsentative Auswahl sicherzustellen. Ein Beispiel mag dies verdeutlichen: Demoskopen arbeiten bei ihren Umfragen mit Zufallsstichproben zwischen 1.000 und 2.000

Personen – und wir alle wissen, wie sehr sie mit ihren (Wahl-)Prognosen für das Verhalten eines 80-Millionen-Volks oft daneben liegen. Aber selbst diese Anzahl von Probanden wird bei den Studien nie erreicht, noch nicht einmal eine Anzahl von 300 bis 400 Personen. Nicht selten trifft man auf Studien mit nur 50 oder gar nur 20 Untersuchten. Solche kleinen Kollektive lassen gar keine wissenschaftlich zuverlässigen Aussagen mehr zu. Es ist zudem alltäglich, daß Studienteilnehmer (aus der unterschiedlichsten Gründen) während der Studie aussteigen. Dann aber ist die Randomisierung hinfällig, denn dann sind die verbliebenden Studienteilnehmer sozusagen "ausgesucht". Eine "Studie", die beweisen wollte, daß sog. "natürliches" Vitamin E besser zum ungeborenen Kind gelangt als "synthetisches" Vitamin E wurde an gerade mal zwei (!) Schwangeren durchgeführt. Oder andersherum: Um eine Aussage darüber treffen zu können, ob eine Infektion mit dem HI-Virus immer und in jedem Fall tödlich endet, wäre es z. B. erforderlich, ein Land einzuzäunen, alle Menschen einzusperren, um jeglichen sexuellen Kontakt zu unterbinden, und das vielleicht für die Beobachtungsdauer von vielleicht 50 Jahren oder mehr. Auch danach könnten wir wahrscheinlich nur etwas über die Prognose von HIV-Infektionen in diesem konkreten Land sagen, nicht aber über den Rest der Welt.

So ergeben sich also viele therapeutische Irrwege vor allem daraus, daß klinische Studien mit ungenügend großen Patientenzahlen vorgenommen werden. Darüberhinaus gibt es kaum Studien an Frauen, obwohl inzwischen bekannt und auch nicht verwunderlich ist, daß sich ihr Stoffwechselverhalten von dem männlichen sehr unterscheidet, und keine Studien an Säuglingen und (Klein-)Kindern, und es werden keine mehr an über 75jährigen gemacht. Und ob die überwiegend männlichen Probanden, also die gesunden Teilnehmer einer Studie, wirklich gesund sind oder nicht vielmehr zahlreiche, die Studie verfälschende Erkrankungen "mitbringen", bzw. heimlich bei anderen Testunternehmen parallel oder kurz vorher, bzw. anschließend an Studien teilnehmen ("Pharmastrich"), bleibt meist im Dunkel des Testlabors, welches meist eine externe, vom Hersteller beauftragte Firma ist. Das heißt, daß die "Erkenntnisse" solcher Studien eigentlich wertlos sind. Insbesondere taugen sie nicht für Äquivalenz-Aussagen, d. h. für die Klärung der Frage, ob ein neues Medikament wirksamer und/oder verträglicher ist als das bereits auf dem Markt befindliche.

So finden wir in Doppelblindstudien falsch-negative Ergebnisse infolge kompensatorischer Placeboeffekte. Weitere "Blind-Fehler" sind experimentelle Unterordnung, Gruppenausgleich und einseitige Konditionierung. Schließlich sind Verum-Placebo-Interaktionen in Doppelblindstudien Anlaß für falsche Ergebnisse. Man kann davon ausgehen, daß diese Fehler eher die Regel, denn die Ausnahme darstellen. Dadurch werden fehlerhafte Ergebnisse erzeugt, die somit reale

Arzneimittelwirkungen verschleiern. Nicht umsonst wird daher die nach der Zulassung folgende flächendeckende Neueinführung und damit Verordnung eines Medikaments als die wahre Medikamentenstudie angesehen.

Es gibt nichts Ungleicheres als die gleiche Behandlung von ungleichen Menschen.

Thomas Jefferson
3. US-Präsident 1801-1809

Voraussetzung aller Studien ist, daß jeweils Monosubstanzen gegeneinander getestet werden. Nur so, das ist die Annahme, sind deutliche und zuzuordnende Ergebnisse zu erwarten. Übersehen wird dabei, daß selbst bei exaktesten Studienbedingungen die größte Variable immer der Mensch ist (und bleibt). Jeder Mensch ist aber schon aufgrund seiner genetischen Ausstattung einmalig, denn die (vermuteten) 22.000 menschlichen Gene handeln höchst individuell, sie bilden im Zusammenspiel Wirkungspfade durch den Körper, die im einzelnen noch entschlüsselt werden müssen. Darüberhinaus gibt es keine identischen Lebensläufe, das heißt, jeder Mensch hat ein anderes familiäres und berufliches Umfeld, hat andere Ernährungsgewohnheiten und anderes Freizeitverhalten. Neuerdings wissen wir, daß individuelles Verhalten Eingang ins Genom finden und weitervererbt werden kann (Epigenetik). Zudem kann man sagen, daß jede getestete Monosubstanz im Kontakt mit dem Probanden Teil eines einzigartigen Stoffgemisches wird, schon allein aufgrund der menschlichen individuellen biochemischen Gegebenheiten sowie der stofflichen Zusammensetzung seiner Nahrung. So läuft jede Studie in einem komplexen, nach oben offenen System ab, in dem der Mensch und alle auf ihn bezüglichen Umgebungsfaktoren als Bedingungskomplex Resultate ergeben, deren "Gehalt" fraglich bleibt. Denn wir können niemals alle Faktoren kennen, die ein Ergebnis beeinflußt haben und wir wissen auch niemals, ob und wie stark der Einfluß einzelner Faktoren im Konzert ihrer Gesamtheit ausgeprägt war.

Nicht nur die Eigenschaften neuer Medikamente werden so getestet, sondern auch Fragestellungen wie die Zunahme kindlicher Leukämien im Umkreis von Kernkraftwerken, Schäden durch dioxinhaltige Muttermilch, Lungenkrebsberechnungen bei Passivrauchern, Hirntumoren als Folge von Handystrahlung und Sendemasten, Atemwegserkrankungen aufgrund von Feinstaubemissionen u. v. m. sollen auf diese Weise beantwortet werden. Das ist allerdings nicht möglich und deshalb nur ein Herumstochern im Knäuel des Zufalls. Es gibt in der Epidemiologie, genauso wie in der Toxikologie, Grenzen der Erkennbarkeit. Die heute auf Mikro-, Nano-, Piko- und Femtogramm genauen

Mangel ? - Die Laborkontrolle / Tests, Analysen, Studien

Nachweismöglichkeiten in den Naturwissenschaften verleiten dazu, Gefahrenschwellen nun auch in Studien ermitteln zu wollen oder direkt zu unterstellen, obwohl die Belastung der Betroffenen unterhalb epidemiologisch faßbarer Erscheinungen liegt. Die Medizin bewegt sich hier – wie so oft – im Bereich des Unwissens, wo man aus epidemiologischer Sicht mit Kausalaussagen vorsichtig sein muß.

Dennoch wird immer wieder versucht, mit Methoden der Epidemiologie ursächliche Zusammenhänge aufzudecken (oder auch zu konstruieren). Dabei wird vielfach schon beim Entwerfen des Studiendesigns nicht beachtet, daß viele Alltagserscheinungen – inklusive Krankheiten – meist mehrere (und davon noch etliche unerkannte) Ursachen haben. Wenn z. B. in einer Studie der Zusammenhang von Lungenkrebs und Zigarettenrauchen belegt werden soll, dann ist sie von vornherein wertlos, wenn sie für die Tumorentstehung nicht auch Einflußfaktoren wie Asbest, Ozon oder Radon, (unerkannte) Vorerkrankungen, genetische Empfindlichkeiten oder möglicherweise Ernährungsgewohnheiten einbezieht und entsprechend gewichtet (Confounding). Der bisher immer wieder behauptete gesundheitliche Vorteil mäßigen Alkoholkonsums wird neuerdings bezweifelt, weil in der nichttrinkenden Kontrollgruppe die Kranken nicht herausgerechnet wurden. Diese könnten aber aufgrund ihrer Erkrankung und nicht wegen ihrer Alkoholabstinenz früher versterben.

Und schließlich können auch "Systemfehler" die schönste Studie entwerten, wenn nämlich schon die Fragestellung gefärbte Antworten provoziert. Oder: Wissenschaftler neigen dazu, nur das zu veröffentlichen, was ihnen ins Konzept paßt, d. h. unerwünschte Studienergebnisse reichen sie erst gar nicht zur Publikation ein. Wenn aber immer nur die eine, nämlich die gewollte Seite der Erkenntnisse veröffentlicht wird, läuft die Wissenschaft insgesamt Gefahr, daß nur die "halbe Wahrheit" verkündet wird und eine halbe Wahrheit ist gar keine Wahrheit. Oft werden für ein Präparat günstige Ergebnisse in der wissenschaftlichen Literatur mehrfach publiziert, ungünstige bleiben geheim. Außerdem werden Studien mitunter so angelegt, daß ein fairer Vergleich eigentlich nicht möglich ist. Drummond Rennie vom San Francisco Cochrane Center hat Beispiele solcher Machenschaften zusammengestellt. Betroffen sind Mittel gegen Rheuma, Depressionen, Schizophrenie, Erbrechen und Abwehrschwäche. Bei den Rheumamitteln wurden 20 Studien zweimal, 10 dreimal und eine sogar fünfmal publiziert. Es ist schwierig, solche Zusammenhänge aufzudecken, weil meist unterschiedliche Autoren beteiligt sind. Verfälschungen anderer Art wurden vom Nordic Cochrane Center in Kopenhagen entdeckt: Zur Bekämpfung von Pilzinfektionen sollte die Substanz Fluconazol getestet werden und zwar gegen die bereits zugelassenen Antipilzmittel Amphotericin B und Nystatin. Allerdings hilft Amphotericin B nur als intravenöse Anwendung. Hier erhielten die Patienten jedoch eine Tablette. Nystatin ist für diese Anwendung überhaupt nicht geeignet. Bei diesen Handicaps der "Gegner" war es nicht verwunderlich, daß die Prüfsubstanz als überlegener "Sieger" aus dem Prüfverfahren hervorging. Die beteiligten Wissenschaftler lehnten übrigens jede Stellungnahme und Korrektur ab, obwohl sie aus ethischen Gründen dazu verpflichtet sind. Dieses Verhalten wiederum ist inzwischen an der Tagesordnung! Ein anderes Beispiel ist das Mittel Ondansetron, das bei Erbrechen nach Operationen oder nach einer Chemotherapie eingesetzt wird. In der Literatur sind 84 Studien mit insgesamt 11.980 Patienten erwähnt. Die Analyse dieser Veröffentlichung ergab, daß es sich tatsächlich nur um 70 Studien mit 8.645 Patienten handelte. Die Daten von 28% der Patienten wurden einfach zweimal veröffentlicht. Dadurch konnte das Ergebnis zugunsten von Ondansetron um 23% verbessert werden. Natürlich gibt es Verfahren, solche Machenschaften aufzudecken, z. B. die Plausibilitätsprüfung anhand einer Zehn-Punkte-Liste. Nur dies ist zeitraubend, aufwendig, kostspielig und unterbleibt deshalb meistens.

Auch chinesische Studien zur Erforschung fernöstlicher Arzneistoffe – in Deutschland als Teil der Traditionellen Chinesischen Medizin (TCM) geläufig – halten westlichen Standards nicht stand: In der Regel nehmen nur wenige Patienten teil, die Kranken werden nicht lange genug beobachtet, auf Nebenwirkungen wird kaum geachtet und negative, das gewünschte günstige Gesamtbild beeinflussende Studienergebnisse fallen einfach unter den Tisch.

Von "Studien" wird auch gesprochen, wenn sie retrospektiv angelegt sind. Diese sind deshalb problematisch und kaum aufschlußreich, weil sie meist durch Befragen der Teilnehmer, bzw. Auswerten von ärztlichen Dokumentationen zustande kommen. Das heißt, daß die Probanden sich erinnern müssen, was sie vor einer kurzen (oder auch längeren) Zeit getan, gegessen, getrunken oder auch unterlassen haben. Es versteht sich von selbst, daß solche "Erinnerungstagebücher" keinen verläßlichen Erkenntnisgewinn bringen. Das verleitet manche Fachleute sogar zu kuriosen Verrenkungen: Sechs Studien (Beaudoin u. Mayer, Lincoln, Baecke et al., Kromhout, Braitmann et al., Romieu et al.) befragten schlanke und übergewichtige Männer und Frauen nach den pro Tag verzehrten Kalorien. Alle Studien ergaben, daß die Schlanken mehr Kalorien pro Tag aufnahmen als die Übergewichtigen. Weil dieses scheinbare Paradoxon aber nicht ins Bild vom ununterbrochen futternden Übergewichtigen paßte, hat man kurzerhand erklärt, die Übergewichtigen könnten sich eben nicht recht erinnern, was sie so über Tag zu sich nähmen. Daß sich also nur Schlanke richtig erinnern können, ist rätselhaft und nicht zu erklären und auch wenig wahrscheinlich. Die Anforderungen an Form und Inhalt von ärztlichen Dokumentationen wiederum sind zudem nicht einheitlich und deshalb für Studienzwecke ex post nicht aussagekräftig. So finden wir retrospektive Studien denn auch hauptsächlich in der Wellness-Branche und – leider auch – in den Ernährungswissenschaften. Die Bundesforschungsanstalt für Ernährung und Lebensmittel in Karlsruhe führt zusammen mit "TNS Infratest Gesundheitsforschung" gerade wieder die "Nationale Verzehrstudie II" durch. Personen zwischen 14 und 80 Jahren aus 500 Städten und Gemeinden werden angeschrieben und um Auskunft gebeten, wo sie ihre Lebensmittel einkaufen, wie sie ihr Essen zubreiten und welche Mengen sich auf ihren Tellern befinden. Die Studienteilnehmer werden noch weitere zweimal angerufen und gefragt, was sie in den letzten 24 Stunden gegessen haben. Die Ergebnisse sollen in Ernährungsempfehlungen, z. B. zur Krankheitsvermeidung, münden, wobei die dabei möglicherweise zutagetretenden Korrelationen fälschlich als kausale Zusammenhänge interpretiert werden. Da zudem der Wahrheitsgehalt der Antworten nicht überprüft werden kann, sind solcherart gewonnenen "Erkenntnisse" eigentlich wertlos.

Generell ist zu sagen, daß die Methodik der Befunderhebung standardisiert sein muß, was heißt, daß z. B. Messungen immer zur gleichen Zeit unter denselben Bedingungen stattzufinden haben, also beispielsweise entweder immer um 8:00 Uhr nüchtern oder immer um 10:00 nach dem Frühstück, das dann möglichst gleich zusammengesetzt sein muß, oder wöchentlich immer dienstags usw. Darüberhinaus dürfen die Studienteilnehmer nicht über den Zweck einer Studie und die Studiendurchführung aufgeklärt werden. Durch standardisierte Bedingungen sollen Störeinflüsse möglichst ausgeschaltet werden. Ein Beispiel: Unlängst wurde an Klosterfrauen getestet, welches Obst und Gemüse den höheren Gesundheitswert für den einzelnen hat. Dazu wurde ein Franziskaner-Konvent mit 22 Nonnen ausgesucht. Die Küchenschwester erhielt Getreide, Obst, Gemüse und Eier sowohl aus konventionellem als auch aus biologischem Anbau. Alle Beteiligten wußten aber, welche Nahrung sie jeweils erhielten. Es war dann nicht verwunderlich, daß die "biologisch" Ernährten mitteilten, sie fühlten sich "besser", "leistungsfähiger" und "schliefen besser". Damit einher ging ein angeblich verbesserter Immunstatus, der nach Blutabnahme im Labor ermittelt wurde.

Abgesehen von dem überaus kleinen Kollektiv und der äußerst kurzen Beobachtungszeit (vier Wochen!) weiß niemand, wie die Immunsituation der Probandinnen vorher, also Wochen, Monate, Jahre, war und welchen individuellen Schwankungen ihr Immunstatus sowieso unterworfen ist. Korrekterweise benötigte man individuelle Kurven, um einen Vorher-Nachher-Vergleich überhaupt anstellen zu können. Da darüberhinaus die Forscher während der Versuchsdauer im Kloster anwesend waren, kann dies das Ergebnis der Untersuchung zusätzlich beeinflußt haben. Bei solchen "Studien" merkt man die Absicht und ist verärgert.

Was soll man davon halten, wenn Vasan Ramachandran in der Onlineausgabe von "Circulation", der Zeitschrift der amerikanischen Herzgesellschaft, als Hauptautor eine Studie vorstellt, wonach zuckerfreie Limonade gesundheitsschädlich sein soll? Man beobachtete mehrere tausend Personen über vier Jahre und fand, daß diejenigen, die pro Tag mindestens ein mit Süßstoff gesüßtes Getränk zu sich nahmen, die gleichen Risikofaktoren für Herzerkrankungen zeigten wie diejenigen Testpersonen, die zuckergesüßte Soft-Drinks bevorzugten. In beiden Gruppen stellten die Forscher ein vermehrtes Risiko für erhöhtes Blutfett und Bluthochdruck, erhöhten Blutzucker und Übergewicht fest. Würde man das Leben und seine Akteure einmal zur Kenntnis nehmen, stellte man fest, daß der tägliche Konsum von Soft-Drinks meist in bestimmten sozialen Schichten praktiziert wird, wo auch ansonsten schädliche Gewohnheiten anzutreffen sind: falsches und fettiges Essen, Rauchen, Alkohol, Bewegungsmangel usw. So geben die Wissenschaftler der Universität Boston auch zu, daß man den Grund für den von ihnen beobachteten Zusammenhang nicht kenne, eine mögliche Erklärung seien auch ungesunde Ernährungsgewohnheiten. Wer hätte das gedacht?

Dazu Kurt Langbein und Bert Ehgartner "Die verkaufte Medizin" in "Denkanstöße 2004" Piper Verlag München/Zürich, S. 131-132 (Zitat): "Wer die intrigante Welt der Medizinforschung kennt, kann die Einmaligkeit und Bedeutung des Vorgangs abschätzen: Mitte September 2001 erschien in 12 der weltweit angesehensten Medizinjournalen ein gemeinsames Editorial der Herausgeber. Darin wird in eindringlichen Worten ein Trend beschrieben, der die unabhängige Forschung an den Rand des Abgrunds zu bringen droht. Immer häufiger seien die Leiter von Studien nur noch bezahlte Strohmänner, heißt es hier sinngemäß, die sich einkaufen lassen, um einer von den Herstellern durchgeführten Untersuchung den Anschein wissenschaftlicher Seriosität und Unabhängigkeit zu verleihen. Sie selbst haben dabei keinen Einfluß auf das Design der Studie, keinen Zugang zu den Rohdaten und nur geringe Möglichkeiten, die Ergebnisse selbst zu interpretieren, schreiben die versammelten Chefredakteure und Herausgeber.
Für Wissenschaftler, die sich selbst respektieren, sind diese Bedingungen ein Schlag ins Gesicht. Trotzdem machen sie es, weil sie wissen, daß der Sponsor der Studie spielend jemanden anderen findet, der dazu bereit wäre. Nicht der Auftraggeber, sondern der Studienautor, fordert der Editorial-Schreiber, müsse der intellektuelle Eigentümer einer vom ihm eingereichten Arbeit sein. Und wir

werden keine Studien mehr veröffentlichen, die unter solchen Bedingungen zustande gekommen sind.

Dieser aufsehenerregende Aufschrei ist eine Reaktion auf die seit Jahren in der medizinischen Forschung immer dominanter auftretende pharmazeutische Industrie. Wenn Milliarden in die Entwicklung neuer Medikamente gesteckt werden, so ist es von höchster Bedeutung, daß nicht der kleinste Mißton das einträchtige PR-Konzert stört. Und Studien, die dem beworbenen Mittel nur eine bescheidene Wirksamkeit bescheinigen oder gar unerwünschte Nebenwirkungen in den Vordergrund rücken, sind das letzte, was die Konzerne brauchen können." (Zitat Ende)

7.4 Zahlen und die Wahrnehmung von Risiken

Neben den Studienergebnissen selbst spielt die Vermittlung, d. h. ihre Darstellung in der Öffentlichkeit eine große Rolle. Wie wir an dem außermedizinischen Beispiel eines Tennisspielers sehen *(Krämer, So lügt man mit Statistik, Campus 1991)*, lassen sich zu ein- und demselben Tatbestand vier verschiedene Schlußfolgerungen – dargestellt als Schlagzeilen – ziehen, die ja allesamt zutreffen: "B. im Aufwärtstrend! Mehr als 75% der letzten 8 Spiele gewonnen!" – "B. im Abwärtstrend! In mehr als der Hälfte seiner Turniere schon in der ersten Runde ausgeschieden." – "Phänomenal! B. in Europa auf Rasen ohne Niederlage." – "Bs traurige Bilanz: Bisher auf Hartplatz ohne Sieg.".

Es ist jetzt verständlich, wie wir über die Politik, die Medien, Nichtregierungsorganisationen (NGOs) oder anderen Interessengruppen u. a. in für uns nicht ohne weiteres erkennbare Tendenzen informiert werden. Das führt auch zur verzerrten Wahrnehmung von Risiken. So ist z. B. durch BSE in Deutschland noch niemand gestorben, hingegen versterben pro Jahr mindestens 70.000 Bundesbürger durch Rauchen. Aber eher würde wohl der Verkauf von Rindfleisch verboten als der Absatz von Zigaretten. Wenn in asiatischen Ländern mit zusammen mehreren Milliarden Menschen 90 an Vogelgrippe, aber jedes Jahr in Deutschland mehr als 10.000 an Influenza sterben, gegen die man sich außerdem noch impfen lassen kann, dann stimmen die Relationen nicht. Jährlich erkranken in Deutschland 200 Personen neu an TBC, die inzwischen aufgrund von Erregerresistenzen nur noch schwer bis gar nicht zu therapieren ist. Die Überschätzung von Risiken führte nach dem Reaktorunfall von Tschernobyl zu irrationalen Umweltängsten, als minimal belastetes Molkepulver die Republik monatelang in Atem hielt. Anderseits kann die Unterschätzung von Risiken tödlich sein: Jeder hundertste bis hundertfünfzigste Deutsche wird sein Leben als Opfer eines Verkehrsunfalls verlieren, jugendliche Motorradhelden haben ein

Mangel ? - Die Laborkontrolle / Risikowahrnehmung

zweihundertmal so hohes Risiko wie Autofahrer. In den USA, wo Waffen frei verkäuflich sind, werden jedes Jahr etwa 14.000 Menschen erschossen, in der Schweiz, wo jeder Mann sein Sturmgewehr zuhause im Schrank aufbewahrt, sieht die Bilanz ähnlich düster aus; in Ländern mit Feuerwaffenverbot sind es hingegen verschwindend wenige.

Die Gesellschaft für Konsumforschung (GfK) stellte unlängst eine Studie vor, wonach die Mehrheit der Bundesbürger große Angst vor seltenen Erkrankungen wie Salmonelleninfektionen oder BSE hat. Viel realistischer hingegen sei die Gefahr von Krankheiten, die vom eigenen Verhalten abhängen. So veröffentlicht das Statistische Bundesamt die Krankheitsdiagnosen bei Klinikpatienten (pro Jahr): Alkoholmißbrauch (223.000), Angina pectoris (196.000), Herzinsuffizienz (141.000), Bronchial-, bzw. Lungenkrebs (129.000), Lungenentzündung (121.000), Atherosklerose (91.000), Bandscheibenschäden (75.000).

Es lassen sich Gesetzmäßigkeiten bei der Risikowahrnehmung feststellen: Risiken, die Menschen aufgebürdet werden, erscheinen bedrohlicher als solche, denen sie sich freiwillig aussetzen, z. B. sind für Skifahrer die Risiken ihres Sport weniger riskant als Konservierungsstoffe im Essen. Dabei ist die Wahrscheinlichkeit von Gesundheitsschäden durch Essen 1000mal geringer. Risiken, denen man sich kontrolliert und schrittweise aussetzen kann, werden eher toleriert als solche, die einem unkontrollierbar erscheinen. So akzeptieren Menschen eher belastete Nahrungsmittel als Trinkwasser, das sichtbar verschmutzt ist.

Risiken, die ihren Ursprung in der Natur haben, werden als weniger bedrohlich empfunden, als solche, deren Ursache menschengemacht ist. Deshalb wird radioaktive Strahlung aus dem Boden (Radon) als weit weniger gefährlich eingestuft als die gleiche Strahlenmenge aus einem Atomkraftwerk.
Risiken, die mit der Erinnerung an eine Katastrophe (Kriegen, Erdbeben, Flucht, Überschwemmungen, u. a.) verbunden sind, wirken besonders bedrohlich.
Bei ungleich verteilten Risiken empfinden Menschen, die nicht davon profitieren, daß sie sich einem Risiko aussetzen, dieses ungleich bedrohlicher als Menschen, die davon Vorteile haben, z. B. deren Krebserkrankung radioaktiv bestrahlt werden muß, im Vergleich zu denen, die medizinisches Material, das mit Radioaktivität in Berührung kam oder selbst radioaktiv ist (Kittel, Spritzen, Verbände, Diagnostikflüssigkeiten, u. a.), in Entsorgungsbehälter packen müssen.
Risiken, die neuen Technologien entspringen, verursachen größere Furcht und Ablehnung als solche aus vertrauten Verfahren. Ein Zugunglück mit 120 Toten (Eschede) steigert die Angst vor Zügen nicht so stark wie ein Unfall in einem Kernreaktor mit nur zwei Opfern die Angst vor Atomkraft.

Mangel ? - Die Laborkontrolle / Risikowahrnehmung

Früher mögen die Wissenschaftler dazu gedient haben, die Menschheit auf bessere Gedanken zu bringen, aber jetzt sind sie selber der böse Gedanke geworden. Unsere Art von Wissenschaft hat sich in eine Krankheit des Geistes verwandelt ... Wir wurden verlockt, nach den immer kleiner werdenden Dimensionen zu suchen. Jede neue Dezimale eröffnet eine frische Grotte von Wonnen, einen berauschenden Venusberg. In Präzisionen ertrinkend, trunken von Kontrollen der Kontrolle, verlieren wir uns im Treibsand der Ewigkeit ... Der Mittelpunkt unserer Welt ist nicht dort, wo wir nach ihm gesucht haben.

Erwin Chargaff in "Feuer des Heraklit"

Die hier beschriebenen Tatsachen oder Mißstände erfordern eine andere Betrachtungsweise von Medizin, von Arzt und Patient, von Politik und aufgeklärtem Bürger. Sie erfordern eine Abkehr von Anspruch und Zuteilung, von Bitten, Fordern und Gewähren. Wenngleich leider nicht damit zu rechnen ist, daß sich die Politik auf die Ärzte (Therapiefreiheit) und Bürger(Patienten)-Freiheiten besinnt, so können Bürger doch ihre Freiheit (teilweise) nutzen, indem sie sich staatlicher Bevormundung entziehen und ihre Gesundheit selbst in die Hand nehmen. Das Konzept der Orthomolekularen Medizin baut auf dieser Mündigkeit auf. Dazu braucht es zuvörderst Verstand und logisches Denken, danach Wissen durch fundierte Ausbildung sowie ein sicheres Gespür für individuelle Unterschiede und Erfordernisse in der Anwendung. Und last not least Geduld und Gelassenheit bei der Beobachtung der Lebens- bzw. Krankheitsverläufe unserer Patienten.

Von mehreren möglichen Therapien sollte der Arzt die am wenigsten Sensationelle wählen.

Hippokrates

8 Die Orthomolekulare Medizin

Wenn wir nun wissen, daß Vitalstoffe einzeln und in ihrem Zusammenspiel über ihre "normalen" Aufgaben im Stoffwechsel hinaus und dabei in höherer Dosierung radikalische Reaktionen zuverlässig verhindern, bzw. entstandene Schäden reparieren können, stellt sich die Frage, wie wir dies für uns nutzen können. Wir haben nämlich auch gesehen, daß unsere Ernährung – aus unterschiedlichen Gründen – als eine sichere, reichhaltige und stetige Quelle von Vitalstoffen nicht bezeichnet werden kann. Zudem reichen die aus der Nahrung gezogenen Vitalstoffe in ihrer Menge nicht aus, um die permanente radikalische Grundbelastung plus der häufigen radikalische Spitzen in Form von Streßepisoden wirksam abzufangen.

Die Orthomolekulare Medizin wurde von dem zweifachen Nobelpreisträger Linus Pauling inauguriert, der 1975 mit einer Gruppe interessierter Ärzte in San Diego die "California Orthomolecular Medical Society" gründete. Bei der anschließenden Konferenz der "International Academy of Preventive Medicine" in Kansas City (Missouri) kam es zur Unterzeichnung eines Gesetzes, wonach die amerikanischen Krankenversicherungen neben der normalen Schulmedizin auch Behandlungen nach den Prinzipien der Orthomolekularen Medizin erstatten müssen. Damit waren diese Methoden offiziell anerkannt und sind es bis zum heutigen Tage.

Essenz der Orthomolekularen Medizin ist das Linus-Pauling-Zitat in "Science" 160, 265 (1968):

"Orthomolekulare Medizin, bzw. Therapie ist die Erhaltung guter Gesundheit und die Behandlung von Krankheiten durch Veränderung der Konzentration von Substanzen im menschlichen Körper, die normalerweise im Körper vorhanden und für die Gesundheit erforderlich sind."

Hier wird einmal von "Erhaltung guter Gesundheit" und von "Behandlung von Krankheiten", aber auch von "Veränderung der Konzentration" gesprochen. Die sorgfältige Textkritik weist somit weit über das hinaus, was sich hierzulande bei allen dazu sich berufen Fühlenden bis zum letzten Reformhaus, nämlich einen "Mangel" auszugleichen, eingebürgert hat.

Das führte zum Konzept der Orthomolekularen Medizin, das mit allen maßgeblichen Molekülen als direkte, bzw. indirekte Antioxidantien arbeitet, diese nach dem Muster des natürlichen Bedarfs gleichzeitig und im Hinblick auf ihre speziellen, zusätzlichen Aufgaben in höherer Dosierung (Übersubstitution) verabreicht. Eine "normale" Konzentration von Vitalstoffen kann gerade mal den Stoffwechsel mit seinen spezifischen Anforderungen bedienen. Die benötigten Moleküle sind damit an diesen Orten gebunden und haben keine "Kapazitäten" mehr frei, zusätzlich auch noch gegen Freie Radikale zu wirken. Man kann sich das in etwa so vorstellen, daß man ein üppiges Haus errichten will, sich das dafür nötige Baumaterial (Steine, Holz, usw...) anliefern läßt, ein einfaches Haus damit dann auch realisieren kann, jedoch die vorgesehene Sonderausstattung wie Anbau, Wintergarten usw. nicht möglich ist, weil dazu das zusätzliche Material nicht mitgeliefert wurde. Es läßt sich also in dem Haus zweifellos wohnen, d. h. hier: die Bedürfnisse des Körpers nach Unterhalt der normalen Stoffwechselfunktionen werden befriedigt, denn dafür reichte ja das Material (Vitalstoffe), aber den Komfort eines Balkons oder einer Terrasse, das bedeutet hier: die Ausstattung und Aufrechterhaltung des antioxidativen Systems, kann man sich damit mangels Materie eben nicht leisten.

Von allen außerhalb der sog. "Schulmedizin" angewandten Verfahren, gehört die Orthomolekulare Medizin zu den wenigen, die man "wissenschaftlich" nennen kann. Sie erfüllt die dafür nötigen Kriterien: Ihre Verfahren sind lehr- und lernbar, ihre Ergebnisse lassen sich von jedem, jederzeit und an jedem Ort reproduzieren. Die Orthomolekulare Medizin ist interdisziplinär. Sie beruht im wesentlichen auf den Disziplinen

- Ernährungswissenschaft
- Biochemie
- Zell- und Molekularbiologie
- Physiologie
- Immunologie
- Endokrinologie
- Toxikologie
- Allergologie
- Allgemeinmedizin

8.1 Anwendungsprinzipien der OM

Die Anwendungsprinzipien von orthomolekularen, also körpereigenen Stoffen und von körperfremden Stoffen (Arzneimitteln) unterscheiden sich grundsätzlich: Orthomolekulare Substanzen werden in hoher Dosierung angewandt, z. T. um ein Vielfaches höher als der Tagesbedarf. Hingegen verlangen körperfremde Arzneimittel wegen der Nebenwirkungen grundsätzlich die niedrigsten wirksamen Dosierungen, ausgerichtet an der "therapeutischen Breite". Die Anwendungsdauer von Orthomolekularen Substanzen ist nach Möglichkeit sehr lang, Jahre oder lebenslang, was in Anbetracht von ein Leben lang ablaufenden radikalischen Reaktionen auch einsichtig ist. Der Einsatz von körperfremden Arzneimitteln wiederum sollte – wieder wegen der Nebenwirkungen – zeitlich eng begrenzt sein. Außerdem werden Orthomolekulare Substanzen immer als Stoff-Kombinationen verabreicht, um ihren Synergismus zu nutzen. Körperfremde Arzneimittel werden inzwischen weitgegehend nur noch als Monsubstanzen verabreicht, um Interaktionen auszuschließen und die Möglichkeit von Nebenwirkungen zu minimieren.

Orthomolekulare Substanzen dienen immer der ursächlichen Behandlung. Sie sind bei sachkundigem Gebrauch frei von Nebenwirkungen. Die Orthomolekulare Medizin arbeitet – gemäß der Logik des menschlichen Stoffwechsels – immer mit mehreren Substanzen gleichzeitig, was den "Nachteil" des fehlenden Wirksamkeitsnachweises durch monokausal angelegte Studien hat. Orthomolekulare Substanzen haben – ihrer Natur als Biomoleküle entsprechend – eine langsame Wirkweise und einen späten Wirkungseintritt. Dies führt zu der oft irrigen Annahme, sie wirkten nicht. Ein weiterer "Nachteil" ist, daß es sich hier um in der Natur vorgefundene Moleküle handelt, die nicht patentierbar sind und an deren Erforschung und Zulassung als Arzneimittel die Pharmaindustrie somit kein Interesse hat. Aber nur die Pharmaindustrie wäre finanziell in der Lage, die dafür nötigen großen und teuren Doppelblind-Studien zu finanzieren. Der häufige Ruf nach "Studien" verkennt im übrigen, daß es sich bei Orthomolekularen Substanzen um körpereigene Substanzen handelt, ohne deren Anwesenheit kein Mensch lebensfähig wäre. Ihnen den à-priori-Nachweis ihrer Existenzberechtigung, bzw. "Nützlichkeit" abzuverlangen, entbehrt nicht einer gewissen Komik! Die Verabreichung von Substanzen der Orthomolekularen Medizin bewirkt übrigens keine Abhängigkeits-, Gewöhnungs- oder Toleranzeffekte. Das ist nach der Art der in der Orthomolekularen Medizin verwendeten Moleküle, die ja z. B. keine Hormone oder Zellbestandteile sind, gar nicht möglich.

8.2 Wie natürlich sind "natürliche" Vitamine?

Die Substanzen aus der Vitalstoffamilie werden entweder synthetisch (z. B. Vitamin C) oder bioorganisch (z. B. Vitamine der B-Gruppe) über Hefen, Bakterien oder aus tierischen Organen gewonnen. Sämtliche "künstlich" erzeugten Vitamine unterscheiden sich von den "natürlich" erzeugten nicht in ihrer Wirksamkeit, wie wir aus den klinischen Anwendungen wissen, denn der Organismus kann nämlich nicht zwischen "natürlichen" und "synthetischen", bzw. "künstlichen" Molekülen differenzieren. In einer randomisierten, placebokontrollierten Studie, die die Wirksamkeit sowohl des "natürlichen" als auch des synthetischen a-Tocopherols zum Gegenstand hatte, unterschieden sich beide Formen nicht voneinander (*Devaraj, S. et al.: Dose-response comparison of RRR—tocopherol and all-racemic a-tocopherol on LDL oxidation. Arterioscler. Throm. Vasc. Biol. 17 [1997] 2273-2279*). Bei aller Glorifizierung des "Natürlichen" sollte auch nicht übersehen werden, daß "natürliche" Vitamine in Arzneimitteln oder Nahrungsergänzungen aus technischen Gründen so natürlich nun auch wieder nicht sind. So kommt echtes natürliches Vitamin E in fast allen Lebensmitteln vor, besonders aber in pflanzlichen Ölen: Sojabohnenöl, Sonnenblumenöl, Maisöl usw. Um nun den natürlichen Vitamin-E-Gehalt von Nahrungspflanzen für therapeutische Zwecke einzusetzen, d. h. um damit pharmakologische Wirkungen zu erzielen, müßten solche Pflanzenmengen gegessen – oder Öle getrunken – werden, daß dies an physiologischen Grenzen scheiterte. Neuerdings wird die Wirksamkeit von "künstlichen" Vitalstoffen, aufgenommen z. B. als Nahrungsergänzung, generell bezweifelt. Die Auswertung aller diesbezüglichen "Studien" läßt eine solche Aussage aber überhaupt nicht zu – im Gegenteil: In der Pharmakotherapie zahlreicher Erkrankungen werden bestimmte Vitamine (einzeln oder in Kombination), meist als zugelassene Arzneimittel, erfolgreich angewandt. Wir alle können uns noch erinnern an die Todesfälle bei israelischen Säuglingen, als ein deutscher Hersteller für Säuglingsmilch fahrlässigerweise den lebenswichtigen Zusatz von Vitamin B_1 unterließ.

8.3 Sind Vitalstoffe gefährlich?

Die Einnahme bestimmter Vitamine kann gefährlich sein, nämlich dann, wenn es sich um die Vitamine A oder D handelt und die außerdem in sehr hohen Dosen und über Monate bis Jahre hindurch eingenommen werden. Davon nicht betroffen ist das Pro-Vitamin A, das ß-Carotin. Warnungen der Behörden vor Vitamin A beziehen sich aber unredlicherweise immer auf ß-Carotin, denn Vitamin A ist in höherer Dosierung überhaupt nicht frei erhältlich, sondern verschreibungspflichtig! Man sollte sich also fragen, welchen Zweck solche offiziellen und öffentlichen Warnungen denn eigentlich verfolgen? Gibt es nicht wirkliche Mißstände, über die zu informieren sich wirklich lohnte? Wessen Geschäfte besorgen die "Wächter" da eigentlich?

Die meisten Warnungen beziehen sich auf Gerüchte. Studien, die die Gefährlichkeit oder Unwirksamkeit von Vitalstoffen belegen sollen, halten in ihrem Design wissenschaftlichen Maßstäben sehr oft nicht stand. Exemplarisch für solche Mythenbildung sei hier auf das Beispiel ß-Carotin verwiesen. So steht ß-Carotin im Ruf, Lungenkrebs zu verursachen, bzw. zu fördern. Eine genaue Betrachtung des Materials ergibt aber, daß eher das Gegenteil richtig ist.

Studien, die auf positiven Nutzen von ß-Carotin hinweisen, hier: ß-Carotin als alleinige Prüfsubstanz.
Allard (*Am J Clin Nutr 59/884/1994*): ß-Carotin verringert die Konzentration von Pentan (= Marker für oxidativen Streß) in der Ausatemluft von Rauchern.
Garewal (*Archives Otolaryngology Head and Neck Surgery 121/141/1995*): ß-Carotin kann eine orale Leukoplakie, die oft bei Rauchern und Alkoholikern auftritt, rückgängig machen.
Gaziano, J.M. (*Ann. Epdemiol. 5/255/1995*): Verzehr von ß-carotinreichen Früchten bei 1.299 älteren Teilnehmern ergab eine Reduktion der Mortalität bei kardiovaskulären Erkrankungen um mehr als 50%.
Kardinaal/Euramic-Studie (*Ärztezeitung 217/23.12.94*): Nichtherzkranke Kontrollpersonen hatten signifikant mehr ß-Carotin im Unterhautfettgewebe als Männer mit tödlichem ersten Herzinfarkt.
Morris/LRC-CPPT-Studie (*JAMA 272/1439/1994*) bei 1.900 Männern mit erhöhten Cholesterinwerten ohne Herzerkrankung: Nichtrauchende Teilnehmer mit hohen Gesamt-Carotinoidspiegeln hatten ein um 72% erniedrigtes Risiko für koronare Herzerkrankungen, Raucher ein um 36% erniedrigtes Risiko gegenüber der Kontrollgruppe mit niedrigem ß-Carotin.
Street/Kohorten-Studie (*Circulation 90/1154/1994*): Niedrige ß-Carotinspiegel erhöhen bei Rauchern das Herzinfarktrisiko um 50%.
Torun (*J.Clin.Pharm.Ther. 19/61/1994*): Bei 195 Patienten mit KHK war die ß-Carotinkonzentration im Serum signifikant niedriger als in der Kontrollgruppe.
Umegaki (*Am J Clin Nutr 59/409/1994*): ß-Carotin verhindert Chromosomenschädigungen an menschlichen Lymphozyten, die Röntgenstrahlung ausgesetzt wurden.

Studien mit ß-Carotin im Verbund mit anderen Antioxidantien:
Linxian-Interventionsstudie in China 1993: Bei 30.000 einseitig ernährten Erwachsenen mit Mangel an Antioxidantien. Die Gabe von Vitamin E, Selen, ß-

Carotin führte zu einer Senkung der allgemeinen Sterblichkeit um 9% und der Krebstodesfälle um 13%.
Physicians-Health-Study (*Henneken/Eberlein*) 1995, hier: Untergruppe mit 333 Patienten mit stabiler Angina pectoris: ß-Carotin führte zu einer Reduktion von AP-Anfällen von 54% gegenüber Placebo.
Health Professional Follow-up Study bei 39.000 Ärzten (und Untergruppen) mit der Gabe von Vitamin E/C, bzw. ß-Carotin: ß-Carotin bringt 70% KHK-Risikominderung bei Rauchern und deutlichen (nicht signifikanten) Trend bei ehemaligen Rauchern.
Knekt/Kohortenstudie (*Am.Journ.Epidemiology 139/1180/1994*) bei 5.000 finnischen Männern und Frauen ohne Herzkrankheit über 14 Jahre: Männer und Frauen mit hoher Aufnahme an Vitamin C/E und ß-Carotin hatten ein um 32% (Männer) und 65% (Frauen) verringertes Risiko für koronare Sterblichkeit.
Nyyssönen/klinische Doppelblindstudie (*Europ.Journ.Clin.Nutr. 48/633/1994*) mit 40 gesunden Rauchern: Die Oxidation von LDL- und VLDL-Cholesterin wurde unter Gabe von 200 mg Vitamin E und 30 mg ß-Carotin um 28% gegenüber Placebo reduziert.
Slattery/Cardia-Studie (*Journ.Am.CollegeNutrition 14/365/1995*): Hohe Aufnahme von Vitamin A/E und ß-Carotin bei gesunden Rauchern und Nichtrauchern ergab signifikant höhere HDL-Werte.

Studien, die Zweifel an der Wirksamkeit von ß-Carotin ergeben:
CARET-Studie (USA): Hier handelt es sich um eine Hochdosis-Therapie mit der Kombination aus 30 mg ß-Carotin und 25.000 IE Vitamin A bei 18.000 starken Rauchern und Asbest-Arbeitern im Alter zwischen 50 und 69 Jahren. Zunahme der allgemeinen Mortalität um 17% und der Lungenkrebsinzidenz um 28%.
ATBC-Interventions-Studie (Finnland, 1994): 20 mg ß-Carotin doppelblind und placebokontrolliert bei 29.000 Rauchern im Alter zwischen 50 und 60 Jahren. Zunahme von Lungenkrebs gegenüber Placebo um 18%.
Gesamtergebnis der Physician's Health-Study 1995 mit 22.000 Teilnehmern (50 mg ß-Carotin gegen Placebo) zeigt keine Korrelation zwischen ß-Carotin und Lungenkrebs (weder positiv noch negativ).

Anmerkungen: Die Studiendesigns sind möglichweise fehlerhaft. Mögliche Gründe: Die Studiendauer war zu kurz, es gab unerkannte Tumoren zu Studienbeginn. Besonders bei Rauchern könnten bei Studienbeginn schon Mikrokarzinome initiiert gewesen sein, während ß-Carotin vor allem primär-präventiv wirksam ist in der Verhinderung der Initiierung solcher neoplastischer Zellen. Verabreichte Dosis: In der CARET-Studie wurden durch die Kombination von 30 mg ß-Carotin und 25.000 IE Vitamin A insgesamt 60.000 IE Vitamin A zugeführt, was in Kombination mit hohem Alkoholkonsum per se ungünstig ist.

Zudem kann eine hohe Dosis isolierter Vitalstoffe u. U. Resorption, Transport und Wirkung anderer Antioxidantien beeinträchtigten.
Carotinoide wirken nur bei niedrigem Sauerstoff-Partialdruck (pO_2) antioxidativ. Ein Lungenkrebs verursacht aber einen hohen pO_2-Spiegel, so daß die Schutzwirkung von ß-Carotin versagt.
Die Zahl der von den Studienteilnehmern unter der Gabe von ß-Carotin pro Tag gerauchten Zigaretten wurde nicht kontrolliert. Es könnte sein, daß die Teilnehmer der Verum-Gruppe mehr geraucht haben, weil sie sich "geschützt" fühlten. Hochrisikopatienten sind für Primärinterventionsstudien von vornherein ungeeignet: Bei der CARET- und ATBC-Studie wurden epidemiologische Daten auf Hochrisikokollektive angewandt und die Fragestellung in unethischer Weise darauf reduziert, inwieweit eine ungesunde Lebensweise durch Zufuhr von Vitaminen kompensiert werden kann. Die Studien machen keine Aussagen über eine sinnvolle präventive ß-Carotin-Dosis bei Gesunden. Die Studien wurden mit einem Single-Carotin durchgeführt. Möglicherweise besitzen Carotinoid-Gemische aber als Gruppe synergistische Wirkungen, so daß auch Carotinoidmischungen untersucht werden müßten. Eine Reanalyse der ATBC-Studie ergab bei Teilnehmern, die weniger als eine Schachtel Zigaretten pro Tag rauchten und wenig Alkohol tranken, keinen signifikanten Anstieg des Lungenkrebsrisikos. Die CARET-Studie läßt Rückschlüsse auf den Nutzen von ß-Carotin bei ehemaligen Rauchern zu, deren Lungenkrebrisko in der Studie mit ß-Carotin um 20% gesenkt wurde. Personen, bei denen zu Studienbeginn erhöhte ß-Carotinspiegel im Blut festgestellt wurden, hatten ein um 40% reduziertes Lungenkrebsrisiko. Die Ergebnisse der CARET- und der ATBC-Studie widersprechen vielen anderen experimentellen und epidemiologischen Daten, wobei gesagt werden muß, daß in der Forschung widersprüchliche Studien an der Tagesordnung sind. So sagen mehr als 200 epidemiologische Studien und die Linxian-Studie aus, daß ß-Carotin eine antioxidativ-präventive Wirkung hat und das Risiko bestimmter Karzinom-Typen, einschließlich Lungenkrebs, reduzieren kann.

Allgemein läßt sich sagen, daß niedrige Antioxidantienspiegel das Krebsrisiko erhöhen.

Viele präventive Studien, die einen positiven Effekt von Antioxidantien in der Prävention und Begleitung chronischer lebensstilbeeinflussender Krankheiten nachweisen, arbeiten mit Gemischen aus den antioxidativen Vitaminen A, C, E und ß-Carotin sowie Selen. Wahrscheinlich haben deshalb Studien, die sich nur auf eine Substanz in der Nahrung beziehen, keinen Aussagewert, weil Interaktionen mit anderen in der Nahrung vorkommenden Antioxidantien, aber auch Oxidantien, nicht berücksichtigt wurden, bzw. eine solche Berücksichtigung gar nicht möglich ist. Somit sind die CARET- und ATBC-Studien kein Beleg für die Unwirksamkeit, bzw. Gefährlichkeit von ß-Carotin.

Übrigens wird bei solchen Diskussionen völlig außer acht gelassen, daß das primäre Gesundheitsrisiko das Rauchen, die beste Prävention deshalb der Verzicht darauf ist.

Vitamin C
Vitamin C wird angeschuldigt, Harnsteine (Nieren-, Harnleiter- und Blasensteine) zu begünstigen. Diese Behauptungen stützen sich auf die theoretische Annahme, daß beim Abbau von Ascorbinsäure (= Vitamin C) als ein Metabolisierungsschritt vorübergehend Oxalsäure entsteht, die in der Tat zum "Grundstoff" für Oxalatsteine werden kann. So kam es zur Gleichung: Viel Ascorbinsäure = viel Oxalsäure = viel Harnsteine. In Wirklichkeit erhöht sich selbst bei hoher Zufuhr an Ascorbinsäure – z. B. bei Infusionen von mehreren Gramm Vitamin-C – die körpereigene Oxalatsynthese nur unwesentlich und ist deshalb für die Bildung von Oxalatsteinen nicht verantwortlich. Patienten mit bestimmten Enzymdefekten sollten allerdings generell auf den Verzehr von Nachtschattengewächsen (z. B. Tomaten, Spinat, Kartoffen, Spargel, Rhabarber) als Oxalatquellen verzichten. Völlig unbeachtet blieb bisher, daß eine kontinuierliche Vitamin-C-Zufuhr imstande ist, die Entstehung von Kalk-Harnsteinen zu verhindern, bzw. bereits vorhandene Kalk-Harnsteine aufzulösen. Dieser Effekt ist auch nicht verwunderlich, denn jeder kennt das Verfahren, mit Ascorbinsäure Kalkablagerungen in Kaffeemaschinen oder an Bad-Armaturen zu lösen.

Vitamin E
"Natürliches" Vitamin E, dem der Ruf anhaftet, wirksamer, gesünder und bekömmlicher zu sein, ist in Spuren nur im Öl der entsprechenden Ölpflanzen vorhanden. Man müßte also das Öl trinken, um "natürliches" Vitamin E zu sich zu nehmen. Zur Herstellung von Arzneimitteln mit Vitamin E "natürlichen Ursprungs" wird – aus wirtschaftlichen Gründen – vorwiegend billiges Sojaöl verwendet. Die darin enthaltenen verschiedenen minderwertigen Tocopherole werden in mehreren Schritten angereichert (Destillation bei 240°, Kristallisation mit Aceton bei -10°, Hydrolyse und erneute Destillation), um dann durch Methylierung zu a-Tocopherol umgewandelt zu werden. Aufgrund des relativ geringen a-Tocopherolgehaltes des Sojabohnenöls ist es wirtschaftlich nicht vertretbar, diesen Gehalt vorher abzutrennen. Stattdessen werden Derivate und Zwischenprodukte im Produktionsprozeß mit dem natürlichen a-Tocopherol immer wieder vermischt und letztendlich wird in einem einzigen Verfahrensschritt aus dem Destillatrückstand das zu gewinnende a-Tocopherol unter hohen Temperaturen isoliert. Vitamin E "natürlichen Ursprungs" wird also

Die Orthomolekulare Medizin / "Gefährliche" Vitalstoffe?

weitgehend synthetisch hergestellt, genauso wie das geschmähte "künstliche" Vitamin E, nur mit dem Nachteil einer evtl. Belastung durch Herbizide, Schwermetalle, Lösungsmittel, usw..., die das synthetische Vitamin E nicht aufweist. Es gibt Unterschiede in der Bioverfügbarkeit zwischen den beiden Vitamin-E-Formen. Diese Unterschiede wurden durch Umrechnungen ausgeglichen, so daß beide E-Vitamine in I. E. (= Internationale Einheiten) angeboten werden. Die Unterschiede in der Bioverfügbarkeit sind aber nicht gleichbedeutend mit Unterschieden in der biologischen Wirkung: Die Bioverfügbarkeit sagt, welches Molekül ein Rezeptor bevorzugt bindet, wenn zwei strukturell leicht unterschiedliche Moleküle als Angebot zur Verfügung stehen. Da ist es das Vitamin E "natürlichen Ursprungs". Besteht das Angebot am Rezeptor aber ausschließlich aus "synthetischem" Vitamin E, so entsteht die Rezeptorbindung mit diesem. Die biologische Wirkung – und nur auf diese kommt es an bei Arzt und Patient – ist also völlig gleich.

Neuerdings geistern Warnungen vor der Einnahme von Vitamin E sowohl durch Publikumszeitschriften als auch durch die Fachpresse, ausgelöst durch eine Meta-Analyse von Vitamin-E-Studien. Hiernach sollen Dosierungen oberhalb von 400 IE/Tag mit einer leichten Erhöhung der Gesamtsterblichkeit einhergehen, allerdings waren in der Studie alle Todesursachen, sogar Unfälle oder Suizide, unseriöserweise mit eingerechnet. Eine Meta-Analyse ist eine Analyse, die vorhandene Einzelstudien zu einem Thema zusammenfaßt und sozusagen von oben herab auf diese schaut und sie bewertet mit dem Ziel einer allgemein gültigen Aussage. Zwar hat der Autor der Meta-Analyse in einem Zeitungsinterview inzwischen einige Klarstellungen vorgenommen, etwa, daß er keineswegs eine Vitamin-E-Einnahme für akut lebensbedrohlich halte, es bleibt jedoch die Tatsache, daß seine Meta-Analyse wissenschaftlichen Anforderungen nicht genügt. Die statistisch errechnete geringfügige Erhöhung der Gesamtsterblichkeit bei hohen Vitamin-E-Dosierungen beruht auf einer willkürlichen Auswahl von Studien, die dazu untereinander nicht vergleichbar sind und in denen Vitamin E vielfach in Kombination mit anderen Vitalstoffen eingesetzt wurde. Zudem wurden für die vorliegende Meta-Analyse statistische Methoden verwendet, die für einen solchen Zweck ungewöhnlich sind und sonst nicht angewandt werden. Verwendet man hingegen die üblichen statistischen Methoden zeigt sich keine erhöhte Gesamtsterblichkeit. Zwölf Studien, die weniger als zehn Todesfälle ergaben, wurden in die Meta-Analyse erst gar nicht aufgenommen, vermutlich weil sie das (gewollte?) "Ergebnis" verhindert hätten. Die Beurteilung dieser Meta-Analyse förderte zutage, daß sie mit statistisch äußerst fragwürdigen Methoden Ergebnisse erzielte, die mit bewährten statistischen Berechnungsmethoden gar nicht entstanden wären. Die Empfehlung zur Vermeidung von Vitamin-E-Dosierungen oberhalb von 400 IE ist ungerechtfertigt und nach Ansicht der Professoren Köpcke und Ringe, bzw. der Dres. Hanck und Brückle, Ärzte, Biochemiker, Rheumatologen, die sich spontan äußerten, wissenschaftlich unbegründet.

Selen

Daß Selen giftig sein soll, wurde daraus geschlossen, daß die Fische in Belews Lake, einem See in Kalifornien, Mißbildungen aufwiesen. In diesen See gelangten über fünfzehn Jahre lang Abwässer mit einem Selengehalt von 100 – 200mg/Liter. Nun handelt es sich bei Belews Lake um ein stehendes Gewässer, d. h. die eingeleiteten Schadstoffe flossen nicht ab, sondern reicherten sich immer mehr an, ihre Konzentration nahm immer weiter zu. Da sich Fische – anders als Menschen – ständig im Wasser aufhalten, ist auch alles, was sie aufnehmen und alles, was sie auscheiden, selenhaltig. Die Selenanreicherung in den Fischen betrug zwischen 40 – 60ng Selen pro Gramm Gewebe, das entspricht einem Selengehalt von 40 – 60 Gramm Selen pro Kilogramm Körpergewicht. Beim Menschen könnte es zu einer solchen Anreicherung nur dann kommen, wenn er über Wochen bis mehrere Monate sehr große Mengen an Selen aufnähme. Würde der erlaubte Grenzwert von 10ng Selen pro Liter Trinkwasser tatsächlich erreicht – was sehr unwahrscheinlich ist –, so müßte ein gesunder Mensch täglich 100 Liter davon trinken, um überhaupt eine gesundheitsgefährdende Dosis Selen aufzunehmen. Vorher würde er allerdings an den Wassermengen zugrunde gehen. Bei solchen Diskussionen über Giftigkeit oder Gefährlichkeit wird immer übersehen, daß fast alle Produkte und Substanzen – von Honig bis Baldriantee – ab einer gewissen Dosis schaden können – "Die Dosis macht das Gift" (Paracelsus).

Antioxidantien allgemein

Hans Konrad Biesalski, Leiter des Instituts für Biologische Chemie und Ernährungswissenschaft der Universität Hohenheim, spricht von Wissenschaftspopulismus, wenn er eine Metaanalyse von Goran Bjelakovic bewertet, die sich mit der generellen "Schädlichkeit" von Antioxidantien beschäftigt. Auch hier stehen am Anfang solch große methodischen Mängel, daß diese Metaanalyse wertlos ist. Die Autoren haben z. B. Kriterien entwickelt, nach denen sie die zu untersuchenden Studien in "methodisch gute Studien" und "methodisch weniger gute Studien" einteilten. Ihre "Kriterien" zu dieser Einteilung offenbarten sie allerdings nicht. Auch fragt sich, ob die Festlegungen nach ihren "Kriterien" auch stets trennscharf ausfielen. Die Teilnehmer der zur Metaanalyse herangezogenen Studien unterschieden sich nämlich beträchtlich voneinander: Gesunde und Patienten mit unterschiedlichsten Krankheiten und Krankheitsrisiken wurden gesamtbetrachtet, so daß sich aus den Ergebnissen keine Schlußfolgerungen für die Allgemeinbevölkerung ableiten lassen, was aber gewollt war.

8.4 Dosierungen, bzw. Referenzwerte

Unter Referenzwerten versteht man Empfehlungs-, Schätz- und Richtwerte für den Durchschnittsbedarf an dem jeweiligen Nährstoff für alle Bevölkerungsschichten. In Deutschland kümmert sich darum die "Deutsche Gesellschaft für Ernährung" (DGE), die zu 70% aus Bundesmitteln finanziert wird. Sie veröffentlicht alle vier Jahre einen Ernährungsbericht, sagt aber bis heute nicht, wie sie ihre Empfehlungen ermittelt. Denn sie selbst betreibt keine Forschung. Ihre Empfehlungen sind nicht nachvollziehbar. Anhand von schlechter bis dürftiger Datenlage zu Erwachsenen wird ins Blaue hinein ein "Sicherheitszuschlag" berechnet. Da für Kinder keine Daten existieren, werden einfach die Erwachsenenwerte genommen und für Kinder extrapoliert. Hinsichtlich der Zufuhrempfehlungen zwischen den einzelnen EU-Ländern gibt es darüberhinaus erhebliche Unterschiede. So entbehren die DGE-Empfehlungen zum Fleischkonsum jeder wissenschaftlichen Begründung und Grundlage, so daß nicht verwundert, daß es in anderen EU-Ländern andere Empfehlungen, bzw. andere Gewohnheiten gibt in Bezug auf Fleischkonsum, dokumentiert in der "7-Länder-Studie", aus der sich nichts ableiten läßt, was eine Relation offenbarte zwischen Fleischkonsum und Morbidität, bzw. Mortalität. Generell sind Zufuhrempfehlungen gesundheitspolitischer Natur und stützen sich nicht auf eine solide wissenschaftliche Basis. Seit dem Jahr 2000 besteht ein Konsens zwischen der Deutschen Gesellschaft für Ernährung (DGE), der Schweizerischen Vereinigung für Ernährung (SVE) und der Österreichischen Gesellschaft für Ernährung (ÖGE) bezüglich einheitlicher Referenzwerte, den sog. D–A–CH-Werten. Wichtig ist deshalb, daß man sich über die Bedeutung solcher Referenzwerte im klaren ist: Ihr kommuniziertes Ziel ist "die Erhaltung und Förderung der Gesundheit bei nahezu allen Gesunden", wobei nicht erläutert wurde, was das Gremium unter den "Gesunden" versteht und wieviel Prozent "Gesunde" ihrer Ansicht nach in einer Population anzutreffen sind. Das angestrebte Ziel ist, durch die Zufuhr in Höhe der Referenzwerte Mangelkrankheiten wie Rachitis, Skorbut, Beri-Beri, Pellagra und Mangelsymptome (Dermatiden, zerebrale und ophthalmologische Störungen) zu verhüten. Die Referenzwerte beziehen sich also nicht auf die Versorgung von Kranken und Rekonvaleszenten. Sie sind auch nicht ausreichend, um bei Personen mit Nährstoffmangel entleerte Speicher wieder zu füllen. In der täglichen Praxis hat man es nämlich zu 95% mit Patienten zu tun, für die diese Referenzwerte nicht gelten. Die Planung einer bedarfsgerechten Ernährung mit Referenzwerten ist für Einzelpersonen deshalb von vornherein nicht möglich. Außerdem gelten Referenzwerte nicht für Personen mit Verdauungs- und Stoffwechselstörungen, für Patienten mit regelmäßiger Medikamenteneinnahme oder bei Alkohol- und Nikotinkonsum. Auch Nichtpatienten, also Gesunde, gehören aus den unterschiedlichsten Gründen den verschiedenen Risikogruppen an, wie wir gesehen haben. Präparate, deren Zusammensetzung sich an diesen Referenzwerten orientieren, haben also eine andere Zielgruppe. Sie entsprechen weder den Intentionen der Orthomolekularen Medizin noch werden sie ihr in irgendeiner praktischen Weise gerecht. Damit sind z. B. alle Produkte gemeint, die inzwischen bei Tankstellen, Discountern, Reformhäusern bis zum Büro- oder Wäscheversandhandel erhältlich sind.

Systematik der empfohlenen Nährstoffmengen (DRI = Dietary Reference Intakes) in den USA. Sie ersetzen die seit 1941 immer wieder aktualisierte RDA (= Recommended Dietary Allowances):

EAR (Estimate Average Requirement). Tägliche Nährstoffaufnahme, von der man annimmt, daß sie den Bedarf von 50% einer bestimmten Personengruppe deckt.

RDA (Recommended Dietary Allowance). Durchschnittliche tägliche Nährstoffaufnahme, die den Nährstoffbedarf von nahezu allen Individuen (97%-98%) einer bestimmten Gruppe gesunder Personen deckt. Der RDA-Wert wird auf der Basis des EAR kalkulatorisch ermittelt.

AI (Adequate Intake). Beobachtete oder experimentell ermittelte Nährstoffaufnahme einer bestimmten Gruppe gesunder Personen. Er wird anstelle einer RDA verwendet, wenn kein EAR-Wert als Basis kalkuliert werden kann, beispielsweise wird die Nährstoffaufnahme von Säuglingen aus dem Nährstoffgehalt der Muttermilch abgeleitet, und die entsprechenden AI-Werte werden auf dieser Grundlage festgelegt.

UL (Tolerable Upper Intake Level). Höchste Dosis der täglichen Nährstoffaufnahme, die keinerlei Risiko von Nebenwirkungen birgt. Der UL wird auf der Basis von NOAEL (= No Observed Adverse Effect Level) unter Berücksichtigung eines Unsicherheitsfaktors abgeleitet. Ein UL wird nur dann bestimmt, wenn überhaupt unerwünschte Wirkungen bei hoher Dosierung bekannt sind.

DRI (Dietary Reference Intakes). Werden – wie vorher – für einzelne Bevölkerungsgruppen separat, d. h. auch alters- und geschlechtsspezifisch sowie für Schwangere und Stillende gesondert festgelegt.

Das Risiko einer unzureichenden Versorgung ist unterhalb des EAR größer als 50%, während das Risiko einer zu geringen Nährstoffaufnahme mit dem RDA auszuschließen ist. Der AI wird unabhängig von EAR und RDA festgesetzt. Im Bereich RDA und UL ist weder eine Unter- noch eine Überversorgung zu befürchten.

Die Orthomolekulare Medizin arbeitet – ihren Erkenntnissen und ihren Aufgaben gemäß – in den Bereichen UL und DRI. So können die verschiedenen nationalen und internationalen Tabellen auf das Niveau der Praktikabilität verkürzt werden:

1. Zufuhr, die **Mangelsymptome verhütet** (gegenwärtig Grundlage der RDA-Werte in den USA und der DGE-Empfehlungen). Ziel: **Erhaltung** des normalen Gesundheitszustandes der Bevölkerung.
2. Zufuhr, die eine **maximale Reduzierung des Risikos** für alle Krankheiten mit einer Ernährungskomponente gewährleistet. Ziel: **Verbesserung** des allgemeinen Gesundheitszustandes.
3. Zufuhr, die zur **Optimierung** benötigt wird (WHO-Definition).

8.5 Anforderungen an Produkte der OM

- Sie müssen überhaupt sinnvoll, d. h. nach medizinischen Erfordernissen und pharmazeutischen Gegebenheiten zusammengestellt sein, d. h. ihre Inhaltsstoffe müssen gemeinsam das körpereigene antioxidative System aufbauen, bzw. aufrechterhalten. Dabei können sie auch einer bestimmten Indikation dienen, z. B. Herz-Kreislauferkrankungen oder Diabetes. Wichtig ist, daß die Inhaltsstoffe sich nicht gegenseitig behindern, z. B. keine Komplexe, Chelate bilden oder keine antagonistische Wirkung entfalten.
- Sie müssen – um die gewünschten Effekte zu erzielen – hochdosiert sein, z. B. mindestens als "ergänzende bilanzierte Diät". Dies wird bei vielen Produkten – meist aufgrund gesetzlicher Bestimmungen, die sich ihrerseits auf unbrauchbare DGE-Empfehlungen stützen – nicht erreicht. Einzelsubstanzen oder Zusammenstellungen in jeweils höheren Dosierungen können hierzulande als Rezepturarzneimittel eines Verordners (Arzt oder Heilpraktiker) vom Apotheker bezogen werden. Da viele Apotheker aber darauf nicht mehr eingerichtet sind, d. h. die nötigen Geräte und Maschinen nicht (mehr) besitzen, kann man inzwischen Rezepturarzneimittel bei darauf spezialisierten (Apotheken-)Firmen beziehen.
- Sie müssen "sauber" sein, d. h. sie dürfen keine Kreuzkontaminationen (z. B. Antibiotika, Hormone) über den Herstellungsprozeß (Tablettiermaschine) aufweisen. Kurz vor den Olympischen Winterspielen in Salt Lake City 2002 sind die niederländischen Eislaufstars knapp an einem Dopingskandal vorbeigeschlittert. Bei einer vom niederländischen Institut für angepaßte wissenschaftliche Untersuchung (TNO) von Nahrungsergänzungsmitteln für Sportler kam heraus, daß mindestens ein Viertel von ihnen Substanzen enthielt, die auf der Doping-Liste standen.

Im gleichen Jahr warnte die FIFA wegen der Gefahr von Nandrolon-Verunreinigungen alle WM-Spieler eindringlich davor, unbekannte, bzw. frei erhältliche Nahrungsergänzungsmittel zu kaufen.
- Sie sollten in jeder Einzeldosis die gleiche definierte Menge an Inhaltsstoffen aufweisen, d. h. bei einer üblichen Inhaltsangabe über 100 Gramm sollte nicht einmal das Doppelte in einer Kapsel oder einem Beutel, dann wieder die Hälfte, dann ein Drittel, usw... vorhanden sein (Herstellung nach ISO 9002 und dem Arzneimittelstandard GMP = Good Manufacturing Practices). Effekte einer Therapie mit orthomolekularen Substanzen müssen sich auch zuordnen lassen, was bei schwankender Zufuhr nicht gelingt. Aus diesem Grund sollte eine Therapie mit orthomolekularen Substanzen auch nicht mit Säften erfolgen, da hier (neben anderen Nachteilen) definierte Inhaltsangaben pro Einzeldosis (Meßbecher, Eßlöffel, u. a.) nicht möglich sind.
- Der Hersteller, bzw. Vertreiber muß die notwendige Sachkompetenz besitzen. Dies ist z. B. nie der Fall bei sog. "Strukturvertrieben", großen Handelsketten (Aldi, Lidl, usw...), Reformhäusern oder Katalogversand. Hin und wieder taucht vor unserer Tür ein Schornsteinfeger auf, der – sozusagen nebenbei – "Orthomolekulare Medizin" in seinem Bauchladen hat und uns alle "aufklären" will mit dem Ziel, saftige Bestellungen "an die Zentrale" aufzunehmen.
- Der Hersteller, bzw. Vertreiber muß namentlich bekannt und leicht erreichbar sein für evtl. Haftungsansprüche. Das spricht immer für das Inland. Ein Firmensitz im Ausland mit einer inländischen Postfachadresse, wie wir sie bisweilen aus Dänemark erhalten, reicht nicht aus.
- Gute Produkte haben zwangsläufig ihren Preis, der sich vorwiegend an der Güte der Rohstoffe (Feinchemikalien) und der Qualität der Verarbeitung (Manufaktur) richtet, d. h. die Vorlieferanten müssen eine jahrelange Kompetenz auf diesem Gebiet besitzen, so daß eine Belieferung mit Rohstoffen aus dunklen Quellen ausgeschlossen ist. Dazu dient ein Analysenzertifikat von den Rohmaterialien oder – noch besser – der Drug Master File (DMF).

8.6 Prinzipien der Orthomolekularen Medizin

1. Orthomolekulare Gesichtspunkte sind vorrangig in Prävention und Therapie, d. h. die sichere und wirksame Verwendung körpereigener (orthomolekularer) Substanzen ist wesentlich.
2. Orthomolekulare Prävention und Therapie sind risikoarm. Die Behandlung mit körperfremden Arzneimitteln wird für spezielle

Indikationen unter Beachtung der potentiellen Gefahren und Nebenwirkungen durchgeführt.
3. Labortests reflektieren nur bedingt den Zustand von Geweben und Organen.
4. Jeder Mensch ist biochemisch verschieden. Die Verzehrempfehlungen der Ernährungsgesellschaften gelten nur für gesunde Menschen. Therapieempfehlungen für Kranke, Rekonvaleszenten und Menschen in besonderen Lebenssituationen, die es heute fast ausnahmslos gibt, müssen anders gesehen werden.
5. Umweltverschmutzung und industrielle Veränderungen der natürlichen Lebensmittel sind im modernen Leben unvermeidbar. Es muß ihnen aber entsprechend begegnet werden.
6. Optimale Gesundheit ist eine lebenslange Herausforderung.
7. Wenn eine Behandlung sicher ist und möglicherweise wirksam, wie dies bei der orthomolekularen Therapie der Fall ist, ist ein Therapieversuch zwingend notwendig.
8. Echte Gesundheit ist nicht das bloße Fehlen einer Erkrankung, sondern das Erreichen wirklichen Wohlbefindens.

8.7 Über die Bedeutung von nutritiven Antioxidantien in der Präventivmedizin – Deklaration von Saas-Fee

1. Intensive weltweite Forschungsarbeiten der letzten 15 Jahre zum Thema "Freie Radikale" erlauben jetzt im Jahre 1992 die Feststellung, daß antioxidativen Mikronährstoffen in der Prävention einer Reihe von Krankheiten erhebliche Bedeutung zukommen dürfte. Unter diesen Krankheiten sind so schwere Leiden wie Herz-Kreislauf-Erkrankungen, cerebrovasculäre Störungen, verschiedene Formen der Krebserkrankungen sowie andere, in höherem Alter gehäuft auftretende Erkrankungen.
2. Es besteht heute generelle Übereinstimmung über die Notwendigkeit weiterer Forschungsarbeiten, sowohl auf der Ebene der Grundlagenforschung und großangelegter epidemiologischer Studien, als auch in der klinischen Medizin, so daß noch umfassendere Information verfügbar werden.
3. Wesentliches Ziel dieser Bemühungen ist die Prävention von Krankheiten. Dieses Ziel ist durch die Anwendung von Antioxidantien

Die Orthomolekulare Medizin / Deklaration von Saas-Fee

erreichbar, die in der Natur vorkommen und physiologische Bedeutung haben. Leitlinie des präventivmedizinischen Vorgehens sollte es sein, eine optimale Versorgung mit diesen antioxidativen Mikronährstoffen sicherzustellen.
4. Umweltschadstoffe wie Smog, Ozon, Stäube usw. sowie Sonnenlicht und andere Strahlungsquellen sind als Umweltnoxen hinreichend bekannt. Eine optimale Versorgung mit nutritiven Antioxidantien leistet einen wichtigen Beitrag zum vorbeugenden Schutz vor ihren Schadwirkungen.
5. Der präventive Nutzen einer Einnahme antioxidativer Mikronährstoffe soll im öffentlichen Bewußtsein stärker verankert werden. Für die Anwendungssicherheit antioxidativer Mikronährstoffe, wie Vitamin E, Vitamin C, Carotinoide, a-Liponsäure und anderen liegen unumstößliche Erkenntnisse vor, auch bei sehr hoch dosierter Zufuhr.
6. Es besteht nunmehr tiefgreifende Übereinstimmung, daß Regierungsstellen, Angehörige der Gesundheitsberufe und die Medien bei der Verbreitung von Präventionskonzepten in der breiten Öffentlichkeit aktiv mitwirken sollten, speziell vor dem Hintergrund des hohen gesundheitlichen Nutzens und der dramatischen Kostenexplosion im Gesundheitswesen.

Saas-Fee (Schweiz), am 15. Juni 1992 (*publ. VERIS Düsseldorf*)
unterzeichnet von
Prof. Dr. Igor Afanas'ev, Moskau
Prof. Dr. Julie E. Buring, Havard
Prof. Dr. Dr. Anthony T. Diplock, London
Prof. Dr. Dr. Charles H. Hennekens, Havard
PD Dr. Bodo Kuklinski, Rostock
Prof. Dr. Lester Packer, Berkeley
Prof. Dr. Mulchand S. Patel, Cleveland
Dr. Matilde Maiorino, Padua
Prof. Dr. Dr. Karlheinz Schmidt, Tübingen

Eine neue wissenschaftliche Wahrheit pflegt sich nicht in der Weise durchzusetzen, daß ihre Gegner überzeugt werden und sich als belehrt erklären, sondern daß die Gegner allmählich aussterben und daß die heranwachsende Generation von vornherein mit der Wahrheit vertraut gemacht ist.

Max Planck in seiner Autobiographie

9 Vitalstoffe – eine große Familie

9.1 Die Vitamine

Den Vitaminen kam man auf die Spur, nachdem man gesehen hat, daß manche Kranken eine Besserung ihres Zustands erfuhren oder sogar geheilt wurden, als man ihnen bestimmte Nahrungsmittel verabreichte. Um solche Vermutungen zu erhärten, löste man ernährungsbedingte Krankheiten experimentell im Tiermodell aus. Die Anwendung entsprechender synthetischer Diäten am Menschen zum Auffinden essentieller Nahrungsfaktoren führte schließlich zu der Erkenntnis, daß Nachtblindheit, Beri-Beri, Rachitis, Pellagra, Keshan-Krankheit oder Skorbut Erkrankungen sind, die aufgrund von "mangelhafter" Ernährung auftraten. So wurde im alten Griechenland und auch später bei Ägyptern und Römern Nachtblindheit durch Zufuhr von Tierleber geheilt. Um Skorbut, eine Vitamin-C-Mangelkrankheit, wie wir heute wissen, heilen zu können, wurden anfänglich Extrakte aus Fichtennadeln eingesetzt, bevor man im 18. Jahrhundert über Zitrusfrüchte verfügte. Die japanische Marine erkannte im 19. Jahrhundert, daß die Entstehung von Beri-Beri (wörtlich: "steifer Gang"), einer neurologischen Erkrankung, auf irgendeine Art mit dem Verzehr von Reis zusammenhängen mußte. Indem man Reis durch Gerste ersetzte und außerdem mehr Fleisch und Gemüse in der Kombüse verarbeitete, verschwand die Krankheit. Es blieb aber nicht bei einzelnen Beobachtungen. Die menschliche Neugier wollte wissen, ob es diese Kausalitäten wirklich gab. Denn Koinzidenz heißt noch lange nicht Kausalität. So löste man an Tieren experimentell diese Krankheiten aus und konnte damit den Zusammenhang Nahrungsdefizite – Erkrankung bestätigen. Damit wußte man aber noch nicht, welche Faktoren der Nahrung im einzelnen für Leben und Gesundheit so wichtig sind. Auch hier halfen nur Versuche weiter. In der Zeit von 1880 bis 1910 verfütterte man verschiedene Diäten, z. B. aus hochgereinigten Proteinen, Kohlenhydraten und Fetten, vermischt mit Salzen und Wasser, oder extrahierte Milch und extrahiertes Brot an Tiere, die danach sämtlich starben. Der Biochemiker Lunin vermutete das Vorhandensein geringer Mengen essentieller, also lebenswichtiger, jedoch unbekannter Substanzen in der Nahrung, z. B. in der frischen Milch. Die Tiere, die zusätzlich mit diesen unbekannten Substanzen, die man zunächst "accessory growth factors", also "begleitende Wachtumsfaktoren" nannte, gefüttert wurden, überlebten. In der Folgezeit wurden weitere, gezielte Versuche durchgeführt und es entstand der Begriff "Vitamin", weil man annahm, daß diese Substanzen stickstoffhaltige Moleküle, also Amine, und lebensnotwendig seien – Vita – (A)mine. Eine andere Definition geht davon aus, daß "wenig" (minor) zum "Leben" (vita) damit gemeint ist. Im Gegensatz zu Mineralien und Spurenelementen sind Vitamine keine Nährstoffe und die meisten von ihnen haben in höherer als der jeweils – nur einen manifesten Mangel ausschließenden – "empfohlenen" Dosis den Zusatznutzen ihrer antioxidativen Eigenschaft.

Funktionen der Vitamine

- Normale Funktion im Stoffwechsel als Coenzyme (in physiologischer Dosierung),
- Funktionen als Antioxidantien (in höheren Dosierungen),
- Funktionen zur Redifferenzierung von maligne transformierten Zellen,
- Hemmung von Onkogenen oder onkogenen Translationsprodukten,
- Induktion des genetisch programmierten Zelltods (Apoptose).

Vitamine können die in mehreren Schritten ablaufende Tumorentstehung auf jeder der zu durchlaufenden Stufen hemmen. Sie können aktive Kanzerogene, die sich auf dem Weg zum Zielmolekül (z. B. der DNA) befinden, hemmen und inaktivieren. Sie verbessern die körpereigene Abwehr und aktivieren die körpereigenen Entgiftungssysteme. Sie verhindern – molekülspezifisch – die Krebsprogression.

Während früher Vitaminmangel die Hauptursache von Krankheit und Tod, aber auch über Erfolg und Mißerfolg von Entdeckungsreisen oder kriegerischen Auseinandersetzungen war, ist heute der Wirkmechanismus von Vitaminen weitgehend aufgeklärt. Vitamine sind niedermolekulare, organische Moleküle, die in allen Lebensformen nahezu die gleichen Funktionen erfüllen. Sie sind hauptsächlich an katalytischen (Coenzyme) oder (als hormonähnliche Stoffe) steuernden Prozessen beteiligt, jedoch selbst weder Baumaterial noch Energielieferanten. Der Körper benötigt sie zur normalen Entwicklung und normalen Funktion. Weil höhere Tiere und der Mensch durch Defektmutation im Laufe der Evolution die Fähigkeit zur Eigensynthese weitgehend verloren haben, müssen sie über ihre Nahrung Vitamine oder Provitamine aufnehmen. Wir sind deshalb auf ihre regelmäßige und ausreichende Zufuhr von außen angewiesen, weil wir sie nicht oder – in wenigen Fällen – nur unzureichend selbst synthetisieren können. Zudem nahmen unsere präzivilisatorischen Vorfahren von allen Vitaminen (und Mineralien) wesentlich höhere Dosen zu sich als wir mit der heutigen Ernährung, z. B. mindestens 400 mg Vitamin C, die Plasmasättigung beginnt ab 200 mg, die heutige Tagesaufnahme beträgt allenfalls 80 mg, Folsäure früher: 360 µg, heute 170 µg, Vitamin A 17 µg zu 7 µg, Vitamin E 33 mg zu 8 mg, Zink 43 mg zu

10 mg, Calcium 2000 mg zu 750 mg und Kalium 10,5 ,mg zu 4 mg. Auch bei den meisten anderen Vitaminen betrug die Zufuhr ungefähr das Dreifache dessen, was die DGE heute empfiehlt. Wir Menschen sind – genetisch gesehen – träge Geschöpfe, die sich an die heutigen geringen täglichen Mengen nicht angepaßt haben. Dabei sind Vitamine (und andere Vitalstoffe) heutzutage gut zugänglich, auch, weil sie inzwischen in großen Mengen, meist synthetisch, hergestellt werden können. An dieser Stelle soll nochmals gesagt sein, daß der Organismus nicht zwischen Vitaminen natürlicher und synthetischer Provenienz unterscheiden kann, auch wenn immer wieder aus Kreisen abseits der Wissenschaft das Gegenteil behauptet wird.

Vitamine werden in zwei Gruppen eingeteilt – fettlösliche (in unipolaren Lösungsmitteln) und wasserlösliche. Fettlösliche (lipophile) Vitamine binden an fetthaltigen Strukturen (Rezeptoren, Membranen usw.) und werden nach Ein- und Umbau in die Kompartimente über Leber und Darm ausgeschieden. Wasserlösliche (hydrophile) Vitamine verbreiten sich wesentlich schneller im wäßrigen Mileu, werden grundsätzlich schlechter gespeichert und ihre Metaboliten über die Nieren ausgeschieden. Fettlösliche Substanzen haben eine träge Kinetik, sie können sich deshalb im Gewebe "stapeln" (akkumulieren), was ja auch von einigen Arzneimitteln bekannt und gefürchtet ist. Übermäßige Zufuhr fettlöslicher Vitamine, insbesondere der Vitamine A (nicht gleichzusetzen mit ß-Carotin als Pro-Vitamin A!) und D, kann zu unerwünschten Hypervitaminosen führen, die Krankheitswert erreichen können. **Die folgenden Zufuhrempfehlungen gelten für Gesunde zur Verhinderung sichtbarer Mangelerkrankungen und sind nicht maßgebend für protektive Wirkungen, bzw. für Kranke. Dafür sind sie zu niedrig.** Sie basieren auf internationalen Studien, bedeuten aber nicht, daß jeder Vitalstoff individuell und dauernd bis zur obersten tolerierbaren Grenze eingenommen werden kann, bzw. sollte. In Deutschland sind darüberhinaus keine orthomolekularen Produkte erhältlich, die auch nur annähernd in diese empfohlenen Dosisbereiche heranreichen.

Zu den fettlöslichen gehören die Vitamine A, D, E und K, zu den wasserlöslichen die Vitamine B_1 (Thiamin), B_2 (Riboflavin), B_3 (Niacin), B_6, Folsäure, Pantothensäure, B_{12}, Biotin und C.

Fettlösliche Vitamine

Vitamin	Nomenklatur n. IUPAC	wirksame Verbindungen
Vitamin A	Retinol	Retinol (alle Wirkungen) Retinal Retinsäure (differenzierte Wirkungen)
Provitamin A β-Carotin	β-Carotin	α-, β-, γ-Carotin
Vitamin D	Calciferole	Ergocalciferol (D_2) Cholecalciferol (D_3)
Vitamin E	Tocopherole	α-, β-, γ-Tocopherol u. Tocotrienole
Vitamin K		Phyllochinon (K_1), Menachinon (K_2)

Wasserlösliche Vitamine

Vitamin	Nomenklatur n. IUPAC	wirksame Verbindungen
Vitamin B_1	Thiamin	Thiaminmononitrat
Vitamin B_2	Riboflavin	
Vitamin B_3	Niacin	Nikotinsäure, Nikotinamid
Vitamin B_5	Pantothensäure	
Vitamin B_6	Pyridoxin	Pyridoxal, Pyridoxol, Pyridoxamin
Pantothensäure	Pantothensäure	
Biotin	Biotin	
Folsäure	Folsäure	
Vitamin B_{12}	Cobalamin	Cyanocobalamin, Hydroxocobalamin, u.a.
Vitamin C	Ascorbinsäure	

9.1.1 Vitamin A

Etwa 1500 v. Chr. bemerkte man eine Korrelation zwischen Nachtblindheit und einer Besserung, bzw. Genesung, wenn Rinderleber verabreicht wurde (Eber-Papyrus, Ägypten). 1917 gelang der Nachweis, daß Vitamin A nicht nur im Tierreich, sondern auch beim Menschen zu finden ist und ein Mangel zu Augendefekten führt. 1949/50 gelang die erste Vitamin-A-Synthese. Vorkommen in Leber, Eier, Milch, Butter, wobei der Genuß von tierischer Leber nicht mehr empfohlen werden kann und selbst von konservativen Gremien auch nicht mehr empfohlen wird. Denn die Leber speichert als Entgiftungsorgan inzwischen zu große Mengen an Schadstoffen, die sie unbekömmlich machen. Ein Vitamin-A-Mangel ist bei dauernden fett- und/oder eiweißarmen Diäten möglich. Ein Vermittler für den Weg des Vitamin A vom Blut in das Zellinnere befindet sich in der Leber. Dort wird es an einen Proteinkomplex gekoppelt, mit diesem zusammen dann in die einzelnen Organe transportiert und an Ort und Stelle wieder entkoppelt. Nun kann sich das Vitamin ohne weitere Hilfe durch die lipophilen Strukturen, wie Membranen, zwängen. Allerdings gibt es auch die Möglichkeit, diesen Vorgang zu beschleunigen. Dazu dienen Rezeptormoleküle auf den Membranen vom Typ STRA6. Solche Rezeptoren befinden sich auch im menschlichen Auge, bisweilen auch im Muskel, Gehirn und Immunsystem. Keine STRA6-Rezeptoren wurden hingegen in der Leber gefunden. Diese ist ja auch nur die Verteilstelle, wo Vitamin A auf das Transporterprotein geladen wird zur "Weiterreise" an entfernte Organe *(doi: 10.1126/science.1136244)*. Ergänzungen können erforderlich sein bei Menschen mit bestimmten Darmerkrankungen (Crohn-Colitiden), Mukoviszidose, Verschluß der Gallengänge, Diabetes, Schilddrüsenüberfunktion sowie bei dauernden Einnahme von Lipidsenkern, da diese die Vitamin-A-Resorption aus dem Darm behindern. Vitamin A verhindert Nachtblindheit, Wachstumsstörungen, Haut- und Schleimhautveränderungen, z. B. Mund-, Bronchial-, Darmschleimhaut, an Haaren und Nägeln. Vitamin A ist ein direktes Antioxidans, es verringert das Risiko von Erkrankungen des Herz-Kreislaufsystems, von Arteriosklerose und Schlaganfall; die Krebsentstehung wird erschwert, der allgemeine Alternsprozeß günstig beeinflußt. Die Zufuhrempfehlung liegt bei 750 – 5000 IE (im Mittel ca. = 2,5 mg) pro Tag, die sichere Dosis bei Dauereinnahme liegt bei 25.000 IE (= 7,5 mg) und entspricht damit dem Sicherheitsfaktor 7 *(Kutsky, Handbook of Vitamins, 1973)*. Ausgenommen von dieser Empfehlung sind Schwangere, die nicht mehr als 10.000 IE (= 3 mg) zu sich nehmen sollten. Vitamin A wird zu 80 – 90% resorbiert, wobei sich bei steigender Zufuhr die Resorptionsrate verringert.

9.1.2 β-Carotin

wird als einziges Provitamin (Provitamin A) unter die Vitamine eingeordnet. Sein Vorkommen: grünes, gelbes und oranges Gemüse und Obst wie Spinat, Brokkoli, u.a. Die Anwendungsgebiete sind identisch mit denen von Vitamin A, ß-Carotin hat jedoch einen eigenen substanzspezifischen Effekt, weshalb die gleichzeitige Einnahme von Vitamin A und ß-Carotin durchaus sinnvoll ist. ß-Carotin ist ein langgestrecktes Molekül, vergleichbar einer Harfe, das sich beim Auftreffen eines Radikals "schüttelt", ähnlich wie ein nasser Hund, um dann nach dieser Attacke völlig unversehrt weiter seine antioxidative Fähigkeit zur Verfügung zu stellen. Die Zufuhrempfehlung sind 3300 IE (= 1,0 mg). Anders als Vitamin A verursachen Carotinoide keine Hypervitaminose, weil ihre intestinale Resorption viel weniger effektiv ist als die des Vitamin A und weil Carotinoide nur sehr langsam zu Vitamin A umgebaut werden. Die sehr häufigen Warnungen über die Medien von Ärzte-, Kassen- und Verbraucherverbänden vor toxischen Effekten einer allgemeinen Vitaminzufuhr sollten sich – wenn schon – eigentlich auf hohe Dosen der Vitamine A und D beziehen, die allerdings in den hierzulande frei zugänglichen Produkten überhaupt nicht vorhanden sind. In Wirklichkeit handelt es sich dabei immer um das Provitamin A, also um Carotinoide. Insofern sind solche "Warnungen" unredlich und verfolgen wohl ganz andere Ziele.

9.1.3 Vitamin D (= Cholecalciferol = Vitamin D$_3$)

Während die erste Beschreibung der Rachitis beim Kind, bzw. der Osteomalazie beim Erwachsenen von 1645 datiert, konnte erst 1919 durch Fischleberöl eine bei Hunden experimentell erzeugte Rachitis geheilt werden. Im gleichen Jahr heilte Huldschinsky rachitische Kinder durch UV-Lichtbestrahlung. Allerdings gibt es Nachweise, daß bereits zwischen 1752 und 1784 im Krankenhaus von Manchester insgesamt etwa 250 Liter Fischleberöl als Mittel gegen Rachitis eingesetzt wurden. In vorantibiotischer Zeit wurde Tuberkulose mit Vitamin D behandelt. Am Londoner Imperial College wollte man diese Vorgehensweise verifizieren und startete einen Laborversuch: Probanden wurde Blut entnommen und dieses in vitro mit TB-Bakterien zusammengebracht. Sodann wurden diese Kulturen in zwei Gruppen unterteilt, wobei das Blut der einen mit Vitamin D, das der anderen mit einem Placebo versetzt wurde. Im Ergebnis fanden sich in der Verum-Gruppe 20% weniger TB-Bakterien. Vitamin D wird nur von Wirbeltieren gebildet und benötigt. Es ist ein Gattungsname für eine Gruppe von Seco-Steroiden mit der biologischen Aktivität von Vitamin D und nimmt unter den Vitaminen eine Sonderstellung ein, da der menschliche Organismus nicht auf eine Zufuhr von außen angewiesen ist, sondern es zu 90% in der Haut unter

Einwirkung ultravioletter Strahlung aus Cholesterin synthetisieren kann. So handelt es sich um fettlösliche Verbindungen mit enger Strukturverwandtschaft zum Cholesterin. Vorkommen in (öleingelegtem) Fisch, Leber, Eigelb, Milch, Hefe. Vitamin D ist (zusammen mit Nebenschilddrüsenhormonen) an der Steuerung des Calcium- und Phosphathaushalts und bei der Calciumresorption aus dem Darm beteiligt. Verhindert Rachitis, (zusammen mit anderen Molekülen) Osteoporose und Herzerkrankungen. Da nun Vitamin D durch die ultraviolette Sonnenlichteinstrahlung in der Haut gebildet wird, verwundert es nicht, daß Vitamin-D-Mangel nicht gerade selten ist, außerdem bei strengen Vegetariern oder ungenügender intestinaler Resorption (z. B. Verschlußikterus, Pankreasinsuffizienz, Malabsorptionssyndrom), bei chronischen Lebererkrankungen (Umwandlung von Cholecalciferol in 25-Hydroxycalciferol in der Leber ist gestört), bei chronischen Nierenerkrankungen (die Reaktion 25-Hydroxycholecalciferol → 1,25 Dihydroxycholecalciferol unterbleibt im geschädigten Organ), unter der langfristigen Einnahme einiger Medikamente z. B. Lipdsenker, Antikonvulsiva und Leberenzym-induzierende Arzneien (bewirken einen erhöhten hepatischen Vitamin-D-Abbau), Laxantien (Paraffine) und Cholestyramin hemmen die intestinale Vitamin-D-Resorption, bei bestimmten Gendefekten, bei Schilddrüsenunterfunktion, bei Darm- und Knochenerkrankungen, bei Älteren, bei dunkelhäutigen Menschen, die zudem in Städten unter der Dunstglocke leben, bei allen Personen, die aufgrund einer Primärerkrankung, z. B. Rheuma, Lähmungen usw., nicht mehr die Wohnung verlassen und ans Tageslicht gehen können, bei allen, die nachts arbeiten und tagsüber schlafen müssen und bei allen, die für gewöhnlich fast ihre gesamte Hautfläche mit dichter lichtundurchlässiger Kleidung bedecken. Neue epidemiologische Daten weisen zudem darauf hin, daß bei Patienten mit Herzinsuffizienz, Arrhythmien, Hypertonie und Multipler Sklerose häufig eine unzureichende Versorgung mit Vitamin D vorliegt, weshalb eine Substitution empfohlen wird. Einer neuen Studie der Universität von Kalifornien zufolge könnte eine Vitamin-D-Substitution weltweit pro Jahr 250.000 Darmkrebs- und 350.000 Brustkrebserkrankungen verhindern. Davon profitieren würden vor allem Bewohner der nördlichen Erdhalbkugel. Allein in den USA würde sich die Zahl der beiden Tumor-Neuerkrankungen um 150.000 verringern. Die Wissenschaftler erhoben dazu die Vitamin-D-Werte im Blut von Menschen aus 15 Ländern und rechneten die Daten auf die Bevölkerung von 177 Ländern um. Die Speicherfähigkeit von Vitamin D beträgt 2 – 4 Monate. Die Zufuhrempfehlung liegt in Deutschland bei 5mg (= 200 IE), was inzwischen als zu niedrig angesehen wird, in den USA beim Doppelten. Die sichere Dosis bei Dauereinnahme liegt bei 25-50mg, der Sicherheitsfaktor ist 5.

9.1.4 Vitamin E (Tocopherol)

Laborratten, die mit ausreichenden Mengen an Proteinen, Fetten, Kohlenhydraten und den bis dahin (um 1922) bekannten Vitaminen A, B_1, C und D gefüttert wurden, zeigten zwar Wachstum und Wohlbefinden, vermehrten sich aber nicht. An den Tieren atrophierten die Fortpflanzungsorgane, bzw. die Feten starben ab. Zur gleichen Zeit beschrieben Evans und Bishop einen neuen fettlöslichen Nahrungsfaktor, den sie "Faktor X" nannten und der 1927 endgültig als ein zur Bedingung und Aufrechterhaltung der Fertilität essentieller Nahrungsbestandteil anerkannt wurde. Seit 1931 (Olcott, Mattill) werden ihm auch antioxidative Eigenschaften zugesprochen. Wenngleich ein Mangel an Vitamin E zur Destabilisierung biologischer Menbranen führt, eine erhöhte Hämolyseneigung der Erythrozyten verursacht, so ist der exakte Wirkmechanismus des Vitamin E nicht bekannt. Vorkommen in Pflanzenölen (Sonnenblumen-, Weizenkeim-, Rapsöl), Weizenkeimen, Vollkorngetreide, Blattgemüse, Eiern, Innereien, Nüssen. Verhindert Störungen des Muskelstoffwechsels, Krämpfe, Anämie und – zusammen mit anderen Molekülen – diabetische Spätfolgen, Herzerkrankungen, Rheuma, Grauen Star, Altersbeschwerden, Krebs. Direktes Antioxidans. Unterversorgung bei Kochen mit Speiseölen, die mehrfach-ungesättigte Fettsäuren (PUFA) aufweisen und bei hohen Koch- bzw. Brattemperaturen, bei Leber- und Darmerkrankungen, bei Mukoviszidose. Die Zufuhrempfehlung liegt bei 12 mg/Tag, die sichere Dauerdosis liegt bei 800 mg, der Sicherheitsfaktor ist 50. Hohe Dosen an Vitamin E reduzieren die intestinale Resorption der Vitamine A und K, außerdem wurde ein antagonister Effekt auf die Funktion des Vitamin K beobachtet, was allerdings nur bei Patienten mit vermindertem Vitamin-K-Status problematisch sein dürfte. Andererseits könnte diese antagonistische Eigenschaft des Vitamin E bei Patienten mit Thromboserisiko erwünscht sein.

9.1.5 Vitamin K (Phyllochinon)

1929 beobachtete man bei Versuchen an Küken, daß sie tödlichen Blutungen erlagen, wenn sie Futter erhielten, das mit Ether extrahiert worden war. Gab man den betroffenen Tieren dann diese Etherextrakte, so normalisierte sich ihr Zustand wieder. Diesen in den Etherextrakten vorhandenen (hypothetischen) Koagulationfaktor nannte man Koagulationsvitamin oder Vitamin K (Dam, 1935). Das erste kristalline antihämorrhagische Vitamin K wurde dann zehn Jahre nach der ersten Beobachtung 1939 aus Bakterien gewonnen. Vorkommen in Blatt- und Wurzelgemüse, Obst, Samen, Kuhmilch, Joghurt, Alfalfa, Sojabohnenöl, Sauerkraut. Zum großen Teil Eigensynthese durch physiologische Darmbakterien

bei Erwachsenen und Kindern, die allerdings unter Antibiotikatherapie gestört wird. (Dieser Lehrmeinung widersprechen allerdings neuere Studien, die der Eigensynthese durch Darmbakterien nur eine geringe, wenn nicht keine Rolle bei der Deckung des Vitamin-K-Bedarfs zuschreiben.) Der Bedarf ist nicht genau bekannt, man geht von 300 – 500 µg aus, Neugeborene haben einen höheren Bedarf. Die Speicherfähigkeit von Vitamin K beträgt 2 – 6 Wochen.
Begünstigende Faktoren für einen Vitamin-K-Mangel sind Antibiotika, Antikonvulsiva und Antikoagulantien (Cumarine). Vitamin K wird in der Leber zur Bildung mehrerer Gerinnungsfaktoren einschließlich Prothrombin und zum Aufbau der Knochen benötigt. Aufgrund seiner chemischen Struktur könnte es antioxidative Eigenschaften haben, so daß Vitamin K auch eine Rolle in der Krebsprävention zugedacht wird. Vitamin K verhindert unphysiologische Blutungen, z. B. Sickerblutungen, Nasenbluten, Zahnfleischblutungen, Blutungen im Darm, im Harnapparat oder (selten) im Gehirn. In der Notfallmedizin kann es Marcumar-Patienten vor dem Verbluten retten. Wichtig ist die Bedeutung von Vitamin K zur Prävention und Therapie von Herzerkrankungen und der Osteoporose (zusammen mit Calcium, Vitamin D, Magnesium). In Deutschland beträgt die empfohlene Zufuhr 65 µg, in den USA 80 µg. Die sichere Dosis bei Dauereinnahme beträgt 4000 µg, der Sicherheitsfaktor ist 60. Bei Lebererkrankungen, Pankreasinsuffizienz und Zöliakie ist die Vitamin-K-Resorption eingeschränkt.

9.1.6 Vitamin B$_1$ (Thiamin, Aneurin)

Die Thiamin-Mangelkrankheit Beri-Beri wurde zuerst eindeutig 1630 auf Java durch den holländischen Arzt Jacobus Bonitus beschrieben. 1882 erkrankten über die Hälfte japanischer Matrosen, die während ihres neunmonatigen Dienstes als tägliche Nahrung polierten Reis erhielten, an Beri-Beri. Als bei folgenden Fahrten ihre Nahrung nach westlichem Muster modifiziert wurde, sank die Zahl der Patienten deutlich. Gegen Ende des 19. Jahrhunderts gelang der holländischen Verwaltung auf Java, bzw. einer von ihr eingesetzten Kommission zur Erforschung von Beri-Beri der Nachweis, daß es sich hier – entgegen anderer Vermutungen – nicht um eine Infektionskrankheit, sondern um einen Nahrungsmangel handelte. 1911 prägte Funk erstmals die Bezeichnung "Vitamin" für eine aus Reisschalen gewonnene kristalline Substanz, ihre Isolierung aus Hefekonzentraten gelang 1926, und 1936 wurde von Williams die korrekte Struktur des Vitamin B$_1$ publiziert. Vitamin B$_1$ kommt nur in vergleichsweise wenigen Nahrungsmitteln vor, bzw. es fehlt in einigen völlig (Öle, Fette Alkohol, Weißmehl, geschälter Reis usw.). Vorkommen in allen unbehandelten Nahrungsmitteln, vor allem aber in Schweinefleisch, Vollkorn- oder angereicherten Getreideprodukten, Weizenkeimen und Weizenkleie, in Vollkornreis, Hefe, Leber, Nieren, Fisch, Bohnen, Nüssen, Kartoffeln, Eiern und den meisten Gemüsearten. **Bei der Lebensmittelzubereitung geht allerdings viel Vitamin B$_1$ verloren, da es hitzeinstabil ist.** Vitamin B$_1$ ist an vielen Reaktionen des Kohlenhydrat- und Fettstoffwechsels, auch an der Kollagensynthese beteiligt, z.B. an der oxidativen Decarboxylierung von Pyruvat (Bildung von Acetyl-CoA zum Aufbau von Fettsäuren, Steroiden, Acetylcholin). Die Funktion der Regulierung des Kohlenhydratstoffwechsels erklärt, daß der Thiaminbedarf umso größer ist, je mehr Kohlenhydrate die Nahrung enthält. Für die Coenzymfunktion von Thiamindiphosphat sind zweiwertige Kationen wie Mg^{2+} oder Mn^{2+} erforderlich. Thiaminmangel kann sich in kardiovaskulären Schädigungen (z. B. Ödeme, Atemnot, Tachykardie) oder neurologischen Störungen (z. B. Fußbrennen, Nervenentzündungen, Muskelschwäche und -schmerz, Krämpfen) zeigen. Ein – subklinischer – Mangel tritt leicht auf wegen der geringen Speichermöglichkeit (4 – 10 Tage) und weil der Bedarf an Vitamin B$_1$ in direkter Relation zum Energieumsatz steht, d. h. jede körperliche Belastung, eine Schilddrüsenüberfunktion, jede Erkrankung, Operation, schwere Verletzungen oder Verbrennungen, langandauernder psychischer Streß, Alkoholmißbrauch, Leberschäden, Reduktionskost, Diabetes, höheres Lebensalter, hohe Kohlenhydrataufnahme, führen immer zu höherem Bedarf. Frauen haben unter Kontrazeptiva, bzw. HET einen deutlich erhöhten Thiamin-Bedarf. Hoher Kaffee-, Alkohol- oder Teekonsum deaktiviert Vitamin B$_1$, bzw. leert die für Thiamin eher geringen Speicher. Folsäuremangel verschlechtert die Thiaminaufnahme. Vitamin B$_1$-Gaben beeinflussen eine Polyneuritis günstig, verhindern Beri-Beri, beugen chronischer Müdigkeit, Appetitmangel, Schlaflosigkeit und Verdauungsstörungen vor. Thiamin hat eine große therapeutische Breite. In Deutschland beträgt die empfohlene Zufuhr 1,4 mg, in den USA 1,5 mg, die sichere Dosis bei Dauereinnahme ist 300 mg, der Sicherheitsfaktor 188.

9.1.7 Vitamin B$_2$ (Riboflavin)

Aus Hefe, Eiklar und Molke isolierte man 1933 reines Riboflavin und Lactoflavin, nachdem man zuvor nach einem "zweiten Nahrungsfaktor" gesucht hatte und dabei eine uneinheitliche Substanz (Riboflavin, Pyridoxin, Pantothensäure, Nicotinsäure) fand, die eine Anti-Pellagra-Wirkung aufwies (Synthese erstmals 1936). Ist von starker gelber Farbe (auch "gelbes Enzym" genannt), hitzestabil, jedoch lichtempfindlich und gehört chemisch zu den Flavonoiden. Die höchste Konzentration ist in der Leber. In der Folge – ab 1938 (Warburg) – wurden etliche Coenzyme entdeckt, die die zentrale Stellung des Flavins im Stoffwechsel von Kohlenhydraten, Aminosäuren, Fettsäuren, Purinen und anderen B-Vitaminen belegen. Beteiligt an der Atmungskette (NADH$_2$/NADH$_2$-Cytochrom-c-Reduktase). Deshalb wird seine Rolle als direktes Antioxidans diskutiert. Ferner beteiligt bei der Bildung von Hormonen der Nebennierenrinde. Vorkommen in Milch, Eiern, Käse, Fisch, Leber Vollkornprodukten, Blattgemüse, Bohnen, Hefe. Isolierter B$_2$-Mangel ist selten, meist sind alle anderen B-Vitamine betroffen: bei längerfristiger Einnahme von Phenothiazin-Präparaten gegen Psychosen, trizyklischen Antidepressiva, östrogenhaltigen Präparaten ("Antibaby-Pille", Hormonersatztherapie in den Wechseljahren/HET, bei beeinträchtigter Riboflavin-Aufnahme durch den Darm (Krohn-Colitiden), bei Alkoholikern, bei Verletzungen, Operationen und schweren Erkrankungen, bei älteren Menschen. Symptome einer Unterversorgung sind Hauterscheinungen (rissige Lippen, Mundwinkelrhagaden, rote, wunde Zunge), juckende, brennende und lichtempfindliche Augen, Liderzucken. Die Zufuhrempfehlungen sind für Deutschland 1,8 mg, in den USA 1,7 mg, die sichere Dosis bei Dauereinnahme liegt bei 1000 mg, der Sicherheitsfaktor ist 550.

9.1.8 Vitamin B$_9$ (Niacin, Nicotinsäure, Nicotinamid, NADP [P])

Pellagra (= rauhe Haut) wurde 1735 wahrscheinlich erstmals in Spanien beschrieben, der Zusammenhang zwischen Erkrankung und Ernährung (Maiskonsum) erst 1920 durch Goldberger an Menschen und Hunden belegt. Pellagra wurde als eine Mangelkrankheit identifiziert, verursacht durch das Fehlen eines Diätfaktors, der "pellagra-prevention factor", bzw. "P-P-factor" genannt wird. 1937 entdeckte man, daß Pellagra durch Gabe von Nicotinsäure heilbar ist, sodaß sie als Nicotinsäuremangelkrankheit bezeichnet wird. Kürzlich wurde von Charles Brenner et al. vom Dartmouth Medical Center in Hanover/New Hampshire ein Vorläuder-Molekül des NAD entdeckt, das – zumindest bei der Hefe – lebensverlängernd wirkt, vermutlich weil es die Synthese eines NAD-Coenzyms erhöht, worauf Sirtuin vermehrt synthetisiert wird. Sirtuine unterdrücken ihrerseits ungünstige Stoffwechselgene und aktivieren Erbanlagen, die Reparaturen an der DNA vorantreiben *("Cell", Bd. 129, S. 473).* Das NAD-Vorläufermolekül kommt hauptsächlich in der Milch vor. Vitamin B$_3$ kommt in der Leber, magerem Fleisch, Geflügel, Fisch, Kartoffeln, gerösteten Erdnüssen, Gemüse, Kaffeebohnen, getrockneten Bohnen, Vollkornprodukten vor. Niacin, bzw. seine beiden aktiven Formen Nicotinamid und Nicotinsäure sind als Coenzyme an zahlreichen Oxidations- und Reduktionsprozessen beteiligt, sie spielen eine zentrale Rolle im Lipid- und Kohlenhydratstoffwechsel (Umwandlung von Blutzucker in Energie), entscheidende Bedeutung für Nerven- und Verdauungssystem, für die Haut und für die Bildung von Östrogenen,

Progesteron und Testosteron. Niacin-Mangel tritt dort auf, wo Getreide (tryptophanarmer Mais, die Hirseart Sorghum, bzw. Jowar, bzw. Millet in Südafrika, Ägypten, Indien) das Grundnahrungsmittel ist und ohne besondere Zubereitung verzehrt wird, ferner bei Niacin-Aufnahmestörungen durch den Darm wie Zöliakie, Crohn-Colitiden, Dünndarmresektion, Lebererkrankungen, Alkoholismus. Symptome sind Hauterscheinungen (wunde, rissige, rote Haut, Entzündungen von Mundschleimhaut und Zunge), Bauchschmerzen, Übelkeit, Durchfall, Schlaflosigkeit, Gedächtnisstörungen, Depressionen). Therapeutisch wirksam bei Hyperlipidämie, Hypertonie (vasodilatatorisch), Diabetes (stellt in den Langerhans-Zellen normale intrazelluläre NADH-Spiegel her), Dermatosen, Tumorerkrankungen (erhöht Strahlenempfindlichkeit von Tumorgewebe, d. h. deren Effektivität wird erhöht), neurologischen Störungen (Demenz, Depression, Neuralgien, Lernstörungen). Die Zufuhrempfehlungen sind für Deutschland und den USA 18 mg, die sichere Dosis bei Dauereinnahme sind 1000 mg, der Sicherheitsfaktor ist 50. Symptome einer Überdosierung können vorübergehender Juckreiz, Hitzewallungen, Prickeln und Kopfschmerzen sein, allerdings nicht bei der synthetischen Form der Nikotinsäure (Nikotinamid). Hohe Dosen von Nikotinsäure vermindern die Blutfette einschließlich Cholesterol und werden daher auch zur Behandlung der Hyperlipidämie verwendet.

9.1.9 Vitamin B$_5$ (Pantothensäure)

Wurde im Zusammenhang mit der Erforschung anderer B-Vitamine 1931 in Heferassen entdeckt. Das Fehlen von Pantothensäure verursachte bei Küken eine Dermatitis und bei Jungratten Wachstumsstörungen. Auch in der Natur so nicht vorkommende, aber biologisch wirksame Analoga der Pantothensäure, wie z. B. das Panthenol, die Alkoholform des Vitamins, fallen unter den Begriff der Pantothensäure. Vorkommen in fast allen Nahrungsmitteln (griechisch: *pantothen* = von allen Seiten her), besonders reich in Leber, Nieren, Herz, Fisch, Eigelb, Bierhefe, Weizenkeimen, Gelée Royale (= Nahrung der Bienenköniginnen). Coenzym wichtiger Enzyme des Kohlenhydrat- und Lipidstoffwechsels, z. B. Bestandteil von Coenzym A und greift als Acetyl-CoA in die Synthese von Triglyceriden, Acetylcholin und Steroiden (Cholesterin, Steroidhormone wie Cortison) sowie in die Acetylierung von Aminen, Aminozuckern und Arzneistoffen ein. Wichtige Rolle bei der Infektionsabwehr, reguliert den Fettstoffwechsel, lindert Müdigkeit. Mangel möglich bei Verletzungen, Operationen, schwerer Erkrankung oder psychischem Streß. Ein B$_5$-Mangel kann zu Zwölffingerdarmgeschwüren, erniedrigten Blutzuckerwerten, Fettstoffwechselstörungen, Atemwegsinfektionen und schlechtem Allgemeinzustand führen. Mangelsymptome sind Müdigkeit, Kopfschmerzen,

Übelkeit, Bauchschmerzen, Taubheit und Prickeln in den Gliedmaßen, Schwäche, Muskelkrämpfe, Verwirrtheit und Koordinationsstörungen. Zufuhrempfehlung: 6 mg/Tag für Deutschland. Hohe Dosen senken Cholesterin und Triglyzeride und erhöhen HDL-Cholesterin. Auch sehr hohe Dosen (1000 mg und mehr) sind untoxisch durch schnelle renale Ausscheidung, Einnahmen von 10 – 20 g können Durchfall auslösen. Sichere Dosis bei Dauereinnahme ist 10.000 mg/Tag, der Sicherheitsfaktor beträgt 1650.

9.1.10 Vitamin B_6 (Pyridoxin)

Wurde von György 1934 identifiziert, der die Aktivität des Vitamin B_6 genauer definiert als den Teil der B-Vitamine, der zur Heilung der Rattenakrodynie unerläßlich ist. 1938 gelang die Isolierung des B_6 in kristalliner Form. Pyridoxin ist eine Gruppe von Substanzen mit vergleichbaren Eigenschaften. Es ist Coenzym für ca. 200 Enzyme. Es ist Precursor zur Sequenzierung von Aminosäuren und spielt somit eine wesentliche Rolle im Eiweiß- aber auch Kohlenhydrat- und Fettstoffwechsel, es ist auch beteiligt an der Synthese von biogenen Aminen (z. B. Histamin, Dopamin), Einfluß auf Häm- und Lecithinsynthese, Immunsystem und Quervernetzung von Collagen und Elastin, Mucopolysacchariden und Hyaluronsäure. Coenzym für Freisetzung von Glucose aus Glycogen, erhöht Affinität des Hämoglobins zu Sauerstoff, Bildung von Nikotinsäure (= Vitamin B_3), wird benötigt zur Synthese von Erythrozyten und Antikörpern. Wichtig für die Funktion des ZNS und verschiedener Hormone. Vorkommen in Leber, Geflügel, Fisch, Eiern, Milch, Vollkorngetreide, Weizenkeimen, Bananen, Kartoffeln, Avocados. Mangel möglich bei gestillten Säuglingen, älteren Menschen, bei Störungen der Resorption von Vitaminen des B-Komplexes im Darm, bei Alkoholismus oder bei einer medikamentösen Behandlung mit Penicillamin und Hydralazin. Pyridoxin lindert Depressionen bei Frauen, deren Vitaminmangel durch orale Kontrazeptiva oder Hormonersatztherapie in den Wechseljahren hervorgerufen wurde. Vitamin B_6 beugt Schwangerschafterbrechen vor und lindert prämenstruelle Beschwerden (PMS). Pyridoxinmangel kann Schwäche, Reizbarkeit, Nervosität, Depressionen, Hauterkrankungen wie Entzündungen von Mundschleimhaut und Zunge oder rissige Lippen verursachen. Bei Erwachsenen kann es zur Anämie, bei Kindern zu Krampfanfällen kommen. Präventive Wirkungen werden Pyridoxin (oft in Verbindung mit B_{12} und Folsäure) auch bei Herzerkrankungen, Depressionen und Krebs (assoziiert mit niedrigen B_6-Spiegeln, wachstumshemmende Wirkungen auf Tumorzellen nachgewiesen) zuerkannt, Lebererkrankungen (gehen alle mit Störungen im B_6-Metabolismus einher), Hyperlipidämie (Lecithinsynthese ist Vitamin B_6-abhängig, Blutcholesterin wird gebunden). Die Speicherfähigkeit beträgt 2 – 4 Monate. Die Zufuhrempfehlung ist in Deutschland 1,8 mg/Tag, in den USA 2,0 mg/Tag. Die sichere Dosis bei Dauereinnahme beträgt mindestens 200 mg/Tag, der Sicherheitsfaktor ist 100. Die Resorption erfolgt im oberen Dünndarmabschnitt innerhalb weniger Minuten, innerhalb einer Stunde gelangen ca. 80% des oral aufgenommenen Pyridoxin in die Leber. **Verluste durch Nahrungszubereitung ca. 30 - 40%. Der Bedarf ist abhängig von der Art des Nahrungsproteins, denn die Zufuhr tierischen Proteins verlangt höhere Pyridoxin-Dosen als eine Proteinzufuhr pflanzlicher Provenienz.**

9.1.11 Folsäure (Vitamin B_9)

Im Jahre 1930 publizierte Lucy Wills einen Artikel über "perniziöse Anämie", die sie in Bombay vermehrt bei schwangeren Frauen gesehen hatte, eine bis dahin unbekannte Avitaminose aufgrund von Mangelernährung war und die sich – anders als Morbus Addison – mit Hefeextrakten beeinflussen ließ. Um und nach 1940 ergaben unabhängig voneinander zahlreiche Versuche z. B. an Küken, daß die Verabreichung des antianämische Faktors mittels Leber- oder Hefeextrakts die Küken heilte. Man prägte den Begriff "Vitamin Bc" ("C" von chick = Küken). Versuche an experimentell anämischen Affen brachten den Begriff "Vitamin M" (monkey = Affe). 1941 gelang Snell aus vier Tonnen Spinatblättern die Isolierung einer Säure (folid acid, folium = das Blatt), die das Wachstum einiger Darmsymbionten anregte. Vorkommen in Blattgemüse, Fleisch, Milch, Pilzen, Leber, Wurzelgemüse, Orangen, Nüssen, getrocknete Bohnen, Erbsen, Eigelb, Vollkornprodukten. Coenzym mehrerer Enzyme, Überträger von C_1-Resten bei der Biosynthese von Nukleinsäuren und Aminosäuren, moduliert den Serotoninstoffwechsel, wichtig beim Aufbau der Phospholipide des Gehirns und bei der Bildung von Melatonin in der Zirbeldrüse, für Wachstums- und Fortpflanzungsprozesse. Wesentlich für die Bildung von Erythrozyten und Knochenmark sowie für Entwicklung und Funktion des ZNS (zusammen mit B_{12}). Es verhindert neurologische Störungen, congenitale Mißbildungen (Neuralrohrdefekt "spina bifida"), Schleimhautveränderungen, (zusammen mit anderen B-Vitaminen) Depressionen und andere psychische Störungen, Herzerkrankungen, Krebs. Symptome einer Unterversorgung sind Müdigkeit, Appetitlosigkeit, Übelkeit, Durchfall, Haarausfall, Entzündungen an Mund und Zunge. Bei Kleinkindern wirkt sich Folsäuremangel wachstumshemmend aus. Die Folsäureresorption im oberen Dünndarm ist pH-abhängig. **Folsäure aus der Nahrung wird nur zu 40% resorbiert! Der tägliche Folsäure-Bedarf kann allein aus der Nahrung nicht sichergestellt werden!** Das räumt sogar die Deutsche Gesellschaft für Ernährung (DGE) inzwischen ein. Folsäure wird vom Gehirn via Blut-Hirn-Schranke aufgenommen. Leber und Niere speichern Folsäure (Speicherfähigkeit 2 – 4 Monate). Ausscheidung vorwiegend über Niere und Galle. Die Zufuhrempfehlung für Deutschland ist 300 µg/Tag, in den USA 200 µg/Tag. Die sichere Dauerdosis beträgt 2000 µg, der Sicherheitsfaktor ist 1300. Isolierte hohe Dosen an Folsäure verschlimmern einen bestehenden B_{12}-Mangel. Folsäuremangel gehört hierzulande zu den häufigsten Avitaminosen.

9.1.12 Vitamin B_{12} (Cyanocobalamin u. Hydroxycobalamin)

Alter des Moleküls: ca. 21,4 Millionen Jahre. 1822 berichtete Cobe erstmals von einem Fall der perniziösen Anämie, die 1849 von Addison als separate Krankheit genau beschrieben wurde und deshalb den Namen Addisonsche Anämie (Morbus Addison) erhielt. 1920 experimentierte ein anderer prominenter Hämataologe, Whipple (Morbus Whipple), an experimentell blutarm gemachten Hunden, an die er anschließend Leber zur Blutregeneration verfütterte und als essentielle Substanz der bis dahin tödlich verlaufenden perniziösen Anämie erkannte. Strukturell nahe verwandt mit Myoglobinen, Hämoglobinen, Enzymen der Atmungskette (Cytochrom C), aber auch mit Chlorophyll, bzw. Porphyrinderivaten. 1928 entdeckte Castle, daß zur Resorption des Antiperniziosafaktors (aus dem Leberextrakt) zwingend noch eine Verknüpfung von "intrinsic factor" des Magens mit dem "extrinsic factor" des zugeführten tierischen Proteins notwendig ist. Dieser "extrinsic factor" ist identisch mit Vitamin B_{12}, und "intrinsic factor" (IF) ist ein spezielles Transportprotein für B_{12}, das im Magen gebildet wird und ohne das ein aus der Nahrung zugeführtes Vitamin B_{12} nicht aufgenommen werden kann. Vorkommen in Leber, Nieren, magerem Fleisch, Fisch, Geflügel, Eiern, milchsaurer vergorenem Gemüse, (Sauer-)Milch, Milchprodukten. Coenzym vieler Enzyme, wichtige Rolle bei Zellteilungsprozessen, d. h. für Wachstum und Entwicklung, zur Bildung von Nukleinsäuren, Erythrozyten und Knochenmark, wichtig für ZNS und zur Verwertung von Folsäure und Kohlenhydraten. Da die Leber den Bedarf von B_{12} aufgrund seiner Essentialität zwei bis sechs Jahre speichern kann, fällt ein Mangel erst bei vollständiger Speicherentleerung auf: Anämie, Mundwinkelrhagaden, wunde Zunge, brüchige Nägel. Die Unterversorgung hat Auswirkungen auf Gehirn und Rückenmark, führt zu Taubheit und Prickeln, Gedächtnisstörungen und Depressionen. **Mangel entsteht bei vegetarischen Kostformen,** bei Zöliakie (Sprue), Crohn-Colitiden, nach Magen- und/oder Darmoperationen, bei Pankreatitiden mit Fettstuhl, bei Leberzirrhose, bei Alkoholismus, aber auch bei Schadstoffexposition und **es vergehen 5 bis 6 Jahre, ehe Mangelsymptome (beim Erwachsenen, bei Kindern wesentlich früher) auftreten**. Therapeutisch wirksam bei perniziöser Anämie, erhöhtem Homocysteinspiegel, Herzerkrankungen, Nervenschäden,

Depressionen und anderen psychischen Störungen. Die Zufuhrempfehlung ist in Deutschland 3 µg/Tag, in den USA 2 µg/Tag. Die sichere Dauerdosis ist mindestens 1000 µg/Tag, der Sicherheitsfaktor beträgt 300. **Anmerkung: Bei einem Alter ab ca. 45-50 Jahren und dann weiter zunehmend muß im Magen mit einer physiologischerweise verminderten intrinsic-factor-Produktion gerechnet werden, d. h. daß das B_{12} aus der Nahrung nicht mehr oder nur unvollkommen resorbiert wird. Es empfiehlt sich deshalb der parenterale Weg, also etwa zweimal jährlich eine "Spritzenkur" (i. m.) mit den Vitaminen B_6, B_{12} und Folsäure.**

9.1.13 Vitamin C

Die Vitamin-C-Mangelkrankheit Skorbut wurde mit ihren Symptomen erstmals 1550 v. Chr. im Ebers-Papyros beschrieben. Den Schriften von Hippokrates und Plinius läßt sich entnehmen, daß sie auch den alten Griechen und Römern bekannt war. Im frühen Mittelalter trat sie nicht nur bei Seefahrern, z. B. den Wikingern, bei Vasco da Gama oder Magellan auf, sondern auch bei der nordeuropäischen Landbevölkerung und entvölkerte ganze Landstriche. Mittel gegen Skorbut wurden schon früh gefunden, z. B. wußten die alten Indios vom heilenden Extrakt aus Fichtennadeln, im 16. Jahrhundert benutzte man Zitrusfrüchte. Obwohl immer schon die Vermutung existierte, Skorbut sei eine Mangelkrankheit, wurde auch die Möglichkeit einer Infektionskrankheit diskutiert. Ab 1907 führten Tierfütterungsversuche zum Auffinden des Nahrungsfaktors, der für die Entstehung von Skorbut verantwortlich ist und damit zur Identifizierung der Nahrungsmittel, die Skorbut verhindern konnten. Die erste Isolierung gelang Szent-György 1926 im Rahmen seiner Untersuchungen über biologische Oxidationsprozesse, 1932 wurden Vitamin-C-Kristalle erstmals aus Pflanzenkonzentraten hergestellt und 1933 erhielten sie von Szent-György (und Haworth) die Bezeichnung "Ascorbinsäure". Heute bezeichnet Vitamin C alle Verbindungen, die qualitativ die biologische Wirkung der L-Ascorbinsäure entfalten. Vitamin C ist Teil des biochemischen Redoxsystems, es ist ein starkes Antioxidans. Es ist beteiligt an der Hydroxylierung von NNR-Hormonen, biogenen Aminen und Aminosäuren (Bildung von Noradrenalin aus Dopamin, bzw. 5-Hydroxotryptophan, Hydroxoprolin und Hydroxolysin aus den entsprechenden Aminosäuren), ist beteiligt am Abbau cyclischer Aminosäuren und leistet die Verwertung von Folsäure durch Umwandlung in Tetrahydrofolsäure. Es dichtet die Kapillaren ab (Antihyaluronidaseeffekt), aktiviert Thrombin (Wundheilung) und baut Cholesterin ab. Es steigert die Immunitätsvorgänge durch Hemmung der oxidativen Selbstzerstörung der Phagozyten. Es hat also eine wichtige Rolle für die

Entwicklung und Erhaltung von Knochen, Zähnen, Zahnfleisch, Bändern und Blutgefäßen. Es fördert die Resorption von Eisen aus der Nahrung. **Allerdings: Die "Förderung der Eisenresorption" ist darauf zurückzuführen, daß Eisen (wie Kupfer) als Übergangsmetall ein leichter Elektronendonator ist und Eisenelektronen zusammen mit Vitamin C hochreaktive (toxische) Hydroxylradikale bilden!** Vorkommen in den meisten frischen Obst- und Gemüsearten: Zitrusfrüchten, Tomaten, Kartoffeln, Blattgemüse, Brokkoli, Spinat, Erdbeeren, Beutelmelonen. Vitamin C verhindert Skorbut und Zahnausfall, vermindert Blutungen.

Vitamin C erhöht die Infektresistenz und die Immunabwehr, vermindert die Risiken für Herzerkrankungen, Krebs und Grauen Star, es verlangsamt Alterungsprozesse und übt eine günstige Wirkung auf psychische Störungen aus. Symptome von Vitamin-C-Mangel sind Schwäche, Müdigkeit, Herzklopfen, Schmerzzustände, Zahnfleischschwellungen, Nasenbluten, starke Blutergüsse und Anämie, schlecht heilende (und infizierte) Wunden. Die Speicherfähigkeit beträgt 2 – 4 Monate. Die Zufuhrempfehlung ist 75 mg/Tag in Deutschland und 60 mg/Tag in den USA. Die sichere Dauerdosis ist mindestens 5000 mg, der Sicherheitsfaktor ist 70.

9.1.14 Biotin ("Vitamin H")

Eine Laborbeobachtung von Wildiers im Jahre 1901, nämlich daß Hefen zu ihrem Wachstum nicht nur Salze und Zucker, sondern auch Hefewasser (in Wasser verbliebene Spuren von Hefefäden oder Körperresten) oder Fleischextrakt benötigen, führte in den folgenden 30 Jahren zu der Entdeckung, daß man eine Mischung essentieller Faktoren vor sich hatte, denen man den Namen Bios gab. Es erwies sich, daß "Bios I" Meso-Inosit, "Bios II A" Pantothensäure und "Bios II B" eine dritte Komponente war, die von Kögl 1936 aus Eigelb isoliert und Biotin genannt wurde. Bis heute kennt man neun Biotin-abhängige Enzyme, hauptsächlich Carboxylasen. Sie greifen in zentrale Stoffwechselvorgänge ein, z. B. in die Gluconeogenese, die Fettsäuresynthese und den Aminosäurenstoffwechsel. Vorkommen in Leber, Milch, Nüssen, Bohnen, Eigelb, Blumenkohl, Weizen. Außerdem wird Biotin in ausreichenden Mengen von den Darmbakterien synthetisiert und gehört insofern definitorisch eigentlich nicht zu den Vitaminen. Ein Mangel ist nur bei langfristiger, übermäßiger – und auch unrealistischer – Aufnahme von rohem Eiklar möglich, weil das darin enthaltene Avidin die Biotin-Resorption im Darm verhindert. Eine Langzeitbehandlung mit Antibiotika oder Sulfonamiden kann einen Biotin-Mangel erzeugen, weil dabei die biotinbildenden Bakterien im Darm zerstört werden. Langdauernde parenterale Ernährung, aber auch genetische Störungen im Biotin-Stoffwechsel können einen Mangel auslösen. Symptome einer Unterversorgung sind Schwäche, Müdigkeit, Appetitlosigkeit, panikartige Zustände, Muskelschmerzen, Haarausfall, brüchige Nägel. Depressionen, u. U. Ekzeme an Gesicht und Körper, Entzündungen der Zunge. Die Zufuhrempfehlung beträgt für Deutschland 100 µg/Tag, für die USA 30 – 100 µg/Tag, die sichere Dauerdosis beträgt 140 µg, der Sicherheitsfaktor ist 1400.

9.2 Die Mineralien und Spurenelemente

Daß lebende Organismen auch aus anorganischen Elementen bestehen, die zur Aufrechterhaltung der Vitalfunktionen zudem fortlaufend über die Nahrung zugeführt werden müssen, ergab sich aus den Arbeiten von Virchow (1821-1902) zur Zellularpathologie, aus der Arbeit ("Kreislauf des Lebens") des Physiologen Moleschott (1822-1893), den Grundlagenforschungen Justus von Liebigs (1803-1873) über die physiologische Bedeutung und Umsetzung von Mineralsalzen, aber auch durch die Arbeit des Arztes Wilhelm Heinrich Schüßler (1821-1898), der Mineralsalze "homöopathisierte" und als Funktionsmittel zur kausalen Therapie einsetzte. Diese, als "Schüßlersche Biochemie" bezeichnete Therapieform wird bis heute erfolgreich praktiziert. Man kann vielleicht sogar sagen, daß die Schüßlersche Biochemie und die Orthomolekulare Medizin zwei Seiten derselben Medaille sind. Zu den Mineralien, synonym auch Elektrolyte genannt, gehören – im weiteren Sinne – auch die Spurenelemente. Ein "Bedarf" an Mineralien und Spurenelementen ist prinzipell zu unterscheiden von einem Bedarf an Vitaminen. Letzteren kann man nicht genau festlegen, weil – wie schon beschrieben – Vitamine neben ihrer normalen Stoffwechselfunktion, das heißt auch Verhinderung von Manglerscheinungen, in höherer Zufuhr krankheitsverhütend, weil antioxidativ und auch leistungssteigernd wirken. Dies ist bei den Mineralstoffen nicht der Fall. Entsprechend zeigt auch eine höhere Zufuhr als zur Behebung eines Mangels eigentlich erforderlich, in der Regel keinen zusätzlichen Nutzen (Ausnahme: Magnesium, Selen, Zink). Eine langfristig über dem individuellen Bedarf liegende Zufuhr kann sich sogar schädlich auswirken, Maßstab ist hier in erster Linie das Ausscheidungsorgan Niere, über das alle Mineralien und Spurenelemente bevorzugt ausgeschieden werden, gefolgt von Faeces, Schweiß und Atem. Die wichtigsten Aufgaben der Mineralstoffe sind ihre Funktionen als Bausteine für Knochen und Zähne, die Aufrechterhaltung des Säure-Basen-Gleichgewichts, die Aufrechterhaltung des osmotischen Drucks (beschreibt die Druckverhältnisse innerhalb und außerhalb der Zellen), die Erhöhung der Löslichkeit anderer Substanzen, die Reizwahrnehmung und Reizweiterleitung im Nervensystem, die enzymatische Hemmung oder Stimulierung vieler Stoffwechselvorgänge, die Beteiligung an der Synthese antioxidativer Moleküle, bzw. die Funktion als direktes Antioxidans. Mineralien und Spurenelemente werden beim Koch- und Bratvorgang – anders als viele Vitamine – nicht zerstört, sie treten nur in das Kochwasser über, wo sie z. B. über eine Suppe aufgenommen werden können.

Mineralstoffe	Spurenelemente
Calcium	Eisen
Magnesium	Zink
Phosphor	Mangan
Kalium	Kupfer
Natrium	Chrom
Chlor/Chlorid	Molybdän
	Fluor
	Selen
	Cobalt
	Silizium
	Zinn
	Vanadium
	Bor
	Brom
	Lithium
	Nickel
	Germanium
	Aluminium
	Blei
	Cadmium
	Arsen
	Quecksilber

9.2.1 Die Mineralstoffe

Mineralstoffe im engeren Sinne sind die Mineralien, die einerseits in größeren Mengen als die Spurenelemente im Körper vorkommen und von denen andererseits zur Aufrechterhaltung der Stoffwechselvorgänge täglich mindestens 100 mg über die Nahrung aufgenommen werden müssen.

9.2.1.1 Calcium (Ca^{++})

Wie Astronomen unlängst bekanntgaben, enthält das Universum anderthalbmal mehr Calcium als angenommen. Unter irdischen Bedingungen trifft man dieses Leichtmetall wegen seiner Unbeständigkeit gegenüber Wasser so gut wie nie in ursprünglicher Form an. In vorchristlicher Zeit verwandten Chinesen und Japaner Calcium als blutstillendes Mittel, Paracelsus empfahl bei Uterusblutungen das Mehl gemahlener Korallen, Hufeland verwendete in Kalkwasser getränkte Verbände bei Milchschorf, Skrofulose, Krätze und Flechten. Die Darstellung des Calcium erfolgte 1808 durch Davy, erst 1898 rein durch Moissan. Der Gesamtcalciumbestand des erwachsenen Körpers beträgt etwa 1,5 – 2,2% seines Gewichts, die Blutkonzentration beträgt 9-11 mg/100 ml, wovon etwa die Hälfte ionisiert ist, und nur dieses ist wirksam. Die Ionisierung des Calcium wird beeinflußt durch die H-Ionenkonzentration, durch Magnesium und Phosphate. Über 90% der harten Substanz der Knochen und Zähne bestehen aus Calcium. Es findet sich in Botenstoffen, die wichtige Körperfunktionen steuern, von der Muskelkontraktion bis hin zum Auslesen der DNA; es wird benötigt zur Bildung und Erhaltung von Gebiß und Skelett, zur Blutgerinnung; es regelt die Erregbarkeit von Nerven und Muskeln und ist beteiligt an der Funktion der Mitochondrien. Calcium wird nicht nur über die Nieren, sondern zu einem bedeutenden Teil auch über die Faeces und den Schweiß ausgeschieden. Vorkommen in Milch und Milchprodukten, Sardinen, Blattgemüse, Nüssen, getrockneten Bohnen, in manchen Gegenden im Trinkwasser (= "hartes" Wasser). Ein Calciummangel führt zu Entkalkung der Knochen und Osteoporose, weil der Körper seinen Calciumbedarf aus dem Skelett deckt, auch zu Muskelkrämpfen (Ausdauersportler!), Müdigkeit und Herzrhythmusstörungen. Die empfohlene Zufuhr beträgt 800 – 1200 mg (evtl. noch höher), die tatsächliche Zufuhr beträgt in Deutschland nur 700 mg (VERA-Studie). Zusätzliche Calciumgaben – besonders effektiv als Calciumcitrat – können einen Bluthochdruck geringfügig senken. Die Calcium-Aufnahme wird durch Vitamin D gefördert, durch Oxalsäure (Spargel, Kartoffeln, Spinat, Rhabarber, u. a.) und durch Phytinsäure (Vollkornpodukte) verhindert. Das Verhältnis Calcium- zu Phosphataufnahme sollte etwa 1:1 betragen.

9.2.1.2 Magnesium (Mg^{++})

Magnesium war schon in vorchristlicher Zeit bekannt als Bestandteil von Böden, Kalken und Steinen. Magnesium als Magnesiumsulfat findet sich in Publikationen ab 1900 als "Bittersalz". Noch 1939 wurde über Magnesium geschrieben (Klinke), danach aber hielt man es für bedeutungslos, bis man sich ab ca. 1980 wieder intensiv mit Magnesium beschäftigte, vor allem in der Kardiologie und der Geburtshilfe (Verhinderung von Präeklampsie). Etwa 60% der im Körper vorhandenen Magnesiummenge befindet sich in Knochen und Zähnen und ist damit wesentlicher Teil der Knochen- und Zahnentwicklung, bzw. -erhalt. Magnesium ist zuständig für die Reizweiterleitung von Nervenimpulsen, aktiviert mehrere Enzyme, reguliert die Körpertemperatur und ist wichtigstes Mineral in der Zelle. Erforderlich für die Umwandlung von Blutzucker in Energie. Vorkommen vor allem in Blattgemüse. Nüssen, Vollkorngetreide, Sojabohnen, Meerestieren, Milch, Kakao, (bitterer) Schokolade, in manchen Gegenden im Trinkwasser (= "hartes" Wasser). Magnesiummangel entsteht bei einer Resorptionsbehinderng im Darm, bei Durchfällen und Erbrechen, Alkoholismus, bei Diuretikaeinnahme, bei fortgeschrittener Niereninsuffizienz. Östrogene (Antibabypille, Hormonersatztherapie in den Wechseljahren/HET) senken den Magnesiumspiegel im Blut. Symptome einer Unterversorgung sind (nächtliche) Wadenkrämpfe, Unruhe, Zittern, Angstzustände, Verwirrtheit, Herzklopfen, Depressionen, Orientierungsstörungen, Reizbarkeit, krampfähnliche Zustände an Händen und Füßen und Anfälle. Magnesiummangel ist ein Entstehungsfaktor von koronarer Herzerkrankung und Osteoporose. Weil Magnesium ein Calciumantagonist ist, verhindern Magnesiumgaben Kalkablagerungen in den Nieren (Nierensteine). Der Bedarf beträgt 300 – 400 mg/Tag und ist z. T. nur knapp gedeckt, bei höherer Eiweiß- und/oder höherer Calciumzufuhr steigt auch der Magnesiumbedarf. Ausscheidung etwas mehr über die Faeces als über den Urin.

9.2.1.3 Phosphor (P^{+++}; P^{+++++})

Auf der Erde ist Phosphor fast so häufig wie Kohlenstoff und steht nach diesem auf Platz zwei der Elemente, die bevorzugt komplexe Verbindungen bilden. Im Menschen stellt er gut ein Prozent der Körpermasse, das meiste davon sitzt in den Knochen als Calciumsalz der Phosphorsäure, das auch Grundstoff vieler Biomoleküle, z. B. der DNA ist. Im Jahre 1669 blieb nach stundenlangem Kochen großer Mengen Urin mit anschließender Destillation eine leuchtende Masse übrig: Phosphor. 1770 entdeckte Scheele in Knochen Phosphor, die so ein billiger Lieferant für das Ausgangsprodukt von Phosphorstreichhölzern wurde. Als eine der ersten "Berufskrankheiten" wurde die chronische Mandibularnekrose beschrieben, verursacht durch Phosphorvergiftung. Phosphor ist Bestandteil von Düngemitteln und Insektiziden. Phosphor als die organische Verbindung Phosphat tritt meist zusammen mit Calcium auf und ist wie dieses zuständig für Bildung und Erhalt von Skelett und Gebiß; es ist bedeutend beteiligt an der Gluconeogenese, der Glucolyse, bei der Energieübertragung im Zellstoffwechsel, an Muskel-und Nerventätigkeit. Phosphat ist Bestandteil der Nukleinsäuren, der Phospholipide und zahlreicher Enzyme (z. B. NADP). Vorkommen natürlicherweise in fast allen Nahrungsmitteln, besonders aber in Milch, Käse, Eigelb, aber auch als Additiv (E 338 – E 341, E 450) in zahlreichen Lebensmitteln: in Cola und anderen Softgetränken, in Schinken, Würsten und Schmelzkäse, in Tütensuppen, Saucenwürfel und Schnelldesserts, Fertigpürree, Backmischungen, Fertiggerichten, Mayonnaise, Speiseeis, Quark- und Joghurtzubereitungen usw. Die empfohlene Zufuhr beträgt ca. 1000 mg/Tag. Weil wir aber mit der täglichen Nahrung weit größere Mengen aufnehmen, ist das Verhältnis Phospat : Calcium, das ungefähr 1:1 betragen sollte, gestört, sodaß eher mit zusätzlichen Calciumgaben ausgeglichen werden sollte. Ausscheidung über den Urin (ca. 70%) und über die Faeces.

9.2.1.4 Kalium ($K^{(+)}$)

Nachdem die Elemente Kalium und Natrium anfänglich nicht voneinander zu unterscheiden waren, gelang es Markgraf 1758 als erstem, die Unterschiede in der Flammfärbung sichtbar zu machen: Kaliumverbindungen leuchten rotviolett und Natriumverbindungen intensiv gelb. Klapproth bezeichnete Verbindungen aus Pflanzenasche als "Kali", mineralische Verbindungen als "Natron". Davy bevorzugte für Kalium den Namen "Potassium" aufgrund seiner Herkunft als "Pottasche", was im englischen Sprachraum noch heute üblich ist, wie übrigens auch die Bezeichnung "Sodium" für Natrium. Kalium ist wichtigstes intrazelluläres Mineral, Bestandteil vieler Enzyme und steuert (zusammen mit Natrium = Aufrechterhaltung des K/Na-Konzentrationsgefälles) durch die "Kalium/Natrium-Pumpe" den Wasserhaushalt, die Reizleitung von Nervenimpulsen, die Muskeltätigkeit und den Herzrhythmus, weil die Erregungsleitung im Herzmuskel überwiegend kaliumabhängig ist. Beteiligt an der enzymatischen Aktivierung von Protein- und Acetylcholinsynthese. Es spielt eine wesentliche Rolle bei der Speicherung von Kohlenhydraten und deren Abbau. Kalium ist ein Natrium-Antagonist. Vorkommen in Blattgemüse, Orangen, Kartoffeln, Bananen, Aprikosen, magerem Fleisch, Bohnen, Milch, Fisch, Fruchtsäften, Kakao und (bitterer) Schokolade. Mangel bei Behandlung mit bestimmten Diuretika (= häufigste Ursache), Langzeittherapie mit Corticosteroiden, Laxantienabusus, anhaltendem Erbrechen und/oder Durchfällen. Symptome einer Unterversorgung sind Muskelschwäche, Müdigkeit, Schwindel, Verwirrtheit, Herzrhythmusstörungen, Lähmung von Skelett- und Darmmuskulatur, was Verstopfung nach sich zieht. Empfohlene Zufuhr: 2000 – 3000 mg/Tag. Renale Ausscheidung von Kaliumüberschuß ist gestört bei Niereninsuffizienz, aber oft auch bei alten Menschen. Sowohl zuviel Kalium im Blut (bei Niereninsuffizienz) als auch zuwenig Kalium im Blut (bei Erbrechen und Durchfall) kann lebensbedrohlich sein. Ausscheidung über den Urin (ca. 90%), Faeces und Schweiß.

9.2.1.5 Natrium (Na^+)

Nachdem es gelungen war, Natrium von Kalium durch ihre unterschiedlichen Flammfärbungen zu unterscheiden, erhielt ersteres als mineralische Verbindung den Namen "Natron" (im englischen Sprachraum bis heute geläufig die Bezeichnung "Sodium"), Berzelius schließlich prägte den endgültigen Namen "Natrium". Natrium ist wichtiges extrazelluläres Mineral und steuert – gemeinsam mit Kalium – den Wasserhaushalt des Körpers, die Reizweiterleitung an Nerven und Muskelzellen und sorgt für die Aufrechterhaltung eines normalen Herzrhythmus. Zusammen mit Chlorid ist es für die Einstellung des osmotischen Drucks ("Kalium-Natrium-Pumpe"), für die Bildung der Salzsäure in den Belegzellen der Magenschleimhaut und die Aktivierung der Verdauungsenzyme alpha-Endoamylasen bedeutend. Vorkommen in fast allen Nahrungsmitteln als natürlicher Bestandteil, z. B. in Innereien, Milch, Gemüse, als Additiv (NaCl) in verarbeiteten Lebensmitteln wie Brot, Gemüsekonserven, Käse, Würsten, geräuchertem, eingelegtem oder gepökeltem Fleisch oder Fisch, hohe Konzentrationen in eingelegtem Gemüse – auch in Oliven – und Knabbereien wie Kartoffelchips, gesalzenen Erdnüssen. Mangelzustände bei salzarmen Diäten, tropischen Klimaverhältnissen, übermäßigem Schwitzen bei schwerer Arbeit, bzw. Leistungssport, bei starkem Erbrechen und schweren Durchfällen. Symptome einer Unterversorgung können sein Lethargie, Muskelkrämpfe, Schwindel bis starker Blutdruckabfall, Verwirrtheit, Ohnmacht, Herzklopfen. Die empfohlene Zufuhr beträgt 2000 – 3000 mg/Tag, die bei der heutigen Ernährung (= 4 – 7 g/Tag) eher übertroffen werden dürfte. Ausscheidung renal, wobei nur die gesunde Niere Überschuß ausscheidet. Eine dauernd zu hohe Zufuhr kann Bluthochdruck begünstigen, das Risiko von Herzerkrankungen, Schlaganfall und Nierenschädigungen erhöhen. Auch Ödeme der Beine und des Gesichts können Zeichen einer zu hohen Natriumzufuhr sein.

9.2.1.6 Chlor (Cl⁻)

In seiner Verbindung mit Natrium (= NaCl, Kochsalz) sorgt es für die osmotische Isotonie der Körperflüssigkeiten, d. h. bei Bedarf schneller Austausch von Cl⁻ aus dem Blut ins Gewebe und umgekehrt. Cl⁻-Ionen sind wichtig für die Bildung von Salzsäure in den Belegzellen des Magens, die ihrerseits eine bedeutende Rolle bei der Eiweißverdauung spielen. Chlorionen aktivieren die alpha-Endoamylase des Speichels. Mangelsymptome und Symptome einer überhöhten Zufuhr und Ausscheidung: s. unter Natrium.

9.2.1.7 Schwefel ($S^{2+}/^{4+}/^{6+}$)

Schwefel ist immer schon in Böden vorhanden gewesen. Es gelangt über den Organismus von Pflanzen und Tieren in den Menschen. Den ältesten Hinweis auf Schwefel finden wir im 1. Buch Mose 19: "Da ließ der Herr Schwefel und Feuer regnen vom Himmel herab ..." Die Römer, die über große eigene Schwefellagerstätten auf Sizilien verfügten, räucherten ihre Weinfässer mit Schwefel aus. Die Natur des Schwefel als Element wurde aber erst von dem französischen Chemiker Lavoisier (1743 – 1794), der übrigens die Atmung als Oxidationsvorgang erkannte, beschrieben. Schwefel ist als Sulfat Teil von Haut, Haaren, Binde- und Knorpelgewebe, es ist Bestandteil des Glutathion (intraerythrozytärer Radikalfänger) und des Heparin (Hemmung der Blutgerinnung), Schwefel entgiftet Ringstrukturen (Steroide), Phenole, Alkohole durch Bildung von Schwefelsäureester, die neben anorganischem Sulfat renal ausgeschieden werden. Er ist Bestandteil der Vitamine Thiamin und Biotin, von Hormonen (Insulin). Wichtig ist der Anteil von Schwefel am IgM-Molekül und den schwefelhaltigen Aminosäuren Cystein, Cystin und Methionin, aus denen die Proteine (S-S-Brücke = Disulfidbrücken) aufgebaut werden, über die wir Nahrungsschwefel hauptsächlich aufnehmen. Entscheidende Mitwirkung an Reduktions- und Oxidationsvorgängen. Die schwefelhaltige Verbindung Allicin (z. B. in Knoblauch) senkt die Blutfette, hemmt die Thrombozytenaggregation und wirkt in gewissem Umfang antibiotisch bei Infektionen der Atem- und Harnwege. Vorkommen reichlich in allen Lauchgewächsen wie Knoblauch, Lauch, Schnittlauch, Bärlauch, Zwiebeln, allen Kohlsorten, Rettich, Meerrettich, Senf, Eiern, Fleisch, Fisch und allen eiweißhaltigen Nahrungsmitteln (die die schwefelhaltigen Aminosäuren Cystein und Methionin enthalten). Mangel bekannt bei Nagel- und Haarwachstumsstörungen, ein Mangel bei Arthrosen wird diskutiert. Der Bedarf ist 850 mg/Tag, der erst mit Cystein und Taurin eine vollwertige Nahrungsaufnahme ergibt. Ausscheidung renal.

9.2.2 Die Spurenelemente

Spurenlelemente sind Mineralien, die, im Gegensatz zu den Mineralien, eben nur in "Spuren" aufgenommen werden müssen, wobei die Unterschiede in den Mengen zwischen den einzelnen Substanzen doch recht groß sein können, z. B. die Menge an Eisen oder Zink gegenüber der von Cobalt. Unter den Spurenelementen gibt es einige, über die bis heute gestritten wird, ob sie für den Menschen wirklich essentiell sind. Denn allein die Tatsache, daß sich ihre Anwesenheit im menschlichen Organismus nachweisen läßt, sagt noch nichts darüber aus, ob sie auch lebenswichtige Funktionen wahrnehmen. Es könnte sich bei ihnen auch um unerwünschte Einlagerungen aus Umgebungschemikalien handeln.

9.2.2.1 Eisen ($Fe^{++\,(+)}$)

Eisen ist – zusammen mit Sauerstoff und Silicium – das häufigste Element der Erde und auch des Universums. Archäologische Funde aus der Eisenzeit belegen, daß dieses Mineral schon lange bekannt war. Man fertigte aus ihm Waffen, Werkzeuge oder Schmuck. Es galt als kostbar. 1325 v. Chr. legte man Tutanchamun eine Eisenklinge ins Grab. "Isarn" ist das gotische Wort für Eisen und bedeutet "festes Metall". Es wurde aus extrem seltenen Meteoriten gewonnen, was seine Kostbarkeit erklärt. Allerdings kannten die Hethiter schon um 1400 v. Chr. die Eisenverhüttung, was aber als Teil der Rüstungsindustrie geheim blieb. 1745 wies Menghini Eisen in Erythrozyten nach und 1825 fand Engelhard Eisen im Hämoglobin. Eisen ist unbedingt notwendig für den roten Blutfarbstoff zum Sauerstofftransport. Es ist auch erforderlich für die Bildung und Speicherung von Myoglobin in den Muskeln und ist an allen Sauerstoff benötigenden Stoffwechselvorgängen und an der Umwandlung von Blutzucker beteiligt. Eisen ist Bestandteil von Katalasen und Peroxidasen und anderen Enzymen. Vorkommen in Fleisch (vor allem Innereien), Eiern, Geflügel, Fisch, Blattgemüse, getrockneten Früchten, Vollkornprodukten, Nüssen, getrockneten Bohnen. **Eisen tierischer Provenienz wird besser aufgenommen als Eisen aus pflanzlichen Quellen.** Die immer wieder beschriebene bessere Resorption des Elektronendonators Eisen bei gleichzeitiger Anwesenheit von Vitamin C wird allerdings erkauft durch die Induktion von hoch toxischen Hydroxylradikalen. Eisenmangel verursacht Eisenmangelanämie. Symptome dafür sind Blässe, Reizbarkeit und erhöhte Infektanfälligkeit. Der Bedarf an Eisen liegt bei 8 – 24 mg/Tag, für Schwangere und Stillende z. T. um bis zu 50% höher. **Zinksalze behindern die Eisenresorption.** Die Zufuhrempfehlung ist 10 – 15 mg/Tag. Die Ausscheidung erfolgt überwiegend über die Faeces (weniger Urin, Galle und

Schweiß), bei Frauen außerdem über Menstruationsblut. **Ein hoher Eisenbestand, bzw. eine hohe Eisenzufuhr begünstigt u. U. die Entstehung von Herzerkrankungen wie Herzinfarkt und Schlaganfall. Es wird vermutet, daß mit höherem Eisenspiegel auch eine erhöhte Radikalbildung einhergeht, da Eisen (wie Kupfer) ein Übergangsmetall ist und leicht Elektronen abgibt (Wertigkeitswechsel). Gestützt wird diese Vermutung durch die Beobachtung, daß menstruierende Frauen, die durch ihre regelmäßigen Blutungen einen geringeren Hb-Wert haben als Männer, auch ein deutlich geringeres Risiko für Herzinfarkt und Schlaganfall aufweisen als gleichaltrige Männer. Ihr Risiko steigt allerdings mit Beginn der Menopause auf das der Männer. Vor diesem Hintergrund wird auch vor zu häufigem Verzehr von "rotem Fleisch" gewarnt, dessen rote Farbe eben von seinem Eisengehalt herrührt.** Bei der Eisenspeicherkrankheit (Hämochromatose) haben wir es mit einem gestörten, bzw. unvollständigen Abbau zu tun. Eisen reichert sich immer mehr an, bis die Leber funktionslos wird. Therapie: Chelatbildner.

9.2.2.2 Zink (Zn^{++})

Zink muß schon im 4. Jahrhundert v. Chr. bekannt gewesen sein, denn es ist Bestandteil von Messing, über das Aristoteles schrieb, als er über die Messinoeken (ein slawisches Volk, das nach Griechenland einwanderte) berichtete. Paracelsus verwandte den Begriff "Zink", wenn er vom Ofenbruch sprach, der "Zinken" genannt wurde. 1877 erschien von Lechartier und Bellamy eine Schrift, die sich mit dem Zinkgehalt im tierischen und pflanzlichen Organismus befaßte. 1938 beobachtete man an der Carboanhydrase ihren beachtlichen Zinkgehalt von 0,2%, in der Folge kennt man inzwischen weit über 200 Enzyme, die nur in Anwesenheit von Zink aktiviert werden können. **Zink ist ein Halbleiter** und spielt eine wichtige Rolle bei der Eiweiß- und Nukleinsäurensynthese, für das Immunsystem und es schützt Enzyme vor dem Angriff von Proteasen. Zink ist Bestandteil des Insulin und notwendig für die Wachtums- und Entwicklungsprozesse der Geschlechtsorgane. Es ist beteiligt an Wundheilungsprozessen, z. B. bei Verbrennungen. Über die antioxidative Funktion von Zink wird diskutiert. Vorkommen: Nahrungsmittel tierischer Herkunft wie Fleisch, Fisch, Milch enthalten viel Zink, während pflanzliche Kost – z. B. Vollkornprodukte und getrocknete Bohnen – weniger Zink enthält, das zudem auch noch schlecht resorbiert wird. **Eine überwiegend vegetarische Kost kann daher – neben anderen Mängeln – auch zu Zinkmangel führen.** Zinkmangel kommt vor bei Alkoholismus, Mukoviszidose, Sichelzellenanämie, Leberschäden, großflächigen Verbrennungen, altersschwachen Menschen mit schlechten Eßgewohnheiten, bzw. bei allgmeiner Mangelernährung wie Anorexia nervosa. **Zinkmangel tritt häufig gemeinsam auf mit Manganmangel.** Wichigstes Symptom eines Zinkmangels ist eine geschwächte Immunabwehr, desweiteren Haarausfall, schlechte Wundheilung, Wachstumsstörungen, Verkleinerung der Keimdrüsen. Immunabwehr, Krebs, Herzerkrankungen und psychische Syndrome wie Depressionen können durch Zink günstig beeinflußt werden. Die Zufuhrempfehlung beträgt 12 – 25 mg/Tag, die Ausscheidung erfolgt überwiegend über die Faeces (ca. 90%). Zink ist relativ ungiftig, selbst bei sehr hohen Dosen, und wird so gut wie gar nicht gespeichert. Der resorbierte Anteil einer niedrigen Zinkzufuhr ist größer als der bei einer hohen Zufuhr. **Eine langfristige Hochdosisaufnahme beeinträchtigt die Resorption von Eisen und Kupfer, sodaß hier ein entsprechender Mangel mit seinen Symptomen und Folgen entstehen kann.**

9.2.2.3 Mangan ($Mn^{2+}/^{4+}/^{7+}$)

Mangan wurde aus Braunstein gewonnen, der schon Plinius und später Albertus Magnus bekannt war. 1774 wurde das eigentliche Metall entdeckt, das zunächst Manganesium hieß, 1808 durch Davy getrennt wurde in Mangan und Magnesium. Mangan ist Bestandteil der Superoxiddismutase (SOD) – und deshalb indirekt ein Antioxidans – und vieler anderer Enzyme, es aktiviert die Glucosyltransferasen zur Synthese von Oligosacchariden, von Glycoproteinen und von Proteoglycanen (Bestandteile von Knochen, Knorpel und Bindegewebe). Zusammen mit Vitamin B_1 Coenzym im Fett- und Kohlenhydratstoffwechsel. Mangan stimuliert den Aufbau von Steroidhormonen über Cholesterin und wird benötigt für Fettsäureabbau, Harnstoffbildung und für Phosphorylierungen in der Atemkette. Ein bei Tieren experimentell erzeugter Manganmangel zeigte Wachstumsstörungen und Störungen der Knochenbildung. Langandauernder Mangel kann über den dann auftretenden Mangel an Steroidhormonen zu Sterilität führen. Seklett- und Bindegewebsveränderungen können auftreten, weil die dafür benötigten Enzyme manganabhängig sind. **Manganmangel tritt häufig zusammen mit Zinkmangel auf. Dabei wird vermehrt Kupfer resorbiert, das zu hohen Serum-Kupferwerten, d. h. zu Symptomen einer Kupferüberdosierung führt. Phosphat, Calcium und Soja-Protein behindern die Resorption von Mangan. Eisenmangel führt zu erhöhter Mangan-Resorption.** Zufuhrempfehlung 2 – 6 mg/Tag. Mangan ist in einem weiten Bereich ungiftig. Schädliche Wirkungen nach erhöhter Manganaufnahme wurden bisher nicht beobachtet. Mangan wird vorwiegend über die Faeces ausgeschieden.

9.2.2.4 Kupfer ($Cu^{+/++}$)

In der Mythologie entstieg Venus dem zyprischen Meer, in der Hand den ersten (kupfernen) Spiegel der Welt. Seit dieser Zeit hieß zyprisches Erz "cyprium", heute "Kupfer". Irgendwann gelang die Verbindung Kupfer mit Zinn zu Bronze, die einem ganzen Erdzeitalter den Namen gab. Die mitteleuropäische Bronzezeit dauerte von 2000 bis etwa 100 v. Chr. Erst 1928 beschrieben Hart et al. erstmals die Essentialität von Kupfer für die Hämoglobinbildung bei Ratten. Kupfer kommt vor allem in Muskulatur, Leber und Knochen vor, es ist Bestandteil zahlreicher Enzyme (bis jetzt ca. 20 bekannt, z.b. die – auch Eisen enthaltende – Cytochromoxidase der Atemkette oder der – auch zinkhaltigen – intra- und extrazellulären antioxidativ wirkenden Superoxiddismutasen), besonders aber feste Bindung an Caeruloplasmin, das Kupferspeicher aber auch Transportprotein ist. Caeruloplasmin oxidiert Fe^{2+} zu Fe^{3+}, sodaß Eisen in dreiwertiger Form als Transferrin transportiert oder als Ferritin gespeichert werden kann. Da zweiwertiges Eisen radikalbildend wirkt, fungiert Caeruloplasmin als wichtiges Antioxidans. Kupfer ist weiterhin für die Eisenresorption aus dem Intestinaltrakt und für die Erythropoese wichtig. Es trägt zur Melaninsynthese bei, ist beteiligt an der Bildung von Collagen und Elastin sowie am Wachstum und Erhalt des Skeletts und der Funktion des Nervensystems. Vorkommen in Leber, Schalentieren, Nüssen, Pilzen, Vollkorngetreide, getrockneten Erbsen und Bohnen. Symptome einer Unterversorgung sind mikrozytäre Anämie, Blässe, Müdigkeit, Kurzatmigkeit, Herzklopfen bis hin zu Knochenveränderungen. **Kupfermangel beeinträchtigt die Eisenresorption** und vermindert somit die Hämoglobinsynthese. Erbliche Kupferstoffwechselstörungen: Menkel Syndrom = Wachstumshemmungen, spärliches, brüchiges Haar, Knochenschwäche und Hirnschädigungen. Hämosiderose (Morbus Wilson = Kupferspeicherkrankheit), Leberschädigung bis -untergang (Therapie: Chelatbildner, evtl. Lebertransplantation). Zufuhrempfehlung: 1 – 5 mg/Tag, Ausscheidung hauptsächlich über die Galle. Kupferüberschuß, evtl. durch Trinkwasser (Leitungen, saurer pH des Wassers), erfordert unbedingt Gegenmaßnahmen wegen der Gefahr unübersehbarer Gesundheitsschäden.

9.2.2.5 Chrom ($Cr^{3+}/^{4+}/^{6+}$)

Klaproth und Vauquelin entdeckten 1798 unabhängig voneinander die farbigen Salze, die als Element den Namen "Chrom" erhielten. Erst im Jahre 1959 wurde Chrom als essentielles Spurenelement erkannt. Chrom ist Bestandteil des Glukosetoleranzfaktors und ist zusammen mit Insulin an der Zuckerverwertung beteiligt. Chrom aktiviert mehrere Enzyme und ist beteiligt an der

Proteinsynthese. Vorkommen in Leber, Bierhefe, Weizenkeimen, Gewürzen (besonders schwarzer Pfeffer), Maiskeimöl, Eidotter, Rindfleisch und Vollkornprodukten, die meisten anderen Nahrungsmittel enthalten praktisch kein Chrom. Chrom wird zum Teil sehr schlecht aus den Nahrungsmitteln aufgenommen. Eine chronische Unterversorgung entsteht bei einer Ernährung mit chemisch stark behandelten Lebensmitteln, Symptome sind hoher Blutzuckerspiegel, diabetes-ähnliche Erscheinungen wie Müdigkeit, Verwirrtheit, Taubheit, Prickeln in den Gliedmaßen. Chrommangel kann einen bestehenden Diabetes verschlimmern, die Entstehung von Arteriosklerose begünstigen, die Blutfette erhöhen und bei Kindern das Wachstum hemmen. Erhöhter Bedarf bei Schwangeren, älteren Menschen, Sportlern und Schwerarbeitern. Die Zufuhrempfehlung liegt zwischen 30 und 200 µg/Tag, abhängig von der Kohlenhydratzufuhr. Je höher der Kohlenhydratanteil (Zucker!) der Nahrung, desto mehr Chrom wird vom Organimus benötigt. Ausscheidung renal, der Rest über Faeces und Haut. **Bei insulinpflichtigen Diabetikern ist die Chromausscheidung über den Urin mindestens doppelt so hoch wie bei gesunden Normalpersonen.** Chrom wirkt über die Nahrung, bzw. über die Zufuhr nach OM-Maßstäben nicht toxisch. Vergiftungen können entstehen durch Chromverbindungen aus der Industrie, die über Wasser, Haut oder Atemluft aufgenommen werden.

9.2.2.6 Molybdän ($Mo^{2+}/^{6+}$)

Molybdän, bzw. Molybdänglanz wurde jahrhundertelang für Graphit oder Bleiglanz gehalten, wohl weil im griechischen Altertum sein Name "Molybdos" für "Blei" stand. Seine Bedeutung wurde 1778 von dem schwedischen Apotheker Scheele entdeckt. Molybdän ist Bestandteil etlicher Enzyme, u. a. der Xanthinoxidase, die den Abbau der Purine zu Harnsäure regelt, ferner Teil der Nitritreduktase und der Sulfitreduktase, die u. a. für den Abbau der Nahrungs- und Arzneimittelzusätze Sulfite und Nitrite verantwortlich sind. Vorkommen in Innereien, Gemüse, Getreide, wobei die Molybdängehalte abhängig sind von denen in Böden und Wasser. Direkte Mangelerscheinungen aufgrund zu geringer Aufnahme über die Nahrung sind bisher nicht beobachtet worden, allerdings kann es bei Molybdänmangel zu Unverträglichkeiten der schwefelhaltigen Aminosäuren Cystein und Methionin kommen. Molybdän fördert die Fluorideinlagerung in den Zahnschmelz und entfaltet gegenüber bestimmten Nahrungsmittelzusätzen entgiftende Eigenschaften. Zufuhrempfehlung 50 – 300 µg/Tag, vorwiegend renale Ausscheidung, aber auch über die Galle.

9.2.2.7 Jod (J)

Jod wurde erstmals 1812 aus Seetang gewonnen, 1814 erschien eine Abhandlung über seine Eigenschaften und es wurde der Name "Jod" (gr.= veilchenhaft) geprägt. Als eigentlicher Begründer der Jodtherapie gilt Coindet (1774 – 1834), 1906 wurde über die Eigenschaften von Jod in der Schilddrüse berichtet, nachdem man herausgefunden hatte, daß kranke Schilddrüsen kein oder nur minimal Jod enthielten, gesunde jedoch 0,002 – 0,009 ng. Jod ist unerläßlich zur Bildung der Schilddrüsenhormone Thyroxin (T_4) und Trijodthyronin (T_3), die ihrerseits den Energiehaushalt des Körpers, Wachstums- und Reifeprozesse und die Fettverbrennung steuern. Es wird auch seine Rolle als direktes Antioxidans für Hydroxylradikale diskutiert, was bedeuten könnte, daß es Peroxidasen und Immunsystem günstig beeinflußt. Mangel: Kropfbildung, retardierter Stoffwechsel. U. a. Vorkommen in Meerestieren, Brot, Milchprodukten, jodhaltigem Tafelsalz. Aufnahme über die Atemluft bei Autoabgasen und in Küstennähe. Jod (auch Fluor und Selen) sind in Mitteleuropa Mangelelemente. Allerdings ist anzumerken, daß es bis 1960 hierzulande keine Kropfepidemie gab. Heute hingegen haben 15% aller Neugeborenen Kröpfe, in Deutschland werden pro Jahr ca. 100.000 Kropfoperationen ausgeführt. Die Universitäten Köln und Greifswald haben während sechs Monaten ein Schilddrüsenmobil durch Deutschland geschickt und dabei ermittelt, daß 50% der Bevölkerung einen Kropf, bzw. Jodmangel aufweisen (= ca. jeder zweite Bundesbürger). Zwei Drittel aller Lebensmittel im Supermarkt – und von dort beziehen die meisten Bundesbürger ihre Lebensmittel – werden aber aus dem Ausland importiert, sodaß sich die Frage stellt, warum man in den Exportländern keine Kropfepidemien kennt? Ist die Theorie von der Auswaschung der Böden während der Eiszeit eigentlich haltbar? Zur Aufnahme von Jod ist Thyroxin erforderlich. Bei gestörter Thyroxinproduktion entsteht – trotz Angebot – Jodmangel. Mit gestörter, bzw. zerstörter Thyroxinproduktion muß aufgrund von Jod^{131} und Jod^{129} (aus Fall-Out, bzw. Medizindiagnostik) und Fluor (als Abfallprodukt der Aluminiumindustrie) gerechnet werden. Die zwangsweise Jodzufuhr durch Fertigprodukte, Kantinenessen u. a. führt bei Schilddrüsenkranken zur Verschlimmerung ihres Zustands. In China hat man in drei Regionen die Wirkungen einer flächendeckenden Erhöhung der Jodzufuhr über fünf Jahre beobachtet. Mit steigender Dosis nahmen die Konzentration an typischen Antikörpern und die Häufigkeit von Autoimmunthyreoditiden zu *("New England Journal of Medicine", Bd. 354, S. 2783)*. In der Türkei und Griechenland gab es ähnliche Beobachtungen. In Dänemark erhöhte man in Jodmangelgebieten die Jodaufnahme und mußte feststellen, daß man damit möglicherweise eine Zunahme bestimmter Schilddrüsenerkrankungen initiiert hatte *("European Journal of Endicrinology", Bd. 155, S. 219)*. Die hierzulande empfohlene Zufuhr ist 150 – 300 µg/Tag.

Ausscheidung renal, wenig über die Faeces. Vorsicht bei Einnahme von Schilddrüsenhormonen, kontraindiziert bei Schilddrüsenüberfunktion. Die Rücksichtnahme auf diese Personen sollte eine flächendeckende Jod-Anreicherung von Nahrungsmitteln, wie sie in Deutschland immer wieder gefordert wird, verbieten.

9.2.2.8 Fluor (F)

Schon Anfang des 16. Jahrhunderts wurde Flußspat (Fluor) als Flußmittel verwendet, im 19. Jahrhundert konnte nachgewiesen werden, daß Fluor in Zähnen, Knochen, Haaren, Epidermis, Blut, Gehirn, Sehnen, Muskeln, Thymus, Hoden, in Milch, Kot und Harn nachweisbar war. Allerdings sind mehr als 95% als Fluorapatit in Zähnen und Skelett fest gebunden. Seine Hauptaufgabe ist der Aufbau von Zähnen und Knochen. Fluor wird heute nicht mehr zu den essentiellen Spurenelementen gezählt. Vorkommen in geringen Mengen in vielen Lebensmitteln, am meisten in Meeresfisch und Trinkwasser. Die tägliche Fluoraufnahme erfolgt hauptsächlich über das Trinkwasser und über mit Trinkwasser hergestellte Getränke sowie über Zahnpasten. Karies und Osteoporose werden als Fluormangelerscheinung gesehen, wobei zusätzliche Fluorgaben zwar die Knochen zunächst härten, jedoch bei weitergehender Zufuhr brüchiger werden lassen. Wie bei Jod so gibt es hierzulande auch Interessengruppen, die eine Zwangsfluoridierung des Trinkwasser erreichen wollen mit dem Hinweis, daß dies "in der Schweiz" seit jeher üblich sei. Dazu ist zu sagen, daß es dort niemals eine flächendeckende Fluoridierung gegeben hat. Lediglich der Kanton Basel-Stadt und einige Randgemeinden haben durch Großratsbeschluß vom 09.08.1959 die Fluoridierung eingeführt. Im Februar 2003 empfahl die Gesundheits- und Sanitätskommission jedoch, das Gesetz zur Trinkwasserfluoridierung ersatzlos zu streichen, dem der Große Rat durch Beschluß vom 09.08.2003 auch folgte. Jetzt wird fluoridiertes Speisesalz angeboten, dessen Verwendung freiwillig ist. Der Nutzen einer langanhaltenden Fluoridzufuhr zwecks Kariesprophylaxe wird kontrovers diskutiert *(vgl. "Deutsche Zahnärztliche Zeitschrift" Nr. 58)*. Die Einstellung der Fluoridierung in Chemnitz 1990 hatte jedenfalls keinen Einfluß auf die Kariesentwicklung. Fluoridpräparate verursachen dagegen Hypothyreose *(vgl. Horster/Universitätsklinik Düsseldorf in seinem Lehrbuch "Schilddrüsenkrankheiten")*. Fluor stört, bzw. zerstört die körpereigene Thyroxinproduktion (s. Jod). Tierversuche und Studien am Menschen ergaben zudem deutliche Hinweise auf fluorid-induzierte Tumoren. Bei keinem anderen Spurenelement ist die therapeutische Breite so eng wie bei Fluor. Dies dürfte wohl der Hauptgrund sein, weshalb in Deutschland von einer Fluoridierung des Trinkwasser bisher abgesehen wurde.

Zufuhrempfehlung ist 1 – 4 mg/Tag, Fluor wird renal ausgeschieden (ca. 80 – 90%), Rest über Faeces und Schweiß.

9.2.2.9 Selen ($Se^{2+}/^{4+}/^{6+}$)

Selen wurde 1817 von Berzelius entdeckt. Es ist nahe mit Schwefel verwandt. Bereits 1920 setzte man Selen zur Behandlung inoperabler Krebserkrankungen ein. Man entdeckte, daß in China und der Mandschurei die "Keshan-Krankheit" (= zundriger Zerfall der Herzmuskelfasern) auf Selenmangel zurückzuführen war, der durch den Verzehr von selenarmen Getreideprodukten entstand, die ihrerseits in selenarmen Böden ihren Ursprung hatten. Heutzutage liegen die Selengehalte der menschlichen Organe, besonders in den als selenarm bekannten Ländern, sehr niedrig. Die höchste Selenkonzentration befindet sich in der Niere. In Deutschland wurden hier ca. 0,77 µg Selen pro Gramm Gewebe (Trockengewicht) gemessen. In Japan, einem Land mit sehr hoher Selenversorgung, liegt sie bei ca. 1,50 µg Selen pro Gramm Gewebe. Besonders interessant wurde Selen durch eine Publikation im Jahre 1957 von Schwarz und Foltz, worin von der Heilung einer experimentell durch alimentären Selenmangel erzeugten Lebernekrose an Ratten berichtet wurde. Selen ist Bestandteil von mindestens 25 Selenoproteinen, insbesondere der Glutathionperoxidasen und der Thioredoxinreduktasen, es schützt Zellen und Chromosomen vor Freien Radikalen (und damit u. a. vor Entzündungen oder Krebs), es schützt vor der Wirkung schädlicher Strahlen (z. B. die Augen), schützt die Leber (Zirrhose), entgiftet Schwermetalle (als Antidot), ebenso bedeutend ist seine schützende (aber auch therapeutische) Wirkung bei generalisierten septischen Zuständen. Schon Studien früherer Jahre hatten gezeigt, daß Sepsispatienten sehr niedrige Selenspiegel aufweisen und hochdosierte Selengaben (Natriumselent als Infusionen) die Sterberate reduzieren können. Selen erhöht die Vulnerabilität von Krankheitserregern, z. B. auch bei Endoprothesenträgern und Krebszellen gegenüber der körpereigenen Abwehr. Selen hemmt das für das Krebswachstum wichtige p53-Gen. Selen erhält – zusammen mit Vitamin E – die Elastizität des Bindegewebes, verbessert die Sauerstoffversorgung des Herzmuskels, es ist beteiligt an der Prostaglandinsynthese zur Verhinderung von Blutgerinnseln (Schlaganfall) und Bluthochdruck. Es hemmt den Vernichtungsschmerz bei akuten Pankreatitiden. **Selen ist als Halbleiter ein direktes Antioxidans!** Vorkommen in Seefisch, Fleisch, Eidotter, Milch- und Getreideprodukten. Während die Selenaufnahme der Bevökerung in Japan und Kanada mit 150 – 200 µg/Tag sehr hoch bis befriedigend ist, kann man die Selenversorgung der hiesigen Bevölkerung (40 – 60 µg) auch unter gutmütiger Betrachtung nur als knapp oberhalb des Mangelniveaus liegend bezeichnen. Erkrankungen, die mit einem Selenmangel korrelieren, sind: geschwächtes Immunsystem, Herzerkrankungen (dilatative Kardiomyopathie), Arteriosklerose und Herzinfarkt, rheumatische Erkrankungen, Lebererkrankungen, Diabetes mellitus, Pankreaserkrankungen, Augenerkrankungen wie grauer Star und Maculadegeneration, Schwermetallvergiftungen. Vor allen Dingen hat Selenmangel Einfluß auf die Kanzerogenese, besonders auf Haut-, Lungen-, Dickdarm- und Prostatakrebs. **Selen gehört zu den immer noch am meisten unterschätzten Spurenelementen!** Während die parenterale Selengabe als Natriumselenit erfolgt, hat das organisch gebundene Selen (Selen-Methionin) den Vorzug, dem Patienten die Einnahme zu erleichtern. Er braucht hier keine Rücksicht auf komplexbildende Faktoren wie Vitamin C (Orangensaft, u.a.) oder andere Biometalle zu nehmen. Während die anorganische Form (z. B. Natriumselenit) dem schwerer zu steuernden passiven Transport unterliegt, haben wir es bei organisch gebundenem Selen mit aktiven Transportmechanismen zu tun, die in jeder Phase steuerbar sind. Die Zufuhrempfehlung beträgt 70 – 200 µg/Tag, wobei nach lebenslanger Aufnahme von 500 µg/Tag (China), bzw. 750 µg/Tag (Japan) keine Symptome einer Überdosierung wie Schlaffheit oder knoblauchartiger Mundgeruch auftraten. Ausscheidung über die Faeces, über Urin, Schweiß und Ausatemluft.

9.2.2.10 Kobalt (Co^{++})

Der Name "Kobalt" kommt von "Kobold", mit dem im ausgehenden Mittelalter Bergleute den Grubengeist verdächtigten, ihr Erz zu verhexen, so daß es beim Verhütten stank und nicht mehr zu verwerten war. Vermutlich handelte es sich hier um arsenhaltige Kobaltminerale, die beim Erhitzen knoblauchartig riechende Arsenverbindungen ergeben. Als Erz war Kobalt schon im Altertum bekannt, jedoch herrschte Unwissen über seine metallische Natur. 1500 v. Chr. färbten Chinesen Stoff mit Kobalt, die Ägypter Glaswaren. 1735 erkannte der Schwede Georg Brandt seine metallene Natur, die mit Eisen chemisch eng verwandt ist, allerdings nicht so leicht korrodiert. Seine Bedeutung für die Medizin wurde 1935 entdeckt als Bestandteil des Vitamin B_{12}. So ist bis heute die einzige bekannte Funktion von Kobalt seine Beteiligung am Aufbau des Vitamin B_{12} (Cobalamin). Eigenschaften von Kobalt entsprechen daher denen des Vitamin B_{12}. Vorkommen in fast allen Lebensmittel, besonders in weißen Bohnen, rote Beete, Schalentieren; als Vitamin B_{12} vor allem in Fleisch, Innereien, Ei. Ein Kobalt-Mangel zeigt die Symptome eines Vitamin B_{12}-Mangels. Ein singulärer Kobalt-Mangel ist nur bei Wiederkäuern möglich, die Vitamin B_{12} mit Hilfe ihrer Pansenbakterien selbst herstellen können und auf die Zufuhr von Kobalt angewiesen sind. Ein Überschuß an Kobalt ist giftig. Kobalt beeinflußt auch den

Jodgehalt der Schilddrüse, eine Zufuhr hoher Kobaltmengen über eine lange Zeit führt zur Kropfbildung. Allerdings kann hier die Frage gestellt werden, ob dies nicht möglicherweise auf eines der 12 radioaktiven Kobaltisotope zurückzuführen ist. Von 13 Kobaltisotopen ist nämlich nur eines stabil. Die Zufuhrempfehlung ist ca. 0,1 µg/Tag = 3 µg/Tag Vitamin B_{12}. Ausscheidung über die Faeces (ca. 90%), Rest renal.

9.2.2.11 Silicium (Si^{++++})

Nach Sauerstoff und Eisen ist Silicium das häufigste Element der Erdkruste. Es kommt nie ungebunden vor, sondern immer in Verbindung mit Partnern, häufig mit Sauerstoff als Bergkristall, Kieselerde oder Kieselsäure. Von kieselsäurehaltigen Mineralien hat sich die Menschheit seit jeher umgeben, wenn sie Schmuckstücke und Gebrauchsgegenstände aus Opal, Onyx, Bergkristall, Amethyst, Achat, Tigerauge oder Rosenquarz anfertigte und nutzte. Die eigentliche Entdeckung erfolgte 1823 durch Berzelius. Carlisle (um 1970) konnte belegen, daß es sich bei Silicium um ein essentielles Spurenelement handelt, das eine katalytische Aufgabe bei der Knochenbildung hat. Silicium ist Bestandteil von Sehnen, Haut und Hornhaut, von Arterien und Knorpelgewebe, der retikulären Fasern und der Grundsubstanz. In Gegenden mit niedrigem Siliciumgehalt im Trinkwasser wird Arteriosklerose gehäuft beobachtet. Silicium fördert die Calcium-Aufnahme in die Knochen, erhöht das Speichervermögen von Haut, Haaren und Nägeln für Feuchtigkeit und trägt so zu ihrer Elastizität und Festigkeit bei. Silicium steigert die Lymphozyten- und Phagozytenpopulationen und wirkt entzündungshemmend.

Die menschliche (und tierische) Bauchspeicheldrüse hat selbst einen hohen Siliciumgehalt und regelt den Siliciumstoffwechsel im Organismus. **Silicium ist ein Halbleiter!** Vorkommen in pfanzlichen Nahrungsmitteln (besonders reichlich in Kartoffel- und Getreidestärke und Pektin), in Mineralwässern und in Kieselerde (Kieselsäure), bzw. Kieselerdeprodukten. Kieselsäuren sind Verbindungen von Siliciumdioxid und Wasser. Symptome von Siliciummangel sind brüchige Nägel, stumpfes Haar, bzw. Haarausfall, welke, trockene Haut, Bindegewebsschwäche (Hernien), Bandscheibenleiden, Entzündungen der Mundschleimhaut (Aphten), geschwächte Immunabwehr. Die Resorptionsquote von Silicium über die Nahrung ist sehr gering, deshalb ist Siliciummangel bei wenig Pflanzenkost, bzw. Mineralwasser leicht möglich. Dokumentierte Erfahrungen mit dem prophylaktischen und therapeutischen Einsatz von Kieselsäure liegen vor bei Narbenkeloiden, Warzen, Furunkulose, Verbrennungen, nässende Ekzeme, Ulcus cruris, Akne, Insektenstichen, Dekubitus, Haarausfall, Zahnfleischentzündungen und Erkrankungen des Gastro-Intestinal-Trakts

(Entzündungen von Magen- und Darmschleimhaut, Dyspepsie, Ulcus). Exakte Vorstellungen über die Höhe des Kieselsäurebedarfs liegen nicht vor, jedoch werden allgemein 20 – 30 mg/Tag empfohlen, auch eine wesentliche höhere Zufuhr ist ungefährlich. Lediglich Patienten mit vorgeschädigter Niere, die überwiegend Grünpflanzen essen, könnten von Verstopfungen der Tubuli betroffen werden. Ausscheidung vorwiegend über die Faeces, der Rest renal. Silicea sollte wegen seiner Fähigkeit, essentielle Nahrungsbestandteile zu binden und der Resorption zu entziehen, immer zeitlich getrennt zu anderen Vitalstoffen eingenommen werden

9.2.2.12 Zinn (Sn^{++})

Zinn ist schon seit vielen tausend Jahren bekannt und wurde, bzw. wird genutzt als Bestandteil von Bronze, in Farbpigmenten oder als Überzug von Weißblechdosen. Nachdem entdeckt wurde, daß Zinnmangel bei jugendlichen Ratten Wachtumsverzögerungen verursachte, wird Zinn als essentielles Spurenelement betrachtet. Gleichwohl ist bisher wenig Näheres bekannt. Man nimmt an, daß von einer täglichen Aufnahme von 12 – 17 mg nur ein Bruchteil resorbiert wird. Es ist kein Mangel bekannt. Die Aufnahme erfolgt über den Inhalt von Weißblechdosen, besonders wenn diese geöffnet sind, und über Schiffsfarben, deren Zinngehalt sich im Wasser löst und über die Nahrungskette vom Menschen inkorporiert wird. Ausscheidung fast gänzlich mit den Faeces. Die Beurteilungen der toxischen Wirkung von hohen Dosen sind uneinheitlich bis widersprüchlich.

9.2.2.13 Vanadin/Vanadium (V^{+++++})

Vanadium ist ein (1- bis 6-wertiges) Schwermetall, über seine physiologische Bedeutung liegen keine gesicherten Erkenntnisse vor. Da es aber dort, wo es vorhanden ist, auch ständig verbraucht wird, wird seine Essentialität vermutet. Demnach spielt Vanadium eine Rolle bei der Knochenbildung und im Knochenstoffwechsel, ein Vanadium-Mangel führt entsprechend zu anormalem Knochenwachstum. Vanadium-Mangel verursacht eine Erhöhung der Blutfette, entsprechend hemmt eine Vanadium-Zufuhr die Cholesterinsynthese und verringert das Risiko einer Arterioskleroseentstehung, außerdem trägt es insulinunabhängig zur Blutzuckersenkung bei. Vanadium hemmt das Wachstum von Mycobacterium tuberculosis. Vorkommen besonders reichlich in pflanzlichen Ölen (reich an Linolsäure). Eine zuverlässige Zufuhrempfehlung liegt nicht vor, es wird ein Bedarf von 100 ng/kg Körpergewicht genannt. Vanadium ist in unphysiologischen Konzentrationen giftig, die Giftwirkung kann jedoch durch Vitamin C neutralisiert werden. Die Ausscheidung erfolgt über die Faeces.

9.2.2.14 Bor (B^{+++})

Bor ist für Pflanzen essentiell. In der Natur kommt Bor meist in komplexen Verbindungen mit Zuckern, den Vitaminen B_2 und B_6 und C vor. 1973 wies Bussler anhand von Pflanzen und Zellkulturen nach, daß eine durch Bormangel verstärkte Zellteilungsrate mitverantwortlich für Tumorbildungen bei Mensch und Tier sind. In Ländern mit borarmen Böden (Jamaika, Mauritius) tritt Arthritis signifikant häufiger auf als in Gegenden mit ausreichend borversorgten Böden. Seither existiert die Ansicht, Bor, bzw. Borsäure müsse ähnlich rehabilitiert werden wie Selen. Borverbindungen liefern Hydroxylgruppen, die ihrerseits für die Synthese von Östrogen, Testosteron oder Vitamin D unerläßlich sind. Vorkommen in Früchten, Gemüse. Mangelzustände können durch ausschließliche Verwendung von gechlortem Wasser, durch den Konsum von Destillaten oder durch den Gebrauch von halogenierten Kohlenwasserstoffen (Imprägniermittel u. a.) auftreten. Allerdings hat die – inzwischen verbotene – Verwendung von Borsäure zur Lebensmittelkonservierung toxische Konzentrationen erreicht, weil Bor vom Darm fast vollständig aufgenommen und im Körper angereichert wird. Die therapeutische Breite von Bor ist gering. Ein Überschuß an Bor hemmt viele wichtige Enzymaktivitäten. Die Zufuhrempfehlung stützt sich auf die Erfahrung aus Ländern mit hohem Arthritisanteil, wo mit der täglichen Nahrung nur 1 – 2 mg zugeführt werden, in Ländern mit niedrigem Arthritisanteil sind es jedoch 5 – 10 mg/Tag. Die Ausscheidung erfolgt vorwiegend renal.

9.2.2.15 Brom ($Br^{+}/^{3+}/^{5+}/^{7+}$)

Brom gehört zur Gruppe der Salzbildner und sein Name leitet sich ab vom griechischen bromos = übler Geruch. Brom ist im menschlichen Organismus als Bromverbindung nur in sehr geringer Menge vorhanden, dort aber vor allem im Hypophysenvorderlappen. Es setzt die Erregbarkeit des ZNS herab, entsprechend werden Bromide als Sedativa in der Pharmakotherapie eingesetzt. Bromarm ernährte Tiere wachsen langsamer, haben einen niedrigeren Hämoglobinspiegel und sterben früher. Brommangel ist beim Menschen nicht bekannt. Bromverbindungen haben eine geringe therapeutische Breite, deshalb gibt es keine Zufuhrempfehlung und entsprechende Arzneimittel sind verschreibungspflichtig. Ausscheidung renal und über die Faeces.

9.2.2.16 Lithium (Li^+)

Lithium wurde 1817 durch Arfvedson entdeckt. In der Folge fanden und beschrieben Berzelius (1822, in den Karlsbader Mineralquellen), Liebig (1843) und Arnhold (1989) Lithium in Gesteinen, Böden, in Pflanzen- und Tierreich. Lithium ist das leichteste Metall der Welt. Es muß unter Petroleum oder flüssigem Paraffin aufbewahrt werden, da es mit Wasser oder Luft schnell neue Verbindungen eingeht. Während zunächst die therapeutische Wirkung von Lithium beim Menschen getestet wurde, begannen ab ca. 1975 Untersuchungen zur Überprüfung der Essentialität des Elements Lithium. Lithium hemmt die Virusreplikation und – zusammen mit anderen Molekülen (Folsäure, Vitamin B_{12}) – das Wachstum maligner Tumoren. Eine Lithium-Zufuhr stimuliert Bildung und Suffizienz der verschiedenen Immunzellen. Es fördert die Knochenmarksregeneration nach Ganzkörperbestrahlung. In der Pharmakotherapie wird Lithium bei psychischen Erkrankungen und Depressionen eingesetzt, bei welchen ein Lithiummangel als Auslöser vermutet wird. Zeitweilig gehörte Lithium zur Limonadenrezeptur (z. B. *7-up*), die allerdings geändert werden mußte nach dem Nachweis seiner psychotropen Wirkung, die der Australier John Cade 1949 erkannte. Diese Wirkung kannten auch Sting ("Lithium Sunset") oder Kurt Cobain ("Lithium"). Die Essentialität von Lithium ist noch nicht belegt. Man nimmt an, daß es akzessorische Bedeutung hat, weil es in der menschlichen Nahrung grundsätzlich vorhanden ist und zwar am meisten in Zwiebeln, Knoblauch, Zuckerrüben, Kartoffeln, Getreide, Eiern, Innereien, Rindfleisch, Milch, Käse, Wurst, allerdings auch in Fertigsuppen und – besonders reichlich – in Bier, Rot- und Weißwein, Sekt, Wermut, Cognac und Cola. Man nimmt an, daß eine tägliche Zufuhr von ca. 3 mg ausreichend ist, um Immunfunktionen und ausgeglichene Stimmungslage zu erhalten. Lithium hat eine geringe therapeutische Breite. Überdosierungen führen zu eingeschränkter Filtrationsrate (GFR) der Niere, zu Herzrhythmusstörungen, zu Strumen und neurologischen Beschwerden.

9.2.2.17 Nickel (Ni^{++} / $^{+++}$)

Nickel ist ebenso lange bekannt wie Kobalt. 1751 fand der Schwede Axel Cronstedt in Kobalterzen "Nickel" und dessen magnetische Eigenschaften. Nickel wurde in der industriellen Fertigung genutzt (Chrom-Nickel-Stahl, Nickelmünzen, Margarineherstellung mittels Nickel-Katalysatoren). Nickel scheint zu den essentiellen Spurenelementen zu gehören. Seit man mit ihm einen Faktor der Blutgerinnung stabilisieren kann, gliederte man es 1970 in die "Neuen Spurenelemente" ein. Nickel wird immer zusammen mit Kobalt angetroffen und ist mit der RNA assoziiert. Nickel schützt die Ribosomenstruktur vor

Hitzedenaturierung. Nickel aktiviert die Enzyme Desoxyribonuklease, Acetyl-CoA-Synthetase und Phosphoglucomutase. Ein Nickel-Mangel ruft Veränderungen in der Leberstruktur und des Cholesterinanteils in der Leberzellmembran hervor. Wahrscheinlich ist Nickel wichtig für die Regulierung von Prolactin. Vorkommen in allen pflanzlichen Nahrungsmitteln wie Getreide und Hülsenfrüchte, in Leber und als Additiv zu einigen Lebensmitteln, z. B. Apfelsaft. Der Bedarf des Menschen ist nicht bekannt. Hingegen sind Nickel-Vergiftungen (durch Einatmen, durch Zigarettenrauch) und Allergien (Kontakt über die Haut) bekannt. Die Ausscheidung erfolgt hauptsächlich über den Urin, gefolgt von den Faeces.

9.2.2.18 Germanium (Ge^{++} / $^{++++}$)

1886 von Winkler in Rückständen bei der Zink-Fabrikation entdeckt und – entsprechend dem Land seines Entdeckers – Germanium getauft. Ein japanischer Bergbauingenieur fand Ende der 1940er Jahre höhere Konzentrationen in bestimmten Kohlarten sowie in einigen Heilquellen Japans und einigen Heilpflanzen, z. B. in Knoblauch oder Ginseng. Beim Versuch, Germanium zu isolieren, kam es 1967 zur Synthese einer nichttoxischen organischen Germaniumverbindung (Germanium-132-Bis-Carboxiethyl-Sesquioxid), die therapeutisch eingesetzt wird. 1983 wird über Germaniumdioxid als blutstillendes Mittel bei Anämien berichtet. 1984 fand eine erste internationale Tagung über Germanium in biologischen Systemen in Hannover statt. Einige Quellwässer, z. B. Fachinger/Bad Neuenahr oder die (ehemalige) Hadereck-Quelle Dr. Pohlmann/Königstein haben einen Germaniumgehalt von ca. 0,02 mg/l. **Germanium ist ein Halbleiter!** Germanium werden antioxidative und immunmodulierende Effekte zugeschrieben, die Atmungskette an den Mitochondrien wird aktiviert und damit die Sauerstoffutilisation verbessert, die Homöostase aufrechterhalten, Schwermetalle ausgeleitet, Karzinomschmerzen gelindert, wobei Germanium die analgetische Wirkung von Morphinen potenzieren und das körpereigene Endomorphinsystem günstig beeinflussen kann. In einigen japanischen Spezialkliniken werden organische Germaniumverbindungen eingesetzt bei Tumorerkrankungen, rheumatischen Gelenkentzündungen, Depressionen und Schizophrenien, bei Folgekrankheiten von Arteriosklerose an Herz, Gehirn, Infarkten, Schlaganfällen, Augenerkrankungen, besonders an der Netzhaut. Zufuhrempfehlungen: Während in Japan Tagesdosen von 2 – 5 g keine Seltenheit sind, empfehlen amerikanische Autoren 400 – 600 mg/Tag, verteilt auf drei bis vier Einzeldosen zu je 150 mg in Form von magensaftresistenten Kapseln, bzw. als Pulver sublingual. Offizielle europäische, bzw. deutsche Empfehlungen existieren nicht, in der Literatur werden 1,5 µg/Tag angegeben. Ausscheidung zu 90% renal.

9.2.2.19 Aluminium (Al^{+++})

Aluminium ist ein weitverbreitetes Mineral, z. B. in Lehm, Ton, Alaun, und gehört zu den ältesten bekannten Stoffen. Es wurde 1827 von Wöhler entdeckt. Aluminium ist essentiell, es aktiviert die Succinodehydrogenase und die Phosphoglucomutase. Aluminium bindet Phosphat, was bedeutsam ist in der Therapie niereninsuffizienter, bzw. dialysepflichtiger Patienten. Desungeachtet ist Alumium wohl nicht so harmlos, wie früher angenommen. Zeitweilig wurde es angeschuldigt, die Entwickung von Alzheimer-Demenz zu initiieren. Symptome eines Aluminiummangels sind nicht bekannt. Vorkommen vor allem in Pilzen, Tomatenmark, Wurzelgemüse, Gewürzen, Tee, Getränken (auch Destillate), als Additiv für Lebensmittel (Farbstoffe) und in Lebensmittelverpackungen. Eine erhöhte Zufuhr hemmt die Mineralisierung der Knochen. Bei Aluminiumüberschuß sind toxische Wirkungen zu beobachten z. B. nach langdauernder Einnahme aluminiumhaltiger Präparate (z. B. Antacida, Heilerde), bei länger bestehender Dialysepflicht: Anämie, renale Osteopathie, Myopathie, progressiver Dialyseencephalopathie. Der Bedarf beträgt 10-20 mg/Tag. Die Ausscheidung erfolgt vorwiegend über die Faeces, der Rest renal.

9.2.2.20 Blei (Pb^{++} / $^{++++}$)

Die bergbaumäßige Gewinnung von Blei war bereits 3000 v. Chr. den Ägyptern und anderen Mittelmeervölkern bekannt. Man kannte die sekretionshemmende, gefäßverengende und damit trocknende Wirkung von Blei. Vorübergehend wurde es therapeutisch eingesetzt bei Nervenkrankheiten und Epilepsie. Aus dieser Zeit sind auch die Symptome einer Bleivergiftung – blau-schwarz-graue Ablagerungen in Zahnfleischrand und Lippenschleimhaut – überliefert. Heute kennt man Blei als Umweltgift, das sich in den Mitochondrien, der Leber, der Niere, in den Knochen und im Nervengewebe anreichert. Die Bevölkerung muß mit einer täglichen Blei-Aufnahme von 300 – 400 mg über Nahrung, Trinkwasser und Atemluft rechnen. Eine Bleibelastung kann zu peripherer Neuropathie, Encephalopathie, Anämie, Schwäche, Müdigkeit, Gliederschmerzen, Nierenerkrankungen führen. Blei kann vermutlich kriminelles Verhalten verursachen, den Intelligenzquotienten von Kindern senken und ist wahrscheinlich für männliche Sterilität verantwortlich und möglicherweise krebserregend. Blei verläßt den Organismus über Haare, Nägel, Faeces und Urin. Ausscheidungsfähig kann Blei gemacht werden über Chelatierung z. B. durch Chlorophyll (in geringem Umfang), durch SH-Gruppen-tragende Moleküle wie in Lauchgemüse oder die schwefelhaltigen Aminosäuren Cystein und Methionin oder durch das Antidot $CaNa_2$ = EDTA. Beim Einsatz von Chelatbildnern ist immer eine Kontrolle der übrigen Blutmineralien und Spurenelemente, evtl. mit Zink als Parameter, angezeigt, um eine zu starke Chelatierung und damit Verarmung an anderen Mineralien zu vermeiden.

9.2.2.21 Cadmium (Cd^{++})

Cadmium wurde 1817 anläßlich einer Apothekenkontrolle zufällig entdeckt. Man hielt es für eine zinkähnliche Substanz und gab ihr deshalb den Namen "Cadmium", abgeleitet von "Cadmeia", der früheren Bezeichnung für Zink. Über Cadmium wurde erst 1977 publiziert. Autor war Schwarz, der schon über Selen, Chrom, Vanadium, Fluor, Silicium, Zinn gearbeitet hatte. Cadmium ist für den Menschen nicht essentiell, bzw. semi-essentiell, sondern ausschließlich toxisch. Aufnahme auf inhalativem und enteralem Wege. Symptome einer Cadmiumintoxikation sind Benommenheit, Schwäche, Kopfschmerzen, Fieber, Stenocardie, Dyspnoe, Durstgefühl, Nierenschädigung (Cadmium-Nephropathie), Bronchitis, bzw. Bronchopneumonie. In Japan bekannt und 1964 beschrieben als "Itai-Itai-Krankheit" mit Knochen- und Gelenkschmerzen, Skelettdeformationen und Spontanfrakturen. Cadmium ist krebserregend. Vermutet wird, daß Cadmium besonders toxisch bei gleichzeitigem Zinkmangel wirkt. Vorkommen in Meeresfrüchten wie Muscheln und Tintenfischen und – in Abhängigkeit vom Schlachtalter der Tiere – in Lebern und Nieren, bei den pflanzlichen Nahrungsmitteln sind es besonders Blattgemüse mit großer Oberfläche, Karotten, Kartoffeln, Rettich und Radieschen. Toxische Effekte von Cadmium können – dosisabhängig – gemindert, bzw. verhindert werden durch Zink, Selen, Magnesium, Cobalt, schwefelhaltige Moleküle bilden mit Cadmium ausscheidungsfähige Chelate. Ausscheidung hauptsächlich renal, geringe Mengen über die Faeces.

9.2.2.22 Arsen (As^{+++} / $^{+++++}$)

Arsen gehört wegen seiner hohen Toxizität zu den klassischen Giften, insbesondere der Kriminalgeschichte. Es ist in geringen Mengen und meist in einer seiner vielen Verbindungen praktisch in allen Stäuben, Niederschlägen, Lebensmitteln und Produkten des täglichen Lebens vorhanden. Bis jetzt ist eine Essentialität für den Menschen nicht bekannt, für einige Tierarten scheint Arsen hingegen essentiell zu sein. Es sind dort Symptome einer Arsen-Mangelernährung wie vermindertes Wachstum, verminderte Milchproduktion, Fertilitätsstörungen beobachtet worden. Ein wirksamer Arsen-Antagonist ist Selen. Arsen wird renal ausgeschieden.

9.2.2.23 Quecksilber (Hg^{++})

Quecksilber und seine Verbindungen wurden schon in der Antike benutzt zur Herstellung von Farben, zum Vergolden, bei den Hutmachern, aber auch zur Therapie von Augenleiden. Ebenso lange ist auch seine Toxizität bekannt, die sich z. B. in der frühen Invalidität und dem Tod von Quecksilbererz abbauenden Grubenarbeitern zeigte. In Japan führten Quecksilber-Verbindungen zur "Minamata-Krankheit", die 46 Todesopfer forderte. Noch Anfang des 20. Jahrhunderts zeigten mit Quecksilbersalzen behandelte Syphilis-Patienten erschreckende Verläufe: Die Zungen quollen auf, wurden trocken, traten heraus, verfärbten sich schwarz. Am Ende verstarben die Patienten an der Therapie. Heute sind Quecksilberverbindungen ubiquitär anzutreffen, in der Zahnmedizin besonders in Amalgamfüllungen. Quecksilber reichert sich an in den Zielorganen Leber, Niere, Knochen und Haaren, im zentralen und peripheren Nervensystem, in der Mundschleimhaut, verursacht Chromosomenschäden und ist krebserregend. SH-Gruppen-tragende Moleküle wie einige Gemüsesorten (s. Cadmium, Blei), schwefelhaltige Aminosäuren und Chelatbildner (DMPS = Di-mercapto-propionyl-Sulfat) machen Quecksilber über die Niere ausscheidungsfähig.

9.3 Die Vitaminoide (und Sonstige)

Als Vitaminoide (und Sonstige) bezeichnet man Moleküle unterschiedlicher Verbindungen mit vitaminähnlichen (aber auch hormonähnlichen) Eigenschaften, die aber weder den Vitaminen noch Hormonen, Enzymen, Mineralien o. ä. zuzuordnen sind. Gleichwohl sind sie aufgrund ihrer u. a. regulatorischen oder katalysierenden Funktionen lebenswichtig. Wir können sie einerseits selbst endogen synthetisieren, andererseits nehmen wir sie als Bestandteil der Nahrung auf. Und da ergeben sich Möglichkeiten der Unterversorgung. Wenngleich es kaum Anzeichen eines akuten Mangels gibt, so kann es langfristig zu Schäden kommen, die dann in Anbetracht der großen zwischenliegenden Zeitspanne nur nicht mehr kausal rückverfolgt werden können. Eine ausreichende Zufuhr ist auch hier von vielen Faktoren abhängig:

Ältere essen überhaupt weniger.
- Die Kost ist – aus vielen medizinischen wie nichtmedizinischen Gründen – einseitig.
- Resorptionsstörungen behindern die Aufnahme.
- Enzymopathien verhindern den korrekten Stoffwechsel.
- Die Ausscheidung ist erhöht, z. B. infolge einer Diuretika-Therapie oder Laxantien-Gebrauch.

- Bestimmte Erkrankungen bedeuten per se einen höheren Bedarf.
- Selbst bei Gesunden ist bei einigen Molekülen nicht sicher, ob die Eigensynthese überhaupt ausreicht.

Zu den Vitaminoiden (und Sonstigen) rechnet man

Carnitin
Carnosin
Coenzym Q_{10} (Ubichinon)
Glutathion
a-Liponsäure
Taurin.

In letzter Zeit werden vereinzelt die Biomoleküle Cholin, Colamin, DHEA (Dehydro-Epiandosteron), Inosit, Kreatin, Melatonin, NADH, Orotsäure oder SAM (S-Adenosyl-L-Methionin) angeboten und therapeutisch eingesetzt. Eine breite Empfehlung und Anwendung scheiterte bisher an der uneinheitlichen Datenlage über den Nutzen einer **zusätzlichen erhöhten** Zufuhr. Beispielsweise verfügt ein normaler Mensch (Ausnahme: Vegetarier und Veganer) über ausreichend Kreatin, das im Leistungssport als biologisches Doping angesehen wird und auch schon Todesopfer forderte. Das Hormon Melatonin wiederum hilft Flugpersonal und Geschäftsleuten, Jet-Lag-Zustände schneller zu überwinden und sich in den veränderten Tagesrhythmus einzutakten, wird aber auch verdächtigt, Krebsentstehungen zu begünstigen (ähnlich wie DHEA).

Nicht zu den hier aufgezählten Vitaminoiden (und Sonstigen) zählen die bioaktiven Substanzen (= sekundäre Pflanzenstoffe), die gesondert behandelt werden.

9.3.1 Carnitin (L-Carnitin)

Carnitin (lat. carnis = Fleisch) wurde 1905 erstmals aus Fleischextrakt isoliert, 1927 seine chemische Struktur aufgeklärt. Es ist eine zwitterionische Verbindung, die endogen – vorwiegend in Leber und Niere – synthetisiert wird. Zur Synthese erforderlich sind die Vitamine C, Niacin und B_6, ferner Eisen, die Aminosäuren Methionin und Lysin und fünf Enzyme, die dafür ihrerseits als korrekte und suffiziente Eigensynthesen zu Verfügung stehen müssen: S-Adenosylmethionin-Lysin-Transferase, Trimethylysin-Hydroxylase, γ-Butyrobetain-Hydroxylase, Trimethylamino-butraldehyd-Dehydrogenase und 3-Hydroxy-trimethylysin-Lyase. Um die Verbindung Carnitin herzustellen, werden also elf verschiedene Moleküle benötigt. Dies soll nur ein Beispiel dafür sein, wie komplex biologische Vorgänge ablaufen und wie wichtig ein gleichbleibend hohes Angebot an allen dafür benötigten und daran beteiligten Molekülen ist! Alle Gewebe, die ihren Energiebedarf aus dem Fettvorrat decken müssen, sind carnitinreich: In Muskel (Herz!), Leber, Nieren sind 99,5% des gesamten Körpercarnitins zu finden. Der gesamte menschliche Organismus enthält 20 g Carnitin (im Vergleich zu 1,5 g Vitamin C oder 20 g Magnesium). Fettsäuren können im Inneren der Mitochondrien nur verbrannt werden, wenn die für Fett undurchlässige äußere Mitochondrienmembran überwunden wird. Das kann nur Carnitin. Mit der Nahrung nehmen wir täglich 10 – 17 mg Carnitin auf. Vorkommen bevorzugt in Fleisch, besonders in Schaffleisch, (Schaf-)Leber, (Schaf-)Milch, Ziegen(-keulen), Reis, Avocados, Steinpilzen und Pfifferlingen, Hummern, Austern, Ziegenkäse. Carnitinmangel infolge verminderter Zufuhr, verminderter endogener Synthese durch vermindertes Angebot an Synthesebestandteilen, z. B. bei vegetarischer Kost, bei Störungen im Magen-Darm-Trakt, im Alter u. a. bei verminderter Synthese-, bzw. Transportleistung infolge Enzymdefekt (Transferase- oder Translokasedefekt), erhöhter Bedarf bei unzureichender Ernährung, erhöhter Muskelbelastung (Sport), bei muskulärer Unterforderung, Kardiomyopathien, Diabetes, chronischen Nierenerkrankungen (z. B. Dialyse), Lebererkrankungen, Adipositas. Symptome eines Carnitinmangels sind unspezifisch: Myopathie und Kardiomyopathie, schnelle körperliche Ermüdbarkeit, Hepatopathie, erhöhtes LDL- und niedriges HDL-Lipoprotein, erhöhtes Arterioskleroserisiko, Immunschwäche mit erhöhter Infektanfälligkeit, Gedeihstörungen bei Kindern. Zufuhrempfehlung: 1 – 2 g/Tag. Carnitin ist ungiftig. Selbst beträchtliche Dosen von 5 g/Tag über lange Zeit zeigten – bis auf gelegentlich als unangenehm empfundener Geruch des Stuhls – keine unerwünschten Wirkungen.

9.3.2 Carnosin

Russische Wissenschaftler isolierten im Jahre 1900 aus Muskelfleisch eine bisher unbekannte Substanz, die sie – ihrer Herkunft wegen – Carnosin nannten. Hier ist, wie bei Carnitin, die lateinische Bezeichnung für "Fleisch" Namensgeber. Carnosin ist ein Dipeptid aus den Aminosäuren Histidin und ß-Alanin und kommt im Körper von Säugetieren natürlicherweise vor, besonders in Muskeln, Neuronen und in der Augenlinse. Carnosin gilt als Antioxidans gegenüber Superoxidradikalen und Singulettsauerstoff. In-vitro-Versuche der Universität Leipzig zeigten eine toxische Wirkung von Carnosin auf Tumorzellen vom Typ Meningeom bei gleichzeitiger Verschonung gesunder Gliastammzellen. Ebenfalls in vitro verlängert Carnosin die Lebensspanne von Zellen, die sich in der Nähe der Hayflick-Grenze befinden. Die Hayflick-Grenze beschreibt ein Limit, unter dem sich Zellen nicht mehr teilen, z. B. bei Gesunden: 50 mal plus/minus 10 mal

(Bei der Progerie: 10 mal plus/minus 2 mal). Neuere Erkenntnisse deuten darauf hin, daß es sich dabei um die stetige Verkürzung der Telomere handelt, das sind schwänzchenartige Ausläufer an beiden Chromosomenenden. So kommt Carnosin zu seinem Ruf, ein "Anti-Aging-Mittel" zu sein. Carnosin verhindert die Oxidation von LDL-Cholesterin und die Entstehung von sog. AGEs (= Advanced Glycation Endproducts), das sind Vernetzungen körpereigener Eiweiße mit zukkerhaltigen Aldehyden, die Alterungsprozesse vorantreiben und besonders Diabetiker belasten. Carnosin geht mit überschüssigem Kupfer und Zink ausscheidungsfähige Komplexe ein und vermindert so die Neurotoxizität dieser Metalle. Als topische Applikation scheint Carnosin Katarakte bessern zu können. Zufuhrempfehlung ist 200 – 250 mg/Tag. Carnosin ist ungiftig. Nebenwirkungen sind nicht bekannt.

9.3.3 Coenzym Q_{10} (Ubichinon)

Ubichinone ist der Oberbegriff für mehrere in der Mitochondrienmembran tierischer und pflanzlicher Zellen vorkommende Substanzen. In den Zellen höherer Tiere und im menschlichen Gewebe ist Q_{10} in der Lipidphase der Mitochondrieninnenmembran lokalisiert, wo es Überträger von Elektronen in der Atmungskette ist. Coenzym Q_{10} wurde erst spät entdeckt – 1957 fanden es amerikanische Forscher zufällig in Rinderherzen. 1965 wurde Coenzym Q_{10} zum ersten Mal in der Therapie von Herzerkrankungen eingesetzt. Bei Mikroorganismen, höheren Pflanzen und niederen Tieren finden sich die Coenzyme Q_1 – Q_9, in menschlichem Gewebe konnte bislang nur Coenzym Q_{10} nachgewiesen werden, das in der Leber gebildet wird. Vorkommen in der Nahrung: besonders in Keimölen, außerdem in Rindfleisch, Fisch, Sojaprodukten, Brokkoli, Spinat. Coenzym Q_{10} ist hitzelabil, daher Verlust bei Erhitzungsprozessen. Durch verstärkte Lipidperoxidation und Konservierungsverfahren reduziert sich der Q_{10}-Gehalt der Nahrung. Coenzym Q_{10} ist ein Antioxidans und verhindert die Oxidation von LDL-Cholesterin. Der menschliche Organismus kann Coenzym Q_{10} aus Q_9 aus Getreide, den Vitaminen B_{12}, B_6, Nicotinsäure, Folsäure, Pantothensäure sowie den Aminosäuren Tyrosin und Phenylalanin herstellen, vorausgesetzt, er verfügt über die stetige und ausreichende Anwesenheit der genannten Moleküle und die Syntheseschritte werden auch fehlerfrei ausgeführt. Zu beachten ist, daß bei einer Therapie mit Statinen zur Senkung des Cholesterinspiegels zwangsläufig ein Coenzym Q_{10}-Mangel entsteht, weil Statine das Cholesterin-Zwischenprodukt Mevalonsäure hemmen, das jedoch zur Coenzym Q_{10}-Synthese erforderlich ist. Der tägliche Bedarf ist nicht bekannt. Man nimmt an, daß täglich über die Nahrung 10 mg Coenzym Q_{10} aufgenommen werden, die 1% des Gesamtbestandes im menschlichen Organismus (= ca. 1 g) entsprechen. Wenngleich keine definierten Coenzym Q_{10}-Mangelerscheinungen bekannt sind, so ist doch bedenkenswert, daß mit zunehmendem Alter auch die körpereigenen Synthese- und Umwandlungsprozesse nicht mehr geleistet werden können, wodurch im Alter fast sicher ein Q_{10}-Mangel entsteht. Coenzym Q_{10} ist ungiftig.

9.3.4 Glutathion

Gutathion wurde 1888 in der Hefe entdeckt, 1935 in seiner Struktur aufgeklärt und 1975 von Gerhard Ohlenschläger in seiner grundlegenden Bedeutung erkannt. Glutathion kommt in allen biologischen Geweben vor. Es ist ein Tripeptid aus Glutamat, Glycin und Cystein, das unter physiologischen pH-Bedingungen zwei negativ geladene Carboxylgruppen und eine positiv geladene Aminogruppe besitzt. Die Funktionen von Glutathion sind:

- Steigerung der Protein- und DNA-Synthese
- Regelung der Zellteilung
- Leukotrien-Synthese
- Antioxidans und Zellschutz
- Einstellung des Redoxpotentials
- Phase-II-Entgiftung in der Leber mit Bindung von Xenobiotika, u.a. Entgiftung von Schwermetallen durch Bindung und Ausschleusung aus der Zelle
- Regulation der SH-Enzyme (u. a. Glucose-6-Phosphat-Dehydrogenase, Pyruvatkinase, Ca-ATPase, Adenylatzyklase)
- Strahlungsprotektive Wirkung.

Glutathion ist damit das wichtigste nicht-enzymatische intrazelluläre Antioxidans, das an allen Entgiftungsvorgängen des Körpers beteiligt ist. Seine Präkursoren sind Methionin, Cystein und N-Acetylcystein. Beteiligte Moleküle an der Glutathion-Synthese, am Glutathion-Recycling und an Glutathion-abhängigen Enzymreaktionen sind die Vitamine B_2 und B_3, C, E, sowie a-Liponsäure, Selen und sekundäre Pflanzenstoffe, z. B. Anthocyane. Die Neusynthese geschieht mithilfe der GSH-Synthetasen, reduziert wird es durch die Glutathion-Reduktase und der Verbrauch wird durch die selenabhängige GPX/Glutathion-Peroxidase, durch Transferasen (GSTs/Glutathion-S-Transferasen), durch Transhydrogenasen und Transpeptidasen reguliert. Generell soll Glutathion nur in seiner bereits reduzierten, bzw. acetylierten Form verwendet werden, weil das Glutathion-Molekül einem starken reduktiven Streß unterliegt, wie Forscher an der University of Utah in Salt Lake City herausfanden. Durch den reduktiven Streß, dem das Glutathion-Molekül zwangsläufig ausgesetzt ist, wurden die Herzen gentechnisch veränderter Mäuse geschädigt. Reduziertes Glutathion kann mit seiner SH-Gruppe zirkulierende Schwermetalle abfangen und daraus Metall-Glutathion-Komplexe bilden. Dadurch wird verhindert, daß sich Schwermetalle mit den bioaktiven SH-Gruppen funktionell wichtiger Strukturen wie Enzyme oder Hormone verbinden und diese inaktivieren. Die Metall-Glutathion-Komplexe werden über Galle, Darm, bzw. Faeces ausgeschieden. Der Glutathion-Zyklus ist also hochkomplex und damit für Störungen sehr anfällig. Die mangelhafte Bereitstellung benötigter Moleküle, fehlerhafte Syntheseschritte oder insuffiziente Enzyme schädigen die Effizienz des Glutathionsystems, bzw. machen es zunichte. Schädigende Faktoren auf den Glutathion-Haushalt sind: Alkohol, Aflatoxin, Quecksilber, Cadmium, Blei sowie synthetische Pharmaka wie Captopril, Psychopharmaka, Ciclosporin, Cephalosporidin aus der Gruppe der Cephalosporine, Kontrazeptiva, bzw. HET und Cisplatin u. v. a. Der sichtbarste Effekt und deutlichste Benefit einer Glutathionzufuhr ist bei onkologischen Patienten zu beobachten, die bei Therapietreue inzwischen sogar schon Jahrzehnte überleben. Glutathion ist erhältlich in einfach reduzierter, neuerdings auch in der noch wirksameren Form der Acetylierung (S-AG). Wirklich gute Qualität ist teuer, was einmal an den zertifizierten Ausgangsmaterialien, zum anderen an der aufwendigen Manufaktur liegt. Weil es sich bei GSA, bzw. SAG immer um eine Rezepturherstellung handelt, ist es besonders ratsam, den Lieferanten der Feinchemikalie und den Hersteller, bzw. Vertreiber genau zu kennen, so daß der Faktor "Vertrauen" nicht zu sehr strapaziert werden muß. Die tägliche Aufnahme sollte nicht unter 200 mg, bei onkologischen Patienten dauerhaft bei mindestens 500 – 800 mg/Tag liegen.

9.3.5 α-Liponsäure (= Thioctsäure, Thioctacid)

α-Liponsäure wurde 1951 erstmals aus Rinderleberextrakten isoliert und in kristalliner Form dargestellt. Sie wird von Bakterien, höheren Pflanzen und anderen höher organisierten Lebewesen synthetisiert. Man nimmt an, daß beim Menschen Darmbakterien die Synthese übernehmen. Der Name Liponsäure erinnert einerseits an die Ähnlichkeit mit einer Fettsäure, andererseits hat sie die chemische Struktur einer Säure (mit 8er Kohlenstoffkette = Octansäure), die außerdem noch zwei Schwefelatome (-thio-) enthält. α-Liponsäure ist in den meisten Nahrungsmitteln in geringen Mengen vorhanden, nur in Fleisch sind relativ hohe Werte zu finden. α-Liponsäure hat vitaminähnliche Eigenschaften als Coenzym der Pyruvatdehydrogenase und der Ketoglutaratdehydrogenase. α-Liponsäure ist beteiligt an aktiven Transportprozessen bei Resorptions- und Verteilungsprozessen im menschlichen Organismus. Zusammen mit Vitamin B_1 wirkt sie im Multienzymkomplex beim Glucoseabbau und bei der Veratmung von

C2-Einheiten im Citratzyklus, wobei Energie als ATP erzeugt wird. Sie besitzt antioxidative Eigenschaften, indem sie mit zahlreichen endogenen und exogenen Oxidantien reagiert, sie wirkt enzymprotektiv und schützt Leberzellen, indem sie Zelläsionen verhindert, die durch Gifte, z. B. Knollenblätterpilz entstehen. α-Liponsäure senkt "die Leberwerte" und wirkt entzündungshemmend und schmerzlindernd durch Wechselwirkung mit dem Arachidonsäurestoffwechsel. Aufgrund ihrer SH-Gruppen ist α-Liponsäure ein wirksames Antidot gegen (Schwer-)Metalle wie Cadmium, Kupfer, Eisen, Arsen und wird deshalb z. B. bei Morbus Wilson (Kupferspeicherkrankheit) eingesetzt. Besonders häufig wird α-Liponsäure in der Therapie der diabetischen Polyneuropathie angewandt – hier zweckmäßigerweise zusammen mit den Vitaminen B_1, B_6 und B_{12} –, so daß der gestörte Stoffwechsel der Nervenzellen günstig beeinflußt wird und damit Schmerzminderung und Aufrechterhaltung der Nervensensibilität erreicht werden kann. Die orale Aufnahme von α-Liponsäure sollte nicht zeitgleich mit der Einnahme anderer Biometalle oder auch Fettsäuren erfolgen. Bedarf: Ein α-Liponsäuremangel ist nicht bekannt. Um aber ihre pharmakologischen Effekte als Antioxidans auszunutzen, benötigt man 200 – 600 mg/Tag.

9.3.6 Taurin

Taurin ist eine schwefelhaltige Verbindung, die beim Abbau der Aminosäuren Methionin und Cystein unter Beteiligung von Vitamin B_6 entsteht und deshalb klassischerweise nicht zu den essentiellen, bzw. nichtessentiellen Aminosäuren gezählt wird. Vorkommen nur in tierischen (besonders Muskelfleisch, bzw. Fleischextrakt), nicht aber in pflanzlichen Lebensmitteln, deshalb sind Vegetarier, insbesondere aber Veganer unterversorgt. Taurin kann Radikale vom Typ Hypochlorid neutralisieren und Aldehyde (z. B. Formaldehyd oder Acetaldehyd) binden. In der Gallenflüssigkeit ist Taurin an Cholsäure gebunden (→ Taurocholsäure), wo Blutfette emulgiert und die Zusammensetzung des Pankreassaftes reguliert werden. Beim Gesunden finden sich hohe Konzentrationen in Herz und ZNS. Taurin spielt eine wichtige Rolle bei der Entwicklung des ZNS, beeinflußt Transportvorgänge zwei-wertiger Metallionen (z. B. Calcium, Magnesium), daher stabilisierender Effekt auf die Membranen von Nervenzellen. Taurin benötigt Tageslicht zur Anreicherung in der Zirbeldrüse, wo es vermutlich den Melatonin-Stoffwechsel beeinflußt. Östrogene (Antibabypille, Hormonersatztherapie) führen zu einer Erniedrigung des Taurinspiegels in der Leber. Weiter sind Taurindefizite bekannt u. a. bei Herzrhythmusstörungen und Epilepsie. Taurin unterstützt die Insulinwirkung, daher wirkt es blutzucker- und zugleich blutdrucksenkend. Ein dezidierter Taurin-Mangel beim Menschen ist bisher nicht bekannt. Man nimmt aber an, daß die Eigensynthese durch Zufuhr aus der Nahrung ergänzt werden muß. Es existieren keine Angaben zum Tagesbedarf, eine tägliche Zufuhr von 50 – 200 mg wird als unbedenklich eingestuft.

9.4 Die Fette, Fettsäuren, Cholesterin, Lecithin

Die Diskussion um Fischöl und Omega-3-Fettsäuren kam im Jahre 1976 auf, als dänische Wissenschaftler den Gesundheitszustand und das Ernährungsverhalten von Dänen und grönländischen Inuit verglichen. Es zeigte sich, daß Eskimos viel seltener an Herzinfarkt erkrankten – und das, obwohl sie kaum Obst und Gemüse aßen. Man führte dieses überraschende Phänomen auf den enormen Fischverzehr in Grönland zurück. Tatsache ist aber, daß die niedrige Infarktrate der Eskimos nur die eine Seite ist, denn sie erleiden häufiger einen Schlaganfall und ihre Lebenserwartung ist geringer als dies im übrigen Mitteleuropa der Fall ist. Als Ursache dafür wird die hohe Arbeitslosigkeit vermutet, die in Ostgrönland bei 90% liegt, sowie die soziale Isolation der Inuit.

Fette gehören neben Eiweiß und Kohlenhydraten zu den Makronährstoffen, sie sind lebensnotwendig. Fett, Neutralfett oder Triglyceride sind identische Bezeichnungen. Es sind Verbindungen, die nur aus den Elementen Kohlenstoff, Wasserstofff und Sauerstoff aufgebaut sind auf der Grundlage des dreiwertigen Alkohols Glycerin (auch Glycerol). Fette haben eine biologische Bedeutung als Reservestoffe. Alle Nahrungsstoffe, die über den aktuellen Bedarf hinaus aufgenommen werden, werden zum überwiegenden Teil in Fette umgewandelt und in den entsprechenden Geweben deponiert. In Mangelzeiten können sie dann aktiviert und zur Energiebereitstellung abgebaut werden. Im Darm sind Fette Transportmedium für die Resorption der fettlöslichen Vitamine A, D, E und K. An dieser Stelle soll nicht unerwähnt bleiben, daß eine Ernährung mit hohem Faseranteil (Ballaststoffe) Fette bindet und damit auch die mit ihnen verbundenen wertvollen fettlöslichen Vitamine an der Resorption hindert. Vermeintlich gesund Ernährte geraten so unbemerkt in Mangelzustände.

Fettsäuren sind Carbonsäuren, d. h. sie bestehen nur aus einem Kohlenstoffgerüst mit mehr als sechs Kohlenstoffatomen. Natürliche Fettsäuren haben fast immer mehr als vierzehn Kohlenstoffatome – und die immer in gerader Anzahl – mit Ausnahme von Kokos- und Palmölen, die meist nur Fettsäuren mit 8 bis 12 Kohlenstoffatomen haben, es sind "mittelkettige" Fettsäuren in Form von Triglyceriden.

Fettsäuren werden in gesättigte Fettsäuren (z. B. Palmitinsäure, Stearinsäure) und ungesättigte Fettsäuren unterschieden, wobei ungesättigte Fettsäuren als einfach-ungesättigte (Ölsäure als Omega-9-Fettsäure) und mehrfach ungesättigte Fettsäuren, Omega-3-Fettsäuren und Omega-6-Fettsäuren vorkommen. Gesättigte Fettsäuren sind Fettsäuren mit nur Kohlenstoff-Einfachbindungen. Einfach-ungesättigte Fettsäuren sind Fettsäuren mit einer Kohlenstoff-Doppelbindung. Mehrfach-ungesättigte Fettsäuren sind Fettsäuren mit zwei oder mehreren Kohlenstoff-Doppelbindungen. Gesättigte und einfach-ungesättigte Fettsäuren kann der Organismus selbst herstellen, z. B. aus Zucker, mehrfach-ungesättigte Fettsäuren sind für den Organismus essentiell, d. h. sie müssen mit der Nahrung zugeführt werden.

Gesättigte Fettsäuren erhöhen LDL- und Gesamtcholesterin. Sie kommen vor u. a. in Butter, Sahne, Käse, Wurst, Speck, Fleisch, Schmalz, Kokosfett.

Einfach-ungesättigte Fettsäuren erhöhen HDL-Cholesterin. Sie kommen vor u. a. in Avocados, Olivenöl, Haselnußöl.

Mehrfach-ungesättigte Fettsäuren senken LDL- und Gesamtcholesterin. Sie kommen vor u. a. in Sojaöl, Kürbiskernöl, Traubenkernöl, Sonnenblumenöl, Walnußöl, in Nüssen und fettmodifizierten Lebensmitteln sowie in Reformhaus-Diätmargarinen. Allerdings sollte bei allem Bestreben, sich "gesund" zu ernähren, bedacht werden, daß die Aufnahme von hochungesättigten Fettsäuren (PUFAs) immer auch die Induktion einer erhöhten Radikaltätigkeit bedeutet.

Die Systematik der Fettsäuren

Gesättigte FS	ungesättigte FS	
	einfach-unges. FS	mehrfach-unges. FS
(z.B. Palmitinsäure)	Omega-3-FS (z. B. Linolensäure, Eicosapentaensäure Docosahexaensäure)	Omega-6-FS (z. B. Linolsäure, Arachidonsäure)

Evolutionsbiologisch war der Mensch über Zehntausende von Jahren daran gewöhnt, mit seiner ansonsten fettarmen Nahrung (höchstens Fische oder freilebende Wildtiere) relativ viel Omega-6-Fettsäuren aufzunehmen. Das Verhältnis Omega-6-Fettsäuren zu Omega-3-Fettsäuren betrug wahrscheinlich 4:1. Da unsere Gene außerordentlich träge sind, kann man wohl davon ausgehen, daß wir nach wie vor an dieses 4:1-Verhältnis angepaßt sind. Inzwischen haben sich aber unsere Lebensumstände verändert: Industrialisierung, Ackerbau und Viehzucht sind hinzugekommen und damit die Masttierhaltung. Der Fettanteil unserer

Nahrung stieg, gleichzeitig veränderte sich das Verhältnis Omega-6-Fettsäuren zu Omega-3-Fettsäuren zugunsten der Omega-6-Fettsäuren, sodaß wir heute in Europa und den USA von einem Verhältnis 20:1 ausgehen können, was ja nichts anderes bedeutet, als daß wir es in den Industriestaaten generell mit einem drastischen relativen Mangel an Omega-3-Fettsäuren zu tun haben.

Die mehrfach ungesättigten Fettsäuren sind Ausgangssubstanzen für die körpereigenen Synthesen der Eicosanoide (Gewebshormone), die an vielen Stoffwechselprozessen beteiligt sind. Die wichtigsten Vertreter sind die Prostaglandine, Prostacycline, Thromboxane und Leukotriene, deren wesentliche Funktionen die Thrombozytenaggregationshemmung, ihre entzündungshemmende Wirkung auf Leukozyten sowie ihr Einfluß auf Makrophagen und Blutgefäße sind. Omega-6-Fettsäuren hingegen verhalten sich dazu gewissermaßen antagonistisch: Sie wirken aggregierend auf Thrombozyten, auf Blutgefäße vasokonstriktorisch, auf Leukozyten pro-inflammatorisch und bewirken Makrophagenwanderung auf chemo-taktischem Weg.

9.4.1 Omega-6-Fettsäuren/Linolsäuren

Omega-6-Fettsäuren gehören zur Familie der Linolsäuren, die im Pflanzenorganismus aus gesättigten Fettsäuren gebildet werden. Linolsäure ist die Speicherform pflanzlicher Fette und kommt daher in hohen Konzentrationen im Pflanzensamen vor. Besonders reich an Linolsäure sind Sojaöl, Sonnenblumenöl, Weizenkeimöl, Maisöl, Pflanzenmargarine (als Diätmargarine im Reformhaus). Hingegen enthält Olivenöl wesentlich weniger Linolsäure. Linolsäure ist auch Bestandteil tierischer Fette, z. B. Butter. Mangelsymptome sind Wachstumsstörungen, Hautveränderungen und Infektanfälligkeit. Ein Mangel kann eigentlich nur auftreten bei wochenlanger vollkommen fettfreier (z. B. intravenöser) Ernährung. Der Bedarf beträgt 7-10 g/Tag. Da der Mensch aus Linolsäure Arachidonsäure aufbaut, ist diese nicht essentiell.

9.4.2 Omega-3-Fettsäuren/Linolensäuren

Omega-3-Fettsäuren gehören zur Familie der Linolensäuren. Sie werden aus Omega-6-Fettsäuren zu Omega-3-Fettsäuren umgewandelt, allerdings ist dies nur in grünen Blättern, Algen, Moosen oder Farnen möglich, nicht jedoch in Säugetieren. Omega-3-Fettsäuren – Linolensäuren – kommen deshalb zwar ebenfalls in Pflanzenölen vor, jedoch in viel geringerer Menge (nur etwa 1-10%) als die Linolsäure. Wesentliche Mengen an Linolensäure sind enthalten in Walnußöl, Leinsamenöl, Sojaöl, Weizenkeimöl und – neuerdings bekannt – auch im Rapsöl. Eicosapentaensäure und Docosahexaensäure sind hochungesättigte Omega-3-Fettsäuren im sehr langgestreckten Molekül. Sie finden sich in hoher Konzentration in Fischen, und hier besonders Kaltwasserfischen wie Lachs oder Forelle (nicht Aquakultur), Makrele, Hering, die sich über Algen von Omega-3-Fettsäuren ernähren. Auch das Fleisch von Wildtieren, die sich von Moosen, Blättern und Farnen ernähren, ist deshalb sehr reich an Omega-3-Fettsäuren. Im Gegensatz dazu enthält das Fleisch von Masttieren vorwiegend die Omega-6-Fettsäure Arachidonsäure. Auch hier kann ein Mangel an Omega-3-Fettsäuren, bzw. Eisosapentaensäure und Docosahexaensäure nur unter Extrembedingungen auftreten bei strikter Fettkarenz über lange Zeit. Klinische Symptome sind dann visuelle und zentralnervöse Störungen, Wachstumsverzögerungen, der Verlauf von Rheuma oder Dermatitis kann sich verschlimmern. Weil Säuglinge und Kleinkinder jedoch sehr schnell auf das Fehlen essentieller Nährstoffe reagieren, werden seit 1993 der Säuglingsnahrung Omega-3-Fettsäuren als Fischöle zugesetzt. Um das Verhältnis Omega-6-Fettsäuren : Omega-3-Fettsäuren günstiger zu gestalten, ist es dringend erforderlich, die Aufnahme von Omega-3-Fettsäuren zu erhöhen, z. B. durch häufige Mahlzeiten von Salzwasserfisch und gleichzeitig auf den Verzehr von arachidonsäurehaltigem (Schweine-)Fleisch zu verzichten und mehr Weizenkeimöl, Rapsöl, bzw. Olivenöl, das als Ölsäure "neutral" ist, zu verwenden. Omega-3-Fettsäuren werden eingesetzt bei entzündlichen Prozessen (Rheuma, Psoriasis, Asthma, Morbus Crohn, Colitis ulcerosa, klimakterische Beschwerden), zur Senkung des Arteriosklerose-Risikos und zur Senkung eines erhöhten Lipoprotein a. Die empfohlene tägliche Aufnahme von Omega-3-Fettsäuren beträgt 1 – 1,2g.

Kohlenstoff-Doppelbindungen wie sie bei Fettsäuren vorkommen, können in zwei Formen vorliegen: Der "Cis"-Form und der "Trans"-Form. Natürlicherweise kommen alle einfach- oder mehrfach-ungesättigten Fettsäuren nur in der "Cis"-Form vor. Als man anfing, die ursprünglich flüssigen Fette zu härten, um sie schnitt- und streichfähig zu machen, z. B. mit Beginn der industriellen Margarineproduktion, hatte es der menschliche Organismus plötzlich mit "Trans"-Fettsäuren zu tun, die es in der Natur kaum gibt. Durch den Vorgang der Härtung (Hydrierung) brechen die Doppelbindungen teilweise auf und die "Cis"-Form wird in die "Trans"-Konfiguration umgewandelt. Dies trifft übrigens nicht zu auf die ungehärteten Fette der Reformhaus-Margarinen. Im Bauchfett Verstorbener, die viel Margarine konsumierten, fanden sich überdurchschnittlich viele Trans-Fettsäuren. Trans-Fette entstehen auch bei großer Hitze, z. B. beim Back- oder Frittiervorgang. Es ist inzwischen erwiesen (u. a. nurses health study, Framingham Studie), daß gehärtete Fette – unabhängig von anderen Risikofaktoren – das Herzinfarktrisiko bei beiden Geschlechtern hoch-signifikant erhöhen kann. Mit gehärteten Fetten muß gerechnet werden bei Backwaren wie

Croissants, Kuchen usw., bei Pommes frites, Kartoffelchips, panierten Fleisch- oder Fischgerichten, generell Convenience-Produkten, u. v. a. Die Bewohner der britischen Insel sind z. B. deshalb besonders gefährdet, weil im Speiseplan eines Durchschnittsengländers – *fish 'n chips* – fast nur Trans-Fette vorkommen. Die FDA will Trans-Fettsäuren wie andere Schadstoffe deklarationspflichtig machen.

9.4.3 Lecithin

Wurde 1846 von dem Pariser Apotheker Gobley entdeckt, der aus Eigelb (griech.: Lekithos) Fettsäuren und Glycerinphosphorsäure isolierte und den Namen Lecithin prägte. Lecithin enthält den basischen Bestandteil Cholin (= Cholinphosphatid) und Kephalin =Serinphosphatid). Der hauptsächliche Bestandteil des Gehirns ist Colamin (= Colaminphosphatid). Lecithin gehört zur Gruppe der Glycerinphosphatide. Als Phosphatide bezeichnet man fettartige Substanzen, die außer den Elementen Kohlenstoff, Wasserstoff und Sauerstoff (s. Fettsäuren) als charakteristische Elemente noch Phosphor und Stickstoff enthalten. Cholinphosphatide kommen als Lecithin in allen tierischen und menschlichen Zellen vor, im Gehirn und Nervengewebe als Colamin-, bzw. Serinphosphatide. Dort wirkt Lecithin struktur- und membranbildend und ist von großer Bedeutung für die Membranpermeabilität.

Die Erythrozyten enthalten 16% Cholin- und 60% Colaminlecithine. Besonders reich an Cholinlecithinen sind die stoffwechselaktiven Schichten des Stratum germinativum der Haut. Lecithin fördert die körpereigene Abwehr, die Blut- und Knochenbildung, die Phagozytose, die Lebertätigkeit, die Löslichkeit und damit Ausscheidungsfähigkeit etlicher Substanzen, die Regeneration von Nervenzellen und -gewebe, die (Herz-)Muskelleistung, den Transport von Fettsäuren und die Resorption hochschmelzender Fette. Es hat eine entgiftende Funktion bei Strychnin-, Morphium-, Koffein-, Alkohol- und Nikotinvergiftungen. Es wirkt antagonistisch gegenüber Cholesterin. Mit zunehmendem Lebensalter sinkt der Lecithingehalt der Körperzellen. Während der Schwangerschaft und Stillzeit ist der Lecithinbedarf erhöht. Alkoholismus senkt den Lecithinspiegel, Störungen der Fettverdauung (Pankreatididen u. a.) oder auch entzündliche Darmerkrankungen können Lecithinmangel verursachen. Niedrige B_{12}- und Folsäurespiegel erhöhen den Lecithinbedarf deutlich. Der heutige Normbedarf liegt bei 30 g Reinlecithin/Tag.

9.4.4 Ist Cholesterin "böse"?

Vorauszuschicken ist, daß die "Schädlichkeit" von Cholesterin im Jahre 1908 von dem russischen Wissenschaftler Alexander Ignatowski "bewiesen" wurde, indem er an Kaninchen einen Brei aus püriertem Hirn und Eidotter verfütterte und die dann prompt Gefäßablagerungen entwickelten. Kaninchen sind aber Pflanzenfresser und können tierische Fette nicht verstoffwechseln. Diese "Entdeckung" ist also für die Humanmedizin (und eigentlich auch für andere Zwecke) wertlos, hat sich aber bis heute gehalten! Es hat sich sogar daraufhin die Ansicht entwickelt, dies sei doch gerade der "Beweis", daß Menschen Pflanzenfresser seien und für den Verzehr von Fleisch nicht geeignet seien. Dabei sind Menschen klassische Mischköstler, wie sie auch im Tierreich zahlreich vorkommen. Das zeigt sich u. a. am Gebiß des Frühmenschen, das gigantische Ausmaße hatte (und im übrigen die Entwicklung von Sprache schon allein dadurch unmöglich machte). Erst mit der Entdeckung des Feuers war das Garen der tierischen Jagdbeute möglich, das Raubtiergebiß bildete sich zurück bis zu den heute gewohnten Dimensionen und erst ab dann begannen die Menschen allmählich, sich über Sprache zu verständigen.

Cholesterin wird einerseits mit der Nahrung aufgenommen (z. B. Eidotter, tierische Fette), andererseits auch in der Leber endogen synthetisiert, in Chylomikronen in der Blutbahn transportiert und in VLDL (= **v**ery **l**ow **d**ensity **l**ipoprotein) gespeichert. Die gesamte körpereigene Cholesterinsynthese beträgt ca. 2 – 3 g/Tag, wovon auf die Leber ca. 1 g entfällt. Sie unterliegt regulierenden Einflüssen, d. h. sie wird durch erhöhtes Nahrungscholesterin gebremst und durch wenig Angebot aus der Nahrung erhöht (= negativer Feedback-Mechanismus). Cholesterinarme Nahrungsmittel können deshalb einen erhöhten Cholesterin-Spiegel im Blut nicht senken. Gegenteilige "wissenschaftliche" Befunde beruhen auf einer zu kurzen Versuchsdauer. Selbst bei einer völlig cholesterinfreien Ernährung würde nach spätestens sechs Wochen die Leber die Cholesterinsynthese allein übernommen haben. Der Körper braucht nämlich mindestens vier Wochen, um seine Eigenproduktion an Cholesterin dem Angebot in der Nahrung anzupassen. Das geschwindigkeitsbestimmende Enzym in der Eigensynthese des Cholesterins ist die HMG-CoA-Reduktase. Cholesterinsenker (Statine) wirken über eine Hemmung der HMG-CoA-Reduktase. Das bedeutet aber, daß zugleich der Q_{10}-Spiegel deutlich abnimmt und somit die energetische Leistung eines insuffizienten Herzmuskels multimorbider Patienten. Die langfristige Einnahme von Statinen beeinträchtigt die Herzleistung und verursacht möglicherweise gerade den Herztod, den die Statineinnahme eigentlich verhindern will. Solchermaßen gesenktes Cholsterin erhöht außerdem das Risiko von Depressionen und Suiziden. Cholesterinsenker inhibieren darüberhinaus die

Aufnahme wichtiger Vitalstoffe, z. B. die Vitamine B₁₂, A, D, E. K. Nach Auskunft des Instituts für Qualität und Wirtschaftlichkeit in der Medizin (Prof. Peter Sawatzki) hätte von einer Cholesterinsenkung – vielleicht – nur ein vorgeschädigtes Herz einen Nutzen. Von 200 behandelten Menschen lebten zwei länger, wobei hier nicht bewiesen ist, daß sie ihr Überleben der Cholesterinsenkung verdankten. In Nordkarelien (Finnland) gab es bei Herzinfarkt die höchste Sterblichkeitsrate. Für eine Studie aß die Bevölkerung nur noch Margarine. Die Cholsterinwerte sanken daraufhin, ebenso die Anzahl der Herzinfarkte. Aber in der (unbehandelten) Kontrollgruppe in der Nachbarprovinz Kopiu sank die Sterblichkeitsrate noch viel stärker. Dieses ist der immer verschwiegene Teil der finnischen Cholsterinstudie (*Vartiainen, E., et al.: Twenty-year trends in coronary risk factors in North Karelia and in other areas of Finland. International Journal of Epidemiology 1994, 23, S. 495*).

Daran gibt es nichts zu deuteln: Cholesterin ist lebenswichtig. Es ist eine wichtige Vorstufe für verschiedene steroidische Verbindungen: Gallensäuren, Provitamin D, Progesteron, Östradiol, Androsteron, Testosteron, Aldosteron, Cortisol, u. v. a. Tageszeitliche Schwankungen im Cholesterinspiegel sind normal, weil Cholesterin über die Blutbahn transportiert wird – je nach Bedarf mal mehr, mal weniger, deshalb sind Werte zufälliger Blutentnahmen wenig aussagekräftig. LDL-Partikel (= **l**ow **d**ensity **l**ipoprotein = Transportform des wasserunlöslichen Cholesterins im Blut) werden aufgrund von schädlichen Einflüssen verändert durch Aufnahme von Giftstoffen (Pestizide, Zigarettenrauch, chem. Medikamente, Umweltgift u. a.), durch die Anhäufung von Stoffwechselendprodukten (zuviel Nahrung bei zuwenig Bewegung), durch Streß und Strahlenbelastung. Dabei entstehen vermehrt Freie Radikale. Wer in seiner Ernährung Fette gegen Kohlenhydrate eintauscht, weil er glaubt, sich "gesund" zu verhalten, verschlechtert zudem seinen HDL:LDL-Quotienten, d. h. LDL steigt.
Warum ist das VLDL, bzw. LDL "schädlicher" als das "gute" HDL (= **h**igh **d**ensitiy **l**ipoprotein)? Die VLDL- und LDL-Moleküle sind in ihrer räumlichen Ausdehung "locker" strukturiert, d. h. sie lassen sich in etwa vergleichen mit einem Knäuel Mohairwolle. Aufgrund seiner lockeren Anordnung haben Freie Radikale an vielen Stellen Möglichkeiten zur Strukturschädigung. Ein HDL-Molekül kann man in der Anordnung eher mit einem stramm gewickelten Zwirnsgarn vergleichen. Hier bieten sich für Freie Radikale kaum Angriffsmöglichkeiten. So wundert es nicht, daß Oxidationsprozesse aus LDL *oxo*LDL machen. Da die so veränderten LDL-Partikel aber jetzt nicht mehr von den normalen LDL-Rezeptoren erkannt werden können, werden sie als "Abfall" über Scavenger-Rezeptoren in die Makrophagen der Gefäßwand aufgenommen, sofern eine Entzündung oder Verletzung in der Endothelschicht (Vorschädigung) vorliegt. Bei viel *oxo*LDL im Blut nehmen die Makrophagen mehr *oxo*LDL auf als sie verstoffwechseln können. Sie wandeln

sich dann zu Schaumzellen, die Wachstumsfaktoren ausschütten, die ihrerseits dann die Proliferation von glatten Muskelzellen und die Bildung von Bindegewebe in der Gefäßwand stimulieren. So kommt es, daß "verfettete" Makrophagen sich in der Gefäßwand ablagern und von Muskel- und Bindegewebszellen überwuchert werden. Das Gefäßlumen wird verkleinert mit dem zusätzlichen Effekt der Drucksteigerung. Bei weiteren Verletzungen bilden sich sehr schnell Thromben (Herzinfarkt, Schlaganfall, u. v. a.). Es ist also nicht der Cholesterinspiegel an sich maßgebend, sondern der Oxidationsstatus des vorhandenen (LDL-)Cholesterins. Angesichts dieser Zusammenhänge ist es ein Gebot der Logik, Patienten zu einem permanenten und suffizienten antioxidativen Status zu raten.
Auf dem Cholesterinfeld hervorgetan hat sich auch der als "Gesundheitsberater" (fernseh-)bekannte Karl Lauterbach (MdB). So hat das SPD-Mitglied z. B. eine große klinische Studie mit dem Bayer-Konzern durchgeführt. Dabei wurde der Cholesterinsenker *Lipobay*, nahezu gesunden Patienten verabreicht, um zu sehen, ob die Schlaganfallhäufigkeit sinkt. Es sollten also Medikamente an Gesunde ausgegeben werden, die in der Studie zu Patienten gemacht wurden, um einen günstigen medikamentösen Effekt zu "belegen" und so den Absatzmarkt zu vergrößern. Im Zuge des *Lipobay*-Skandals wurde die Studie 2001 abgebrochen und das Medikament wegen etlicher Todesfälle vom Markt genommen. Die Zusammenarbeit von Herrn Lauterbach mit der Fa. Bayer sorgte aber auch in anderer Hinsicht für großes Aufsehen: Anders als andere (Medizin-) Professoren mußte er sich nicht habilitieren. Seinen Lehrstuhl an der Universität Köln stiftete nämlich der Bayer-Konzern, und als Aufsichtsrat eines Klinikkonzerns konnte er bewirken, daß die gesundheitspoltischen Einschnitte hauptsächlich die freien Arztpraxen – und damit die Patienten – treffen.

Wie andere "Werte" auch, ist der Cholesterinwert ein willkürlich festgesetzter Grenzwert, der hin und wieder bei "Bedarf" gesenkt wird – neuerdings wird von dem "Idealwert 100" gesprochen! – und so die Zahl der Therapiebedürftigen erhöht, die dann Medikamente nehmen und ständig ihre "Werte" kontrollieren müssen (Der Jahresumsatz von Statinen beträgt hierzulande gegenwärtig 37 Mrd. Euro). Darüberhinaus wird meist übersehen, daß bei der Blutentnahme im Stehen (eher selten), bzw. im Sitzen – und das geschieht fast immer – fälschlich um 5 – 10% zu hohe (Cholesterin-, Harnsäure-, Hormon-, Eisen- oder Calcium-) Werte ermittelt werden. Blutabnahmen sollten daher möglichst nach einer 45minütigen Liegephase erfolgen, was im normalen Praxisalltag sicher nicht so einfach umzusetzen ist und deshalb auch nicht vorkommt. Als ich vor einiger Zeit einen Vortrag in einer großen kardiologischen Praxis halten mußte und zu dem auch fast zweihundert Patienten kamen, war ich sehr erschrocken zu sehen, wie erwachsene und offensichtlich im Leben erfolgreiche Menschen voller Angst

Zettel mit ihren "Werten" mitbrachten und vorlasen, verbunden mit der bangen Frage, ob sich jetzt ihr Todesfallrisiko erhöht hätte. Die Frage sei erlaubt: Was machen wir eigentlich mit unseren Patienten??

Das Gehirn von Menschen mit natürlicherweise höherem Cholsterinspiegel arbeitet lt. einer Langzeitstudie besser als das von Menschen mit niedrigem Cholsterinspiegel. Diesen Zusammenhang stellte man in der Boston University fest, wie *Psychosomatic Medicine* berichtete. Die Hirnfunktionen der untersuchten Personen waren umso besser, je höher ihre natürlichen Cholesterinwerte waren. Merkmale dafür waren u. a. ein besseres Gedächtnis und eine bessere Konzentrationsfähigkeit. Der Cholesterinspiegel steigt mit zunehmendem Lebensalter physiologischerweise an, ohne daß dies Krankheitswert hätte. Es ist vielmehr so, daß ein plötzlicher Abfall des Cholesterinwertes immer Grund sein sollte, nach Tumoren zu suchen. Denn Cholesterin ist ein Baustein zur Bildung von Zellmembranen und der Bedarf an neuen Zellen, bzw. Zellmembranen ist für einen soliden Tumor bekanntlich besonders groß. Die Bausteine dazu entnimmt er dem strömenden Blut. Sinkt nach einer Statintherapie das LDL-Cholesterin zu stark ab, erhöht sich das Krebsrisiko, wie das *"Journal of the American College of Cardiology"* berichtet. Dieser Befund gilt als noch ungeklärt: handelt es sich hier um eine Medikamentenwirkung oder um einen bisher unbekannten Effekt? Zudem weisen zahlreiche Studien darauf hin, daß ein niedriger Cholesterinspiegel vergesellschaftet ist mit einer erhöhten Suizidrate. Was das Risiko für die Entwicklung einer Alzheimer-Demenz angeht, so ist die Datenlage sehr uneinheitlich: Nachdem es über Jahre viele Hinweise darauf gegeben hat, daß ein niedriger Cholesterinspiegel das Alzheimer-Risiko erhöht, wird neuerdings das Gegenteil behauptet, daß nämlich ein hoher Cholesterinspiegel die Entstehung einer Alzheimer-Erkrankung fördere, die Gabe von Statinen dieses Risiko aber auch nicht senken könne. In der alltäglichen Praxis leider überhaupt keine Beachtung findet die Tatsache, daß Gene einen größeren Einfluß auf den Cholesterinspiegel haben als der Lebensstil, wie Paul Williams und Kollegen vom Livermore National Laboratory in Berkeley (Calif.) herausfanden. In einer Studie mit Zwillingen, von denen einer Sport trieb, der andere lieber vor dem Fernseher saß, konnte nachgewiesen werden, daß es keinen Einfluß auf den Cholesterinspiegel in Abhängigkeit von üppiger, fettreicher Ernährung oder spartanischen Mahlzeiten gibt. Wüßten dies alle Cholesterinwert-geplagten Patienten, sie könnten von ihren ständigen Versagensgefühlen befreit sein.

9.5 Die Aminosäuren, Peptide, Proteine

Die biologische Welt aller Lebewesen ist hinsichtlich ihrer Struktur, ihrer Form und ihrer Funktion dual aufgebaut aus zwei Familien polymerer Moleküle: den informationstragenden Nukleinsäuren (DNA und RNA) und den struktur- und funktionstragenden Proteinmolekülen. Die Nukleinsäuren tragen die Information ("Bauplan") für eine Spezies und deren individuelle Merkmale (Genotyp). Sie machen die Gesamtheit der Erbanlagen einer Zelle, bzw. eines Organismus' aus. Sie legen die Reaktionsnorm gegenüber Umweltbedingungen fest und bestimmen mit diesen zusammen den Phänotyp. Allerdings ist diese Information für sich genommen nutzlos. Sie muß nämlich erst – über die RNA als Zwischenstufe – in Proteinsequenzen umgeschrieben, übersetzt werden. Diese beiden Vorgänge nennt man Transkription und Translation. Sie werden durch Proteine sowohl ermöglicht als auch kontrolliert. Die Proteine sind gewissermaßen die von uns hergestellten Werkzeuge, die den Bauplan realisieren. So kann man nicht sagen, welche der beiden Molekülarten – Nukleinsäuren oder Proteine – wichtiger sind. Beide bedingen einander, sind voneinander abhängig, sind sozusagen die beiden Seiten derselben Münze, sind gleichermaßen notwendige Voraussetzung für Leben überhaupt.

Alle lebenden Systeme, auch und vor allem der Mensch, unterliegen in jedem Augenblick des Lebens einer ungeheuer großen endogenen Proteinbiosynthese, die für diese biologischen Systeme auf eine permanente Bereitstellung aller Aminosäuren in ausreichender Menge angewiesen ist. Dieser überaus große Bedarf an Aminosäuren entsteht beispielsweise für die ständigen Zell- und Gewebeerneuerungen – 10^7 pro Sekunde (!). Das heißt also, daß Nukleinsäuren und Proteine zum Lebenserhalt ununterbrochen neu auf- und zusammengebaut werden. Dazu werden einmal molekulare Vorstufen (= nichtessentielle Aminosäuren) aus unserem Intermediärstoffwechsel benutzt, zum anderen benötigen wir Aminosäuren, die wir nicht selbst synthetisieren können und deshalb von außen mit der Nahrung zuführen müssen (= essentielle Aminosäuren). Dazu kommen noch zwei Aminosäuren aus dem Harnstoffzyklus (Ornithin und Citrulin). Die Bezeichnung "essentiell" und "nicht essentiell" ist aber eigentlich irreführend, da alle Aminosäuren für den Lebens- und Gesundheitshalt gleichermaßen notwendig sind.

Die ersten Proteine auf der Erde sind möglicherweise in der Nähe unterseeischer Vulkane entstanden. Das legen Erkenntnisse aus dem Scripps Research Institute in La Jolla und des Salk Institute in San Diego (Calif.) nahe. Dort fand man heraus, daß sich in Wasser gelöste Aminosäuren mit Hilfe des vulkanischen Gases Carbonylsulfid zu Peptidketten verbinden. Wie die Forscher berichten, reagiert zunächst eine Aminosäure mit einem Gasmolekül. Die daraus entstehende Verbindung reagiert dann mit einer weiteren Aminosäure. Das Ganze setzt sich so lange fort, bis sich schließlich eine Peptidkette geformt hat. Die Forscher vermuten als Entstehungsort unterseeische Vulkane, weil dort die Konzentration von Carbonylsulfid am größten ist.

Während Nukleinsäuren relativ einfach aufgebaut sind (Polynukleotide), haben Proteine einen komplexen Aufbau und sind deshalb für vielfältige Aufgaben geeignet. In lebenden Organismen sind neunzig Prozent der Aminosäuren in Proteinen gebunden. So beträgt im Blutserum das Gesamt-Protein sechs bis acht Gramm, der Gehalt an freien, also ungebundenen Aminosäuren aber nur 0,05 g pro 100 ml. Der Gesamtproteingehalt von sechs bis sieben Kilogramm des menschlichen Skeletts macht etwa die Hälfte des endogenen Proteinbestands aus, wobei zu den häufigsten Proteinverbindungen mit einem Drittel des gesamten Proteinbestandes das Kollagen gehört. Die andere große Gruppe der Proteine sind die Plasmaproteine.

Der schwedische Chemiker Jacob Berzelius (1779-1848) prägte den Begriff "Protein", den er vom griechischen *proteios* ("erstrangig") ableitete, worin sich die überaus wichtige Bedeutung dieser Moleküle für das Leben überhaupt ausdrückt. Proteine bilden die strukturelle Grundlage jeder Zelle. Sie sind artspezifisch, organspezifisch und zellspezifisch. Sie haben folgende Funktionen:

- enzymatische Katalyse
- Transport und Speicherung
- Koordination der Bewegung
- mechanische Stützfunktion
- Immunabwehr
- Erzeugung und Übertragung von Nervenimpulsen
- Kontrolle von Wachstum und Differenzierung.

Sie können z. B. strukturbildend wirken (Skleroproteine): Aus Kollagen bestehen Sehnen und die Stützfasern von Parenchymgewebe, Haut, Knochen, Zähne und Gefäßwände. Haare, Nägel und die Epidermis erhalten ihre Form durch Keratin. Diese Proteine sind unter physiologischen Bedingungen kaum löslich – im Gegensatz zu der Gruppe der löslichen Proteine in Zellkompartimenten und im Extrazellularraum, wozu auch die Enzyme gehören. Enzyme wirken katalytisch oder sind an der Regulation biologischer Abläufe, an der Kommunikation zwischen den Zellen oder an der Signalübertragung beteiligt. Andere Proteine wiederum befinden sich als Rezeptoren auf Zellmembranen oder formen Membrankanäle oder Membranporen; wieder andere ermöglichen die

Umwandlung von einer Energieform in ein andere. Kontraktile Proteine sind Muskelproteine wie Spektrin, Aktin und Myosin. Transportproteine sind Proteine, die unterschiedliche Substanzen (meist reversibel) binden und an ihre Wirkungsorte transportieren, die Membranpassage ermöglichen oder den Organismus vor dem Verlust der gebundenen Substanzen (Vitamine, Hormone, Biometalle) schützen, z. B. Albumine, Globuline, Transferrin, u. v. a. Man kann also sagen, daß alle Vorgänge des Lebens, alle Lebensäußerungen wie Sinnes- und Nervenleistungen, Hormonwirkungen, jedes Wachstum, die Fortpflanzung, Immunleistungen, die Ausscheidungsfunktionen, Entgiftungsvorgänge, eben der gesamte Stoffwechsel auf den vielfältigen Funktionen der ca. zwanzig Aminosäuren beruht. Diese zwanzig Aminosäuren sind also eine Art Alphabet, nach dem die Proteine unablässig zusammengesetzt werden. Ihre Abfolge ist genetisch festgelegt, so daß jedes so gebildete Protein eine bestimmte Auswahl und eine bestimmte Abfolge von Aminosäuren repräsentiert.

Alle Aminosäuren haben das gleiche langestreckte Grundgerüst: An einem Ende befindet sich eine Aminogruppe mit basischer Funktion (NH_2) und – räumlich entgegengesetzt – am anderen Ende eine Carboxylgruppe als organische Säuregruppe (COOH). In der Mitte sind sie mit einem Kohlenstoffatom, das man wegen seiner zentralen Position mit dem Anfangsbuchstaben des griechischen Alphabets (α-Kohlenstoff) bezeichnet, starr verbunden. Wegen dieses Grundaufbaus sind alle Aminosäuren amphotere Verbindungen, d. h. sie können sauer *oder* alkalisch oder sauer *und* alkalisch reagieren, so daß sie auch als Puffer fungieren und – konzentrationsabhängig – Säuren oder Laugen neutralisieren können. Weil nun die biologischen Räume des Menschen reich an Aminosäuren und Proteinen sind, kann dort – natürlich immer auch in Abhängigkeit ihrer Zusammensetzung ("Muster") – gut gepuffert werden.

Wir haben nun gesehen, daß alle Aminosäuren dieselbe Grundstruktur haben. Doch unterscheiden sie sich voneinander an der Stelle, wo in der Mitte der α-Kohlenstoff sitzt. Am α-Kohlenstoff hängt nämlich zum einen ein Wasserstoff-Atom (H) und zum anderen als vierte Gruppe die sogenannte Seitenkette, die z. B. ein Rest (R) eines anderen Moleküls sein kann. Und diese Seitenketten sind es, die die Aminosäuren einteilen und unterscheidbar machen. Der Molekülrest kann nun ersetzt werden, z. B. durch eine SH-Gruppe oder eine Carboxylgruppe oder durch eine weitere Aminogruppe oder durch lipophile, verzweigtkettige Reste oder durch Ringstrukturen.

Diese vier Gruppen sind tetraedisch um den α-Kohlenstoff angeordnet, wodurch eine optische Aktivität entsteht. Die dabei möglichen spiegelbildlichen Formen von Aminosäuren bezeichnet man als D-Isomere (linksdrehend) und L-Isomere (rechtsdrehend), wobei nur die L-Aminosäuren Bausteine von Proteinen sind. Isomere sind chemische Verbindungen, die sich, bei gleicher Summenformel, in der räumlichen Anordnung der Atome innerhalb der Molekülstruktur unterscheiden (Chiralität).

Es gibt also – neben dem ebenfalls händigen Zuckermolekül – zwei verschiedenhändige Aminosäuren. Mit der Chiralität geht ein charakteristisches optisches Verhalten einher. Werden linkshändige Moleküle mit linear polarisiertem Licht bestrahlt, so drehen sie die Schwingungsebene der Strahlung in die linke Richtung, während ihre rechtshändigen Pendants die umgekehrte optische Aktivität aufweisen. Die räumliche Anordnung der Atome sind in Bild und Spiegelbild verschieden, was z. B. hinsichtlich der Wirkweise von chemischen Substanzen enorme Unterschiede macht, von wirksam zu unwirksam oder toxisch. In ausnahmslos allen Organismen auf dieser Erde kommt nur eine der beiden Formen vor: beim Zucker die D-Form und bei den Aminosäuren die L-Form. Einer Theorie zufolge kamen die Grundbausteine des Lebens aus dem Weltall und bestanden nur aus einer Form. Diese Theorie konnte von Uwe Meierheinrich von der Universität Bremen, gemeinsam mit französischen Kollegen bestätigt werden. Am Beispiel der Aminosäure Leucin gelang den Forschern der Nachweis, daß sogar Aminosäuren in fester kristalliner Form von Weltraumstrahlung im ultravioletten Bereich physikalisch umgewandelt werden. In einem Gemisch aus L- und D-Leucin fand sich nach der Bestrahlung ein Überschuß an L-Leucin. Wie es der Natur überhaupt gelingt, nur eine Form spiegelbildlicher Moleküle zu bilden, ist noch ungeklärt. Im Reagenzglas, etwa bei der Synthese von Arzneistoffen, entsteht meist nur eine Mischung beider Enantiomere, die dann mühevoll getrennt werden müssen. Weil man in etlichen Meteoriten Überschüsse an linksdrehenden Aminosäuren fand, drängt sich der Verdacht auf, daß es im Kosmos einen Mechanismus geben müsse, der die asymmetrische Verteilung chiraler Biomoleküle bewirkt. Marc Kassis, Astronom am Keck-Observatorium auf Hawai, fand 375 Lichtjahre von uns entfernt im Sternbild "Schlangenträger" Hinweise auf hohe Konzentrationen von Acetylen- und Cyanwasserstoffmoleküle. Geoffrey Blake vom California Institute of Technology erklärt, daß "eine Mixtur aus Cyanwasserstoff, Acetylen und Wasser in der passenden Umgebung eine Vielzahl organischer Verbindungen bis hin zu Aminosäuren und dem DNA-Baustein Adenin entstehen lassen kann."

Durch Modifikationen an den Seitenketten kommen wir nun zu den zwanzig proteinogenen Aminosäuren und damit auch zu weiteren Möglichkeiten der Aminosäuren-Einteilung (außer der schon bekannten Einteilung in essentielle und nicht essentielle, bzw. semi-oder fakultativ-essentielle):

1. alipathische Aminosäuren, dazu gehören neutrale AS, saure AS und ihre Amine, basische AS, schwefelhaltige AS
2. aromatische Aminosäuren
3. heterozyklische Aminosäuren.

Aminosäuren können mit anderen Aminosäuren reagieren, bzw. sich mithilfe von Peptidbindungen chemisch verbinden. Wir erhalten dann z. B. Dipeptide (bei der Verbindung zweier Aminosäuren), Tripeptide (bei der Verbindung dreier Aminosäuren), Tetrapeptide (bei vier Aminosäuren), Oligopeptide (bei mehreren Aminosäuren) bis hin zu Polypeptiden (bei vielen Aminosäuren). Ab einer Länge von etwa 80 bis 100 oder 120 wie Perlen an einer Kette aufgereihten Aminosäuren spricht von Proteinen. Welche der zwanzig Aminosäuren in welcher Reihenfolge solche Ketten bilden und welche Eigenschaften diese dann besitzen, ist genetisch festgelegt. Das Vertauschen oder Austauschen nur einer einzigen "Perle" dieser Kette würde ein völlig anderes Protein zur Folge haben. Die Reihenfolge in einer solchen Kette wird als "Primärstruktur" eines Proteins bezeichnet. Proteine haben die Fähigkeit zur Selbstorganisation, die Raumstruktur des Moleküls wird von der Aminosäurensequenz (= Reihenfolge der Aminosäuren) nach bisher unbekannten Regeln bestimmt. Man kann sich gut vorstellen, daß aus den zwanzig Buchstaben des "Aminosäurenalphabets" unvorstellbar viele Aminosäuren-Kombinationen möglich sind, die eine ebenso unvorstellbar große Anzahl unterschiedlicher Proteine aufbauen können. Die Variationsmöglichkeiten, die Aminosäurensequenzen zulassen, werden biologisch jedoch nicht ausgenutzt.

Proteine organisieren sich auf verschiedenen Ebenen, z. B. in Form von Multi-Enzym-Komplexen, neuronalen Netzen, Rezeptor-Liganden-Paaren usw. In Verbindung mit Nicht-Proteinanteilen können außerdem noch Lipoproteine, Glykoproteine, Chromoproteine, Nukleoproteine oder Metalloproteine – sog. Metallkomplexe/Koordinationsverbindungen – entstehen mit besonderen biologischen Aufgaben (z. B. Hämoglobin, Transferrin u. v. a.). Außer Proteine können auch schon Aminosäuren und Peptide z. B. mit Metallionen in Wechselwirkung treten. Irgendwann bilden solche Vernetzungen Strukturen höherer Ordnung und – je mehr Proteine beteiligt sind – Hierarchie-Stufen, an deren Ende Lebewesen stehen, die denken, fühlen, laufen können.

Ein Protein kann aber erst dann biologisch aktiv werden, wenn es sich im Raum entfaltet, z. B. als gewundene Spirale (Helix), als Strang mit gestrecktem Rückgrat (Beta-Strang), aufgefaltet wie ein Blatt (Beta-Faltblatt) oder als solche Formen verbindende Schleife. Proteine können erst in korrekt gefaltetem Zustand in den Zellen aktiv werden. Diese Proteinfaltungen werden aber erst in

Anwesenheit bestimmter Moleküle (Chaperone) möglich. Versagen die Chaperone, können die Proteine verklumpen und sich z. B. in Nervenzellen ablagern. Von der räumlichen Struktur (Konformation) hängen zudem die physikalischen und chemischen Eigenschaften des Proteins ab. Es wird vermutet, daß für die (geschätzten) 100.000 verschiedenen Proteine des Menschen ungefähr 1000 Faltungsmuster existieren, von denen bis jetzt etwa die Hälfte bekannt ist. Der Mechanismus der Proteinfaltung führt auch nur im wäßrigen Milieu zum korrekten Ergebnis und ist auf bisher unbekannte Weise mit den Eigenschaften des Wassers verknüpft. Die oft geäußerte Ansicht, daß solches wohl mit dem "Gedächtnis" des Wassers zusammenhänge, konnte der Physiker Nils Huse mit seiner Promotion über "Strukturelle Dynamik und Bindung von wasserverbrückten Systemen" (2006) widerlegen. Er konnte zeigen, daß das "Gedächtnis" der Wassermoleküle innerhalb von 50 Femtosekunden wieder verschwunden ist und damit viel schneller, als man bisher annahm.

Die räumliche Struktur eines Proteins ist aber keine statische Angelegenheit, d. h. man kann nicht sagen, daß ein Protein seine gesamte Lebensdauer über dieselbe einmal eingenommene Konformation beibehält. Proteine sind vielmehr räumliche Gebilde, die unentwegt in Bewegung sind, und selbst Proteine gleicher Art unterscheiden sich voneinander durch Abweichungen in der Konformation. Dadurch können beispielsweise unterschiedliche Moleküle in Strukturnischen eindringen, bzw. herausdiffundieren. So entstehen ständig verschiedene Zustände des Proteins, wenn auch jeweils nur für die Dauer von Sekundenbruchteilen. Die unterschiedlichen vielfältigen Möglichkeiten der Raumausdehnung bedeuten für die Proteine auch immer andere Energiezustände und damit eine gewisse Labilität, die die Reaktionen mit Partnermolekülen jedoch erleichtern. In Ausnahmefällen können Proteine aber auch sehr starr sein, wie man am Linsenprotein des menschlichen Auges sehen kann, dessen wohlgeordnete Struktur den Lichtdurchtritt ohne störende Streuung ermöglicht.

Es gibt aber offensichtlich Bedingungen, unter denen Proteine sich in einer Weise falten, die ihnen zwar nicht grundsätzlich fremd ist, die aber auch nicht zu ihrer eigentlichen Bestimmung gehört, wie Christopher Dobson (Cambridge/GB) in "Science" mitteilte. In dieser neuen Form verbinden sie sich zu größeren Komplexen, an denen die Zellen schließlich zugrunde gehen. Es werden immer mehr Erkrankungen identifiziert, die auf diesen "Proteinmüll" zurückzuführen sind: Alzheimersche Demenz, die neue Form der Creutzfeld-Jakob-Krankheit, die Amyotrope Lateralsklerose (ALS), einige Formen der Parkinsonschen Erkrankung und vermutlich auch Diabetes Typ II.

9.5.1 Der Aminosäuren-Pool

Wenn man alle im menschlichen Körper, bzw. in seinen biologischen Räumen (Kompartimenten) vorhandenen freien – und nicht beispielsweise zu Peptiden oder Proteinen verbundene – Aminosäuren meint, spricht man vom Aminosäurenpool. Nun sind aber die Aminosäuren in den einzelnen Kompartimenten nicht gleichmäßig verteilt, sondern in unterschiedlicher Konzentration vorhanden: So sind beispielsweise im Zellinneren die Konzentrationen generell viel höher als im Extrazellularraum, wobei die Zusammensetzung der Aminosäuren (Aminosäurenmuster) von Gewebe zu Gewebe unterschiedlich ist. Fehlernährung, bestimmte Lebenssituationen und etliche Erkrankungen können diese physiologischen Aminosäurenmuster allerdings stark verändern. Die Gesamtmenge freier Aminosäuren beträgt etwa 100 Gramm und entspricht damit der Größe des Aminosäuren-Pools. Davon machen etwa die Hälfte Glutaminsäure und Glutamin, ein Zehntel die essentiellen Aminosäuren aus. Man kann sich den Aminosäurenpool als ein ständiges "Kommen und Gehen" vorstellen: Da wandern unentwegt einzelne Aminosäuren (aus den gespaltenen Proteinen, bzw. Peptiden) ein, und auf der anderen Seite werden dann kontinuierlich Aminosäuren als "neues" Baumaterial wieder entnommen.

Unser Aminosäuren-Pool wird gefüllt (Input) und aufrechterhalten von Aminosäuren

1. aus den Eiweißanteilen unserer Nahrung
2. aus dem Abbau (Zerlegen) körpereigener Proteine
3. aus Aminosäuren, die aus Umbauvorgängen im Intermediärstoffwechsel stammen.

Dem Aminosäuren-Pool werden Aminosäuren entnommen (Output) über

1. die unablässigen Proteinsynthesen. Sie machen den Hauptteil des Aminosäurenverbrauchs aus dem Pool aus.
2. den Aminosäurenabbau zu Harnstoff, Pyruvat, Acetyl-CoA u. a.
3. Synthesen anderer Verbindungen aus Aminosäuren.

9.5.2 Die Einteilung der Aminosäuren

9.5.2.1 Essentielle Aminosäuren

Essentielle Aminosäuren (in Klammern ihre Abkürzung) sind:
1. **Valin (Val)**, eine verzweigtkettige, neutrale Aminosäure, zuständig für den Aufbau von Muskelmasse und deren Energiegewinnung, für die Erhaltung der Fähigkeit zur Koordination der Bewegung sowie zum Schutz vor Ermüdung. Ihr Fehlen führt zu Wachstumsstillstand. **Weil die intrazelluläre Aufnahme insulinabhängig ist, ist sie beim Diabetiker erschwert.**
2. **Leucin (Leu)**, eine verzweigtkettige, neutrale Aminosäure, wird in erster Linie in der quergestreiften Muskulatur metabolisiert; sie dient dem Aufbau von Muskelmasse und der Energiegewinnung. Leucinmangel verursacht Organatrophien (Leber, Hoden, Thymus, Nebennieren) bei gleichzeitiger Hypertrophie der Hypophyse. **Ihre Aufnahme ist bei Diabetikern erschwert.**
3. **Isoleucin (Iso)**, eine verzweigtkettige, neutrale Aminosäure, wird wie Leucin hauptsächlich in der quergestreiften Muskulatur metabolisiert, baut Muskelmasse und Energie auf. **Weil auch hier die intrazelluläre Aufnahme insulinabhängig ist, leiden Diabetiker leicht Mangel.**
4. **Methionin (Met)**, eine schwefelhaltige, alipathische Aminosäure, gibt Methylgruppen für alle Methylierungsreaktionen: Adrenalin, Cholin, Acethylcholin, Kreatinin usw. Beteiligt an der Hämoglobinsynthese. Bei Traumata, Operationen und anderen Streßzuständen erhöht sich die Serumkonzentration von L-Methionin, es sollte daher auf Bilanzierung geachtet und an ein ausreichendes Angebot an L-Cystein gedacht werden.
5. **Threonin (Thr)**, eine neutrale Aminosäure, spielt bei der Synthese von Immunglobulinen und Antikörpern eine wichtige Rolle. Threoninmangel führt zu rascher Ermüdung, Wachstumsstörung, Gewichtsverlust, Ödemen und Aszites, Hodenatrophie. Aus Threonin können die nicht-essentiellen Aminosäuren Serin und Glycin synthetisiert werden.
6. **Phenylalanin (Phe)**, eine zyklische (aromatische) Aminosäure, kann Vorstufe der nicht-essentiellen Aminosäure Tyrosin sein und ist u. a. Voraussetzung für die Bildung adrenerger Hormone und Neurotransmitter. Sie ist beteiligt an der Erythrozytenreifung und der Pigmentbildung. Phenlalanin hat antidepressive Wirkungen und fördert die körperliche und geistige Leistungsbereitschaft. Mangel verursacht Störungen der Schilddrüsen- und Nebennierenfunktion und Hypotonie.
7. **Trypotophan (Try)**, eine heterozyklische (aromatische) Aminosäure, aus der zu einem geringen Teil die B-Vitamine Nikotinsäure und Nikotinsäureamid entstehen. Sie ist Ausgangsstoff der biogenen Amine Serotonin und Melatonin

und wirkt entspannend, beruhigend und schlaffördernd.
Tryptophanmangel kann entstehen bei vorwiegender Cerealienkost (Veganer) mit der Folge Karies, Haarausfall, Sterilität und Pellagra.

8. **Histidin (His)**, eine heterozyklische (aromatische) Aminosäure, ist in Proteinen ein wichtiges Bindeglied zwischen Metallen und anderen Aminosäuren (Hämoglobin, Myosin, Transferrin, Ferritin, Ceruloplasmin u. a.). Sie ist beteiligt an der Produktion von roten und weißen Blutkörperchen. Histidin führt durch relaxierende Wirkungen auf die glatte Gefäßmuskulatur zur Blutdrucksenkung und ist beteiligt an der Sekretionssteigerung im Magen. Histidin ist eine Transmittersubstanz der Nervenenden. Außerdem ist decarboxiliertes Histidin als Histamin ein Mediator der Mastzellen bei allergischen Reaktionen. Histidinmangel führt u. a. zu Anämien und Carnosindefiziten in der Muskulatur.

9. **Lysin (Lys)**, eine basische Aminosäure, stimuliert die körpereigene Abwehr und steigert die Leistungsfähigkeit. Lysin ist als Hydroxylysin im Kollagen vorhanden und fördert die Verknöcherung und das Knochenwachstum. Sie hält die weibliche Genitalfunktion aufrecht und regt die Mitose an, ist Teil der tryptischen Enzyme Trypsin und Chymotrypsin und transportiert Fettsäuren zu den Mitochondrien (= Bestandteil von Carnitin). Aufgrund moderner Getreidezucht und Mahltechnik fehlt Lysin in den meisten Getreideproteinen, so daß man es Mehl und Backmischungen zusetzt. Mangelerscheinungen sind vielfältig: Übelkeit, Hörstörungen, Verzögerung der Epiphysenverknöcherung, Zwergwuchs und allgemeine Störungen des Knochenwachstums, Störungen des weiblichen Zyklus und der Laktation.

Während wir bei den essentiellen Aminosäuren auf die Zufuhr mit der Nahrung angewiesen sind, können wir die nicht-essentiellen Aminosäuren selbst synthetisieren. Die Eigensynthese von nicht-essentiellen Aminosäuren ist jedoch an das uneingeschränkte Vermögen dazu gebunden. Säuglinge und Kleinkinder haben noch nicht und Kranke und alte Menschen nicht mehr optimale Voraussetzungen. Außerdem benötigen alle Eigensynthesen als Bausteine Moleküle in optimaler Anzahl und Struktur.

9.5.2.2 Nicht-essentielle Aminosäuren

1. **Alanin (Ala)**, eine neutrale, alipathische Aminosäure, wird aus Benztraubensäure (Pyruvat) durch Transaminierung über das Enzym Alanin-Aminotransferase (ALT) gebildet und ist Teil der Blutzuckerregulierung sowie der Bereitstellung von Muskelenergie.

2. **Aspartat (Asp)**, eine saure Aminosäure (auch: Asparaginsäure), wird durch Transaminierung aus Oxalazetat gebildet. Das Enzym ist die Aspartat-Aminotransferase (AST), frühere Bezeichnung: Glutamat-Oxalazetat-Transaminase (GOT) und ein Marker für Zelluntergang in Leber und Herzmuskel.
3. **Asparagin (Asn)**, eine amidierte, saure Aminosäure, kann über Amidierung aus L-Aspartat entstehen. Beteiligt am Aufbau von RNA und DNA sowie des Immunsystems. Als Zwischenstufen des Zitratzyklus kommt es über die α-Ketosäure als Asparaginsäure zum Energiegewinn aus Glukose für die Muskulatur.
4. **Glutamat (Glu)**, eine saure Aminosäure (auch: Glutaminsäure), wird durch reduktive Amidierung von α-Ketogluterat durch das Enzym Glutamat-Dehydrogenase synthetisiert. Wichtig für Transaminierungsvorgänge, greift über die α-Ketoglutarsäure direkt in den Zitratzyklus ein, kann über Glutaminsäurealdehyd in Prolin übergehen (Der Prozeß ist auch rückläufig möglich).
5. **Glutamin (Gln)**, eine amidierte, saure Aminosäure, entsteht durch Amidierung von Glutamat, wird von den Darm- und Nierenzellen verwertet, passiert die Blut-Hirn-Schranke und ist deshalb am Lang- und Kurzzeitgedächtnis sowie an der Konzentrationsfähigkeit beteiligt. Es übt wichtige Funktionen bei der Entgiftung von Ammoniak, bei der Aminogruppenreserve und im Säure-Basen-, bzw. Mineralhaushalt aus. Es ist ferner Vorstufe für die Biosynthese der Aminosäuren Ornithin, Prolin und Hydroxyprolin.
6. **Arginin (Arg)**, eine basische Aminosäure (für Säuglinge essentiell), ist ein Zwischenprodukt des Harnstoffzyklus in den Mitochondrien der Leberzellen. Zusammen mit den Aminosäuren Ornithin und Citrullin stimuliert es die Hypophyse zur Auschüttung von Wachstumsfaktoren (STH), die an der Fettverbrennung beteiligt sind und den Alterungsprozeß verlangsamen. Sie stimulieren das Immunsystem. Arginin scheint eine Rolle bei bestimmten Herzerkrankungen zu spielen.
7. **Prolin (Pro)**, eine heterozyklische Aminosäure (eigentlich Iminosäure), kann aus Glutamat gebildet werden und ist reichlich im Kollagen enthalten, das für den Aufbau von Bindegewebe, Sehnen und Muskeln benötigt wird.
8. **Serin (Ser)**, eine neutrale aliphatische Aminosäure, entsteht aus dem Glucoseabbau, ist beteiligt an der Synthese von Phosphatiden und Sphingosinen (Aufbau und Funktion biologischer Membranen, insbesondere Nervengewebe), Speicherung von Acetylcholin.
9. **Glycin (Gly)**, eine neutrale, alipathische Aminosäure, Baustein der Gallensäuren, entgiftet Benzoesäure in der Leber, bildet Porphyrine, ist am Aufbau des Keratins beteiligt, ist Überträgerstoff im Vorderhorn des Rückenmarks.

10. Cystein (Cys), eine schwefelhaltige, alipathische Aminosäure, ist mit ihrer freien SH-Gruppe grundlegend für alle Proteinbiosynthesen und für die Biosynthesen von Metallothioneinen und dem reduzierten Glutathion (GSH), bzw. acetyliertem Glutathion (SAG). Es kann aus Serin und der ebenfalls schwefelhaltigen Aminosäure Methionin gebildet werden. **Allerdings ist Cystein nur so lange eine nicht-essentielle Aminosäure, wie genügend Methionin zur Synthese im Pool vorhanden ist.** Cystein ist in den meisten Proteinen enthalten und in Enzymen direkt oder indirekt am Katalysemechanismus beteiligt. Cystein ist als zentrale Verbindung des Schwefelstoffwechsels anzusehen, da sich viele schwefelhaltige Derivate von ihm ableiten. Cystein ist Bestandteil der Gallensäuren und der Schwefelbindungen in Keratin und Insulin. Cystein bildet mit toxischen Schwermetallen entgiftende und ausscheidungsfähige Chelate, es entgiftet Ringkohlenwasserstoffe wie Benzol, Naphtalin und andere karzinogene Kohlenwasserstoffe. Cystein wird protektiv als Schutz vor radioaktiven Strahlen bei exponierten Personen (Patienten, medizinisches Personal, Flugpersonal, u. a.) eingesetzt. Cystein-Mangel kann zu Leberatrophie, Lebernekrose, zu Ödemen und zu Hautschäden führen.

11. Tyrosin (Tyr), eine zyklische, aromatische Aminosäure, entsteht aus der essentiellen Aminosäure Phenylalanin (Phe) und ist nur so lange eine nicht-essentielle Aminosäure wie genügend Phenylalanin und eine ungestörte Tyrosinase vorliegt. Aus Tyrosin entstehen die wichtigen Hormone vom Phenylalanin-Typ wie Adrenalin, Noradrenalin, Dopamin/DOPA Thyroxin (T_4) und Trijodthyronin (T_3) sowie der braune Pigmentfarbstoff der Haut, das Melanin.

Zu den essentiellen und nicht-essentiellen Aminosäuren gesellen sich weitere Aminosäuren. Weil das beim Abbau von Aminosäuren, bzw. deren Aminogruppe, anfallende Ammoniak (NH_3) schon in geringen Konzentrationen toxisch wirkt, muß es unablässig entgiftet werden. Dies geschieht ausschließlich in den Lebermitochondrien über den Harnstoffzyklus mit den Aminosäuren:

1. Ornithin (Orn); eine basische, alipathische Aminosäure, dient als Katalysator in der Harnstoffbildung, der zur Ammoniakentgiftung benötigt wird,

2. Citrullin (Cit): eine basische, aromatische Aminosäure, entsteht im Prozeß der Ammoniakentgiftung, gelangt ins Cytosol der Leberzelle, läßt sich aber auch im Blut, in Nieren, Gehirn, Muskeln und Fibroblasten nachweisen.

3. Arginin (Arg) – bereits beschrieben – wandelt mithilfe mehrerer Enzyme und unter Energieverbrauch Ammoniak in den ungiftigen, gut wasserlöslichen Harnstoff um.

Seit der Entschlüsselung des genetischen Codes Ende der 1950er Jahre hatte man angenommen, daß der Code lediglich die Information für 20 Aminosäuren sowie drei Stopsignale für die Proteinherstellung enthält. Im Jahr 1986 fand man dann, daß eines der Stopsignale bei vielen Organismen – auch beim Menschen – in eine **21. Aminosäure** übersetzt werden kann: das **Selenocystein**. Es gehört zu den Metallothioneinen, die es seit ca. 600 Millionen Jahren in lebenden Systemen gibt. Sie haben außer Entgiftungsfunktionen die Aufgabe, essentielle Spurenelemente wie Selen, Zink, Eisen, Magnesium und Kupfer zu bevorraten.

Inzwischen entdeckten Joseph Krzycki und Michael Chan von der Ohio State University in Columbus (USA) nun, daß auf ähnliche Weise auch eine **22. Aminosäure** namens **Pyrrolysin** in die wachsende Proteinkette eingebaut werden kann.

9.5.3 Plasma- und intrazelluläre Proteine

Hier eine Zusammenstellung von Plasma- und intrazellulären Proteinen, die Übergangsmetalle, bzw. Metallkomplexe binden können und damit radikalische Prozesse verhindern (mod. n. B. Halliwell u. J. M. C. Gutteridge):
- **Albumin:** Syntheseort Leber, HWZ (Halbwertzeit) im Blut: 15-19 Tage bei Serumspiegel 35-55g/l, bindet schwach Eisen und stärker Kupfer, dadurch ist Albumin redoxaktiv, Induktion von Fenton-Reaktion unter Bildung von Hydroxylradikalen.
- **Caeruloplasmin:** Syntheseort Leber und RES, HWZ 8,5 Tage im Blut bei Serumspiegel 0,15-0,45g/l, hemmt eisen- und kupferinduzierte Lipidperoxidationen.
- **Transferrin:** Syntheseort Leber und RES, HWZ 8,5 Tage im Blut bei Serumspiegel 2,0-4,0g/l, verhindert eisenabhängige Lipidperoxidation durch Übertragung von Eisen vom intrazellulären Ferritin der Dünndarmmukosa auf andere Eisenverbrauchszellen.
- **Lactoferrin:** enthalten in Muttermilch (0,0002g/l), Aufgabe ähnlich wie Transferrin.
- **Haptoglobin:** Syntheseort Leber, HWZ im Blut 2-4 Tage bei 0,4-1,8g/l Serumspiegel (phänoptyabhängig), verhindert durch freies Hb und Met-Hb erzeugte Lipidperoxidation.
- **Haemopaxin:** Syntheseort Leber, HWZ im Blut 9,5 Tage, bei Serumspiegel 0,5-1,0g/l, verhindert durch intravasale Häm-Bindung häminduzierte Lipidperoxidation (dies wird nicht von Transferrin und Haptoglobin geleistet).
- **Metallothioneine:** Syntheseorte in fast jeder Zelle, sie sind cysteinreiche Proteine zur Bindung toxischer Schwermetalle oder zur Bevorratung essentiel-

ler Spurenelemente, gute Scavenger wegen ihres Cysteinreichtums. Cadmium und Zink induzieren Metallothionein-Gene.
- **Thioredoxin:** Syntheseorte in vielen Zellen, enthält eine Cystin-Disulfidgruppe, die reversibel reduzierbar ist und ermöglicht Thiol-Disulfid-Austauschreaktionen, Funktion als Coenzym und als Scavenger und Chelatbildner.
- **reduziertes Glutathion (GSH):** Syntheseorte in fast allen Zellen, größter Gehalt in der Leber mit 5-10mmol/g, GSH ist Scavenger, Coenzym, Chelatbildner u.v.m.
- **a-Liponsäure:** Syntheseorte in vielen Zellen, Coenzym des Pyruvat-Dehydrogenasekomplexes, in reduzierter Form ist a-Liponsäure Scavenger, Coenzym, Chelatbilder u. v. a.
- **L-Cystein:** Syntheseorte in fast allen Zellen, ist Baustein aller Proteine und vieler Peptide, zudem Scavenger und Chelatbildner.
- **L-Histidin:** Semiessentielle Aminosäure.

Inzwischen ist man der Ansicht, daß die Lehre von der Gesamtheit der genetisch codierten Proteine, die "Proteomik viel komplizierter ist als die Genforschung", wie aus dem Verband Forschender Arzneimittelhersteller berichtet wird. Während man die ursprüngliche Schätzung von 120.000 menschlichen Genen nunmehr auf rund 22.000 bis 25.000 nach unten korrigieren mußte und enttäuscht feststellte, daß ein Mensch kaum mehr verschiedene Erbanlagen besitzt als ein Fadenwurm oder die Fruchtfliege Drosophila, ist der Trend bei den Proteinen genau umgekehrt: Hier findet man ständig neue Proteine und Proteinvarianten.

Die biologischen Halbwertszeiten (t/2) von Aminosäuren reichen von Sekunden über Stunden bis Tage, nur für Collagen kann man, abhängig vom Gewebe, Monate bis Jahre veranschlagen. Dies erklärt auch, warum sich Alterungsprozesse am deutlichsten an bindegewebigen Strukturen mit hohem Collagenanteil bemerkbar machen. Die Kenntnis über die Funktion und Lebensdauer der einzelnen Proteine ist also notwendig, um einen Aminosäurenstatus zu beurteilen. Seit den 50er Jahren wissen wir, daß viele Krankheitsbilder mit Änderungen des Aminosäuren-Poolmusters (= Verhältnis der einzelnen Aminosäuren zueinander) einhergehen, so daß die Bestimmung der Aminosäurenzusammensetzung (als Aminogramm) wichtige differentialdiagnostische Hinweise geben kann. Daraus folgt umgekehrt, daß dann auch zur Therapie bestimmter Erkrankungen definierte Aminosäurenmuster benötigt werden.

Man kann sich gut vorstellen, daß bei einem gesunden Menschen und dem ordnungsgemäßen Funktionieren seiner Organe zwischen Input und Output eine Art

Balance bestehen muß, ein "steady-state"-Aminosäurenmuster. Meßparameter für dieses Gleichgewicht ist die Stickstoffbilanz, die sich aus Stickstoffzufuhr und Stickstoffausfuhr – das sind ca. 15 g Stickstoff pro Tag über die Faeces – ergibt. Schon der plötzliche Übergang von körperlicher Aktivität zur Bettruhe verursacht regelmäßig eine negative Stickstoffbilanz. So ist es verständlich, daß Störungen einer oder mehrerer Faktoren auf der Input- oder Outputseite Entgleisungen des physiologischen Aminosäurenmusters nach sich ziehen, die zu einem Mangel an einzelnen Aminosäuren und damit eben auch zu Störungen der Proteinbiosynthese führen. Dieses macht sich besonders bei chronischen Erkrankungen bemerkbar.

9.5.4 Das Aminosäurenmuster

Es ist daher wichtig, auf die Erhaltung des Aminosäuren-Pools zu achten und die tägliche Ernährung ggf. durch Aminosäurengemische zu supplementieren, wobei auf die richtige Zusammensetzung zu achten ist. Wenn nämlich nur eine einzige Aminosäure fehlt, ist die Synthese spezifischer Eiweiße blockiert mit der möglichen Folge von Hypoproteinämie, verzögerter Wundheilung – besonders bei Dekubitus-Patienten in Altenheimen zu sehen – verminderter Antikörpertiter, Ödemneigung, Organschädigung, verminderter Gift-Toleranz. Viele Situationen oder Lebensbedingungen führen zu einer negativen Protein-, bzw. Stickstoff-, bzw. Aminosäurenbilanz, d. h. erhöhter Output bei vermindertem Input: Leistungssport, Operationen, Traumata, Verbrennungen, Eiterherde, Gewebsuntergang, fieberhafte Infektionen, chronische Erkrankungen, "Auszehrung" (Kachexie) bei Krebs oder Aids, aber auch eigentlich alltägliche Situationen wie Schwangerschaft und Stillzeit, Wachstum und Altern, Streß im Straßenverkehr, berufliche Unter- und Überforderung, Fehlernährung, exzessives Freizeitverhalten, Medikamentengebrauch und Umweltgifte, Alkohol und Nikotin.

Der Mensch verliert physiologischerweise täglich über die Hautabschilferung und über die Desquamation mukosaler Darmepithelien mit den Faeces 35 - 200 g endogenes Protein, gar nicht zu reden von der physiologischen Bereitstellung der Verdauungsenzyme im Magen-Darm-Trakt und anderen Eiweißverlusten. Unbemerkte Mangelzustände entstehen so häufiger, als man gemeinhin annimmt. Mit der Gabe von Aminosäuren erreicht man eine leichte und sofortige Bioverfügbarkeit, während hochmolekulare Proteine erst gespalten und über aktive Transportmechanismen im Magen-Darm-Trakt unter definierten Bedingungen aufgenommen werden müssen, damit sie dann letztendlich in allen Kompartimenten zur Verfügung stehen.

Vitalstoffe - eine große Familie / Aminosäuren

Es ist aber nicht nur von Bedeutung, wieviel Aminosäuren – also quantitativ – der Mensch über seine Nahrung erhält, sondern auch, wie ihr Verhältnis zueinander (qualitativ) ist. Jahrzehntelange Erfahrung, besonders in der Intensiv-Medizin, haben gezeigt, daß das bis heute angewandte sog. "Kartofel-Ei-Muster" (KE-Muster), ein Gemisch aus 36% Volleiprotein und 64% Kartoffelprotein (bzw. Aminosäuren nach diesem Muster) bezogen auf den Stickstoffgehalt die höchste "Biologische Wertigkeit", also die optimale Eiweißqualität ergibt. Das heißt nicht nur, daß alle essentiellen Aminosäuren gleichzeitig zugeführt werden müssen, um Proteine aufzubauen. Das heißt auch, daß ein Teil des Nahrungseiweißes tierischer Provenienz sein muß. Die Biologische Wertigkeit (B.W., auch: Protein-Efficiency-Ratio/PER, neuerdings auch nach WHO: Protein Digestibility Corrected Amino Acid Score/PDCAAS) gibt an, wieviel Gramm Körpereiweiß aus 100 Gramm Nahrungseiweiß aufgebaut werden können. Je ähnlicher nämlich ein Nahrungsprotein dem menschlichen Eiweiß ist, desto höher ist die Biologische Wertigkeit. Sie wird begrenzt von der Aminosäure, die in geringster Menge vorhanden ist und das ist bei vielen Proteinen pflanzlicher Herkunft das Lysin, bei den Proteinen tierischer Herkunft ist es Methionin. Unter energetischen Gesichtspunkten sollte bei einer mittleren Zufuhr von 1 g Aminosäuren po KG Körpergewicht und Tag auf eine gleichzeitige Zufuhr von 28 Kilokalorien pro Kilogramm Körpergewicht und Tag geachtet werden, damit die zugeführten Aminosäuren auch wirklich als Bausteine verwertet werden und nicht einfach nur der energetischen Grundversorgung dienen.

Biologische Wertigkeit verschiedener Nahrungsproteine, d. h. Aufbau von körpereigenem Eiweiß aus 100g Eiweiß des u. g. Nahrungsmittels für einen Erwachsenen (n. Huth 1986)

Nahrungsprotein	Biologische Wertigkeit
Weizenmehl	57
Bohnen	73
Reis	82
Soja	85
Milch	90
Fleisch	92
Kartoffel	99
Vollei	100

Proteingemische	Biologische Wertigkeit
Bohnen/Mais	99
Vollei/Mais	114
Milch/Kartoffel	114
Vollei/Milch	119
Milch/Weizenmehl	125
Lactatalbumin/Kartoffel	134
Vollei/Kartoffel	136

Daraus ergibt sich der Biologische Ergänzungswert (BE, bzw. die Ergänzungswirkung) folgender Nahrungszusammenstellungen:

Einen **guten** BE haben
Getreideerzeugnisse **mit** Ei **oder** Fleisch, Fisch, Milch, Käse, Wurst, Quark, Hefe

Hülsenfrüchte **mit** Ei **oder** Fleisch, Fisch, Milch

Kartoffeln **mit** Ei **oder** Fleisch, Fisch, Milch, Quark, Käse

Keinen BE haben
Getreideerzeugnisse **mit** Gemüse
Hülsenfrüchte **mit** Kartoffen
Kartoffeln **mit** Getreideerzeugnissen

Zur Veranschaulichung sei wieder auf die Kartoffel-Ei-Diät hingewiesen. Sie ist eine eiweißarme, proteinselektive Diät, bei der die Biologische Wertigkeit in Form von Proteingemischen mit sehr guter Ergänzungswertigkeit (n. Kofranyi u. Jekat) erreicht wird. Dieses Proteingemisch/Aminosäurengemisch ist als Hauptträger der essentiellen Aminosäuren anzusehen und muß mindestens die Hälfte des täglichen Nahrungsproteins ausmachen *(vgl. Kluthe/Quirin, Anleitung zur Kartoffel-Ei-Diät, Diätbuch für Nierenkranke)*. Eine proteinarme Diät wurde bereits Anfang des 20. Jahrhunderts von Volhard zur Milderung einer urämischen Symptomatik eingesetzt. Dabei stellte er fest, daß sich der Tod durch Nierenversagen in manchen Fällen um Jahre verzögern ließ. Hauptziel einer proteinarmen Diät ist seither, die urämische Symptomatik zu lindern und die Progression chronischer Nierenerkrankungen zu verlangsamen oder zum Stillstand zu bringen. Beginn der Substitution eines Kartoffel-Ei-Gemisches bereits ab einem Serum-Kreatininwert von 2mg/dl.

Jenseits von wirklichen und ernsten Erkrankungen geistert noch das Schlagwort von der "Eiweißmast" durch die Wohlfühl-Zirkel. Allerdings konnte der Begriff "Eiweißmast" bisher nicht das Stadium einer Einzelmeinung verlassen und zur Theorie aufsteigen. Hinter "Eiweißmast" verbirgt sich eine sehr gegenständliche Vorstellung von "verstopften" oder "verklebten" Zellmembranen, bzw. deren Poren ("Mikroporopathie") durch "Eiweiß" und die daraus resultierende Forderung nach eiweißarmer, bzw. sogar eiweißfreier Ernährung. Dieser Ansicht hängen besonders Gruppen aus dem ideologisch-ökologischen Milieu an. Wenngleich solche Annahmen irrig sind, weil Verstopfungen und Verklebungen nicht möglich sind, ein Organismus im Eiweißhunger aber auf allen Ebenen geschädigt wird, so kann man doch sagen, daß wir mit unserer hochentwickelten, raffinierten Industrienahrung vorwiegend das falsche Eiweiß, das falsche Aminosäurenmuster, zu uns nehmen. Wenn wir dann bedenken, daß die ursprünglichen Strukturen von Aminosäuren durch Erhitzungsprozesse wie Mikrowelle oder durch Pökeln verändert werden, sollte es also heißen: Wir essen nicht zu viel, sondern das falsche Eiweiß. Die Aminosäuren-, bzw. Proteinzufuhr generell zurückzufahren, kann lebensbedrohlich sein, denn ohne Aminosäuren ist unser Stoffwechsel und damit Leben nicht möglich!

9.6 Die Methylgruppe

Sie ermöglicht die wichtigsten Stoffwechselschritte. Der Haupt-Methylgruppendonator ist die essentielle Aminosäure Methionin, außerdem sind Methylgruppendonatoren Folsäure, Vitamin K, Magnesium, Carnitin u. a. Methylgruppendonatoren steuern den Fett-Kohlenhydrat-Eiweiß-Stoffwechsel.

Sie schützen Zellen, Membrane, Gefäße und die Grundsubstanz, sind beteiligt an Gerinnungsprozessen, am Wasser-Elektrolythaushalt u. v. a. Bei Organen mit rascher Zellteilung, z. B. in der Embryonalentwicklung sind Methylgruppendonatoren von zentraler Bedeutung. Bei strahlenexponierten Lebewesen (medizinisches Personal, aber auch Tiere und Pflanzen rund um Tschernobyl) sichern sie insofern das Überleben des Individuums, als sie die Genaktivität so beeinflussen, daß das Genom vor einer Schädigung durch Radioaktivität geschützt ist, woraus eine genetische Anpassung an die verstrahlte Umwelt entsteht. Viele Beschwerden, aber auch Erkrankungen können ihre Ursache in einem Mangel an Methygruppen, bw. Methylgruppendonatoren haben. Mit einer (probatorischen) Zufuhr entsprechender Moleküle wie die Vitamine B_6, B_{12} und Folsäure kann eine Depression u. U. wesentlich gebessert werden. Man kann sagen, daß Störungen der Methylierung generell zu malignen Neoplasien führen.

9.7 Die Enzyme

Enzyme gehören nicht ursprünglich zur Orthomolekularen Medizin, weil sie Eigensynthesen sind. Da aber aus vielen Gründen (Alter, Vitalstoffmangel, genetischer Defekt, Operationen an Syntheseorten wie Pankreas, Leber, u.v.a.) nicht immer mit einer qualitativ und quantitativ befriedigenden Eigensyntheseleistung gerechnet werden kann, bietet sich die Enzymsubstitution an. Denn Enzyme sind auch Moleküle, "die normalerweise im Körper vorhanden und für die Gesundheit erforderlich sind" (L. Pauling).

Enzyme (frühere Bezeichnung: Fermente) werden oft als lösliche, organische Biokatalysatoren bezeichnet und sind im Organismus am häufigsten verbreitet. Sie selbst verändern sich während ihrer katalytischen Tätigkeit bei Auf-, Um- und Abbauvorgängen nicht. Enzyme beschleunigen millionen- bis milliardenfach chemische Reaktionen des Stoffwechsels und ermöglichen die selektive Stoffumwandlung (Biotransformation) außerhalb des Zellbereichs, bzw. sie sind an Synthese- und Spaltungsvorgängen von Stoffen beteiligt. Da der Mensch für chemische Reaktionen denkbar ungeeignet ist – niedrige Temperatur, wäßriges Milieu, niedrige Drücke – kann er nur durch die ständige und gleichzeitige Anwesenheit aller für die Vielfalt der Stoffwechselaufgaben benötigten Enzyme existieren. Denn ohne Enzyme würden die meisten Reaktionen so langsam ablaufen, daß sie für den Organismus nutzlos wären.

Enzyme sind meistens Proteine, gebildet aus Polypeptidketten, die über ein "aktives Zentrum" verfügen, das mit dem dort entstehenden Enzym-Substrat

Reaktionen erst möglich macht, wobei die Raumstruktur des Enzyms zu der seines Substrates wie der Schlüssel in ein Schloß paßt. Die "Paßform" der Verbindungsstelle kann aber auch nur unvollständig vorgeformt sein und erst in Anwesenheit des Substrates entstehen (Induced-Fit-Modell). Die Übergänge zwischen beiden Formen sind fließend. Man kann sich die räumliche Struktur eines Enzyms in etwa vorstellen wie ein unregelmäßig kugeliges bis amöboides Gebilde, das an einer Stelle eine Art Einbuchtung hat, wo sich dann das aktive Zentrum mit der Substratbildung befindet.

Ein kurzfristig aus einer Gruppe von Aminosäuren in einer bestimmten Sequenz gebildeter Enzym-Substrat-Komplex kann die bei katalytischen Reaktionen freiwerdende Energie abfangen (thermodynamischer Effekt). Diese chemischen Reaktionen finden dann am aktiven Zentrum des Enzyms statt. Metalloenzyme enthalten zusätzlich – meistens 2-wertige – Metallionen (von Eisen, Calcium, Zink, Magnesium, Selen, Mangan, Kupfer, usw.). Hier wird deutlich, daß zur Eigensynthese aller benötigten Enzyme immer ausreichend Aminosäuren und Biometalle vorhanden sein müssen. Außerdem entstehen suffiziente Enzyme nur bei korrekter Aktivität der sie steuernden Gene. Fehlt es an beidem, ist eine Enzymsubstitution – wo möglich – angezeigt.

Enzyme beeinflussen im Sinne einer Beschleunigung die Einstellung des Gleichgewichts einer Reaktion, führen aber nicht zu seiner Verschiebung. Im lebenden Organismus gibt es kein chemisches Gleichgewicht, weil Stoffwechselzwischenprodukte laufend eliminiert werden. Erst dadurch können Reaktionen komplett ablaufen (synonym: Fließgleichgewicht, dynamisches Gleichgewicht, *steady state*). Der Verlauf einer chemischen Reaktion erfolgt bevorzugt in eine Richtung (unidirektional), obwohl sie in beide Richtungen ablaufen könnte. Der Turn-over wird durch das geschwindigkeitsbestimmende Enzym, das Schrittmacherenzym, festgelegt.

Enzyme werden eingeteilt nach ihren Aufgaben im Organismus (Spezifität). Wir sprechen von sechs Enzymklassen:

- **Oxireduktasen** katalysieren Redoxreaktionen innerhalb eines Substratpaares (z. B. L-Aminosäure-Oxidase, Aldehyd-Dehydrogenase usw.), d. h. sie übertragen Elektronen. Beispiel: Lactatdehydrogenase reduziert Pyruvat zu Lactat.
- **Transferasen** katalysieren die Übertragung von Gruppen (z. B. SH-, OH-, CH-Gruppen) innerhalb von Molekülen (Transketolase, Methionin-Adenosyltransferase u. a.), d. h. sie übertragen funktionelle Gruppen wie Phosphatgruppen, Aminogruppen oder Zucker (z. B. Hexokinase).

Vitalstoffe - eine große Familie / Enzyme

- **Hydrolasen** ermöglichen die hydrolytische Spaltung unter Wasseraufnahme von Peptidbindungen, Esterbindungen, Glycosidbindungen u.a., z. B. werden Neutralfette von der Triglyceridlipase gespalten.
- **Lyasen** addieren an Doppelbindungen, wobei eine Doppelbindung entsteht, bzw. spalten C-C, C-O oder C-N-Bindungen. Eliminationsvorgänge werden so beschleunigt, z.b. spaltet die cytoplasmatische Citrat-Lyase Citrat in Acetyl-CoA und Oxalacetat.
- **Isomerasen** katalysieren Isomerisierungsreaktionen, z. B. Intramolekulare Transferasen, Intramolekulare Oxireduktasen oder *cis-trans*-Isomerasen, z. B. Glucosephosphat-Isomerase isomerisiert Glucose-6-phosphat zu Fructose-6-phosphat.
- **Ligasen** (Synthetasen) ermöglichen die Verknüpfung zweier Moleküle unter ATP-Verbrauch, z. B. Acetyl-CoA-Synthetase, Pyruvat-Carboxylase, NAD-Synthetase, z. B. verknüpfen Aminosäure-tRNA-Ligasen Aminosäuren mit der zugehörigen tRNA.

An der Abwehr, bzw. Beendigung radikalischer Reaktionen sind immer Enzyme unmittelbar oder mittelbar beteiligt: die enzymatischen Antioxidantien. Sie sind immer körpereigene Synthesen und können, im Gegensatz zu nicht-enzymatischen Scavengern wie z. B. Vitaminen, nicht selbst zum Radikal werden, allerdings zur Erfüllung ihrer Aufgaben Radikale produzieren. Ihre Reaktionsgeschwindigkeit ist größer als die anderer Antioxidantien, weshalb sie auch gut an ferneren Orten wirksam werden können:

1. **Superoxid-Dismutasen** (SOD) wandeln das Peroxid-Radikal in Wasserstoffperoxid um. Eisenhaltige Superoxid-Dismutasen (Fe-haltige SOD) sind in Bakterien vorhanden, manganhaltige (Mn-haltige SOD) in den Mitochondrien von Eukaryonten und Kupfer-Zink-haltige (CuZn-haltige SOD) im Zytoplasma von Eukaryonten.
2. **Katalasen** (CAT) wandeln Wasserstoffperoxid in Wasser und molekularen Sauerstoff um. CAT finden wir im Zytoplasma und in Peroxisomen von Eukaryonten. Zu ihnen gehören mehrere Isoenzyme.
3. **Peroxidasen** (Px) reagieren den CAT vergleichbar. Hier haben wir die selenabhängige Glutathionperoxidase, die selenabhängige Phospholipid-Hydroxoperoxid-GSH-Peroxidase und weitere selenunabhängige Peroxidasen.
4. Das Glutathionsystem "beschäftigt" noch weitere Enzyme: die **Gamma-Glutamylcystein-Synthetase, die Glutathion-Synthetase, die Glutathion-Reduktase (GSSG-Reduktase) sowie mehrere Glutathion-S-Transferasen.**

5. Enzyme für die Bereitstellung von Reduktionsäquivalenzen:
Glukose-6-Phosphat-Dehydrogenase (G-6-PDH), Malatenzym, Isocitrat-Dehydrogenase und Enzyme, die an der Umwandlung von NADH zu NADPH beteiligt sind.

Enzyme können zur Erfüllung ihrer Aufgaben auch selbst Radikale produzieren, z. B. Superoxidradikale. Es sind dies

- alle Enzyme der mitochondrialen Elektronentransferkaskade
- alle Oxidasen und Oxigenasen, die von Phagozyten gebildet werden
- die bei der Reperfusion nach Ischämien entstehende Xanthinoxidase
- Lipoxigenasen = Freie Radikale durch Aktivierung der Arachidonsäure
- Zyklooxigenasen = Freie Radikale durch Aktivierung der Arachidonsäure
- Aldehydoxidase = gibt ab und überträgt ein Elektron auf molekularen Sauerstoff
- Cytochrom-P_{450}-abhängige Oxidasen (Warburgsches Atemenzym) = Freie Radikale bei Biosynthesen und Entgiftungen.

Zur Reparatur von DNA-Schäden unterschiedlicher Ursache stehen im wesentlichen bereit:

- Alkyltransferasen: heben die Desalkylierung von alkylierten Basen auf.
- Glykosylasen: entfernen mutierte Basen.
- Endonukleasen, Polymerasen und Ligasen: bewerkstelligen die Ausschneidereparatur (Excisionsreparatur) zur Behebung von Basenmutationen an einer DNA-Kette.
- Enzyme für Rekombinations-, bzw. Postreplikationsreparaturen
- Enzyme für SOS-Reparaturen.

Ihr "Erfolg" mindert sich mit dem zunehmenden Alter eines Individuums.

Körpereigene und körperfremde Substanzen können die Aktivität von Enzymen hemmen, oft geschieht dies über eine Hemmung der Substratbindung. Enzyminhibitoren hemmen auf kompetitivem oder nichtkompetitivem Weg, bzw. bewirken eine irreversible Hemmung. Kompetitive Inhibitoren konkurrieren mit dem Substrat um dieselbe Bindungsstelle des Enzyms. Da dies konzentrationsabhängig geschieht, kann mit einer höheren Substratkonzentration eine solche kompetitive Hemmung überwunden werden. Ein nichtkompetitiver Inhibitor kann gleichzeitig mit dem Substrat unter Mißachtung der Substratbindungsstelle ein Enzym bilden. Eine nichtkompetitive Hemmung erfolgt z. B., wenn Schwermetallionen wie Blei oder Quecksilber (reversibel) an SH-Gruppen oder

Enzyme binden. Bei der irreversiblen Hemmung blockiert der Inhibitor irreversibel das aktive Zentrum des Enzyms. Dies geschieht fast immer bei Vergiftungen (z. B. Cyanid- oder Kohlenmonoxidvergiftungen). Hier sind Enzyme der Atmungskette irreversibel blockiert.

Neben der Enzyminhibition kennen wir noch die Enzyminduktion. Hier wird die Enzymsynthese ausgelöst oder verstärkt durch Induktoren. Die allgemein bekanntesten Enzyminduktoren sind zunächst körpereigene Hormone, fast alle Inhaltsstoffe der Nahrung, denn diese müssen ja verstoffwechselt werden, sowie bestimmte Pharmaka (z. B. Sedativa, Tranquillanzien, Narkotika u. a.), Alkohol oder Drogen. Um letztere abbauen zu können, müssen vermehrt entsprechende Enzyme neu gebildet werden, um den Abbau zu beschleunigen. Das führt zur Toleranzentwicklung (Sucht). Körpereigene Moleküle wie Hormone können dabei ebenfalls schneller abgebaut werden. Das wichtigste induzierbare Enzym ist die auch mischfunktionelle Oxidase der Lebermikrosomen und deren terminale Oxidase des Cytochrom-p-$_{450}$-Systems (Warburgsches Atemenzym).

In der Orthomolekularen Medizin ist die Verabreichung von fett- und eiweißspaltenden Enzymgemischen z. B. bei einer Pankreasinsuffizienz, Leber- und Galleerkrankungen, Operationen am Magen-Darmsystem oder bei einer Vielzahl anderer Erkrankungen, wie z. B. Arteriosklerose, Veneninsuffizienz, Traumen gebräuchlich. Die Zufuhr spezifischer Enzymgemische "verdünnen" das Blut, indem sie dessen hämorrheologische Eigenschaften verbessern durch Wiederherstellung der Fluidität und elektrischen Negativität der Erythrozytenmembranen. Bei oraler Zufuhr werden Enzyme, weil Eiweiße, grundsätzlich durch die Magensäure angedaut und inaktiviert (Seifert, Steffen und Menzel fanden 1983 allerdings, daß offenbar bestimmte Mengen – wahrscheinlich um 50% – eines peroral zugeführten Bromelains in intakter Form in Blut und Lymphe von Ratten, Hunden und Menschen gelangte.). Deshalb werden sie in dünndarmlöslicher Galenik verabreicht. Da Enzyme immer große Moleküle sind, empfiehlt es sich überdies, diese immer nüchtern, bzw. zwischen den Mahlzeiten einzunehmen, damit sie sich nicht mit dem Speisebrei vermischen, denn sie müssen permanenten Kontakt zu den Durchtrittsstellen der Dünndarmschleimhaut (*tight junctions*) haben, um diese zu passieren. Um einem möglichen "Verlust" aus dem Weg zu gehen, nehmen unsere Patienten deshalb jeden Morgen nüchtern eine Menge von zehn Dragees ein (als Prophylaxe, therapeutisch mehr). Die dauerhafte Einnahme von Enzymgemischen bewirkt keinen Gewöhnungseffekt. Gelegentlich bei höherer Dosierung auftretende lockere Stühle verschwinden von selbst, spätestens bei Herabsetzen der Dosis. Toxische Effekte sind nicht bekannt und auch nicht möglich.

Nachlassende SOD-Aktivität in den Gelenken bei Leistungssport oder höherem

Alter konnte früher ausgeglichen werden durch mehrfache Injektionen von SOD in die betroffenen Gelenke. Die Schmerzsymptomatik verschwand und die Patienten waren wieder voll aktionsfähig, außerdem konnten Schmerzmittel, die Magen, Leber und Niere – und neuerdings bekanntlich auch das Herz – besonders schädigen, abgesetzt werden. Leider verlor dieses Arzneimittel (*Peroxinorm,*) die Zulassung, weil es einige wenige allergische Reaktionen gegeben hatte, Reaktionen, die von den meisten anderen Arzneimitteln, die bis heute im Verkehr sind, auch ausgehen können. So ist jeder Therapeut gehalten, vor einer Medikation seine Patienten auf eine allergische Disponiertheit zu befragen und zu testen. Möglicherweise störte hier der biologische Therapieansatz.

Enzyme werden aus Tieren, Pflanzen oder Mikroorganismen gewonnen (in Fermentern, Hochdruckhomogenisatoren oder Rührwerkskugelmühlen). Die Internationale Enzymkommission der IUPAC definiert eine Enzymeinheit (1 U) als die Menge an Enzymen, die unter Standardbedingungen die Umwandlung von 1mmol Substrat pro Minute katalysiert. Außer in der Medizin und Medizindiagnostik kommen Enzyme noch im technischen Bereich der Getränke-, Lebensmittel- und Waschmittelindustrie oder Umwelttechnik zum Einsatz.

9.8 Bioaktive Substanzen

Anders als die primären Inhaltsstoffe Eiweiß, Fett und Kohlenhydrate (= Makronährstoffe) liefern bioaktive Substanzen keine Energie. Auch zählen sie nicht originär zu den Mikronährstoffen. Sie gehören auch nicht direkt zur Orthomolekularen Medizin, weil sie einerseits keine körpereigenen Stoffe sind und andererseits ihre mögliche Bedeutung für den Menschen zu der Zeit, als Linus Pauling seine "Orthomolekulare Medizin" inaugurierte, noch weitgehend unbekannt waren. Unter dem Dach "Bioaktive Substanzen" versammeln sich sehr heterogene Stoffgruppen aus der pflanzlichen Nahrung wie Ballaststoffe, Stoffe in fermentierten Lebensmitteln und sekundäre Pflanzenstoffe. Man glaubt, daß die Anzahl an sekundärer Pflanzenstoffen in die Tausende geht – einige vermuten sie im Hunderttausendbereich – von denen bisher nur eine geringe Anzahl aufgeklärt ist.

9.8.1 Ballaststoffe

Ballaststoffe dienen den Pflanzen als Gerüstsubstanz für ihre eigenen Strukturen und als Füll- und Schutzmaterial. Die Aufnahme von Ballaststoffen mit der Nahrung hat der Mensch während seines Marsches durch die Evolution beibehalten. Da Ballaststoffe keinen Nährwert besitzen – eine Ansicht, die nach neueren Erkenntnissen so nicht mehr zutreffend ist – und zudem unverdaulich sind, hielt man sie früher für entbehrlich und mischte sie dem Viehfutter bei. Heute sind Ballaststoffe zur Aufrechterhaltung einer normalen Darmfunktion geschätzt. Sie steigern die Stoffwechselaktivität der natürlichen Darmflora, sie wirken senkend auf den Cholesterinspiegel durch Bindung der Fette, steigern die Glukose-Toleranz und der (lösliche) Ballaststoff Pektin bindet Toxine im Darm. Ob mit Ballaststoffen der Entstehung von Dickdarmkarzinomen vorgebeugt werden kann, ist fraglich. Zumindest die neuere Datenlage scheint der lange als gesichert geltenden Erkenntnis zu widersprechen (*JAMA, Bd. 294, S. 2849*).

Ballaststoffe werden eingeteilt in wasserlösliche und wasserunlösliche Ballaststoffe. Wasserlösliche Ballaststoffe befinden sich zwischen den Zellen als gummiartige oder schleimige Verbindungen. Sie bilden viskose Lösungen, die den Verdauungstrakt während der Nahrungspassage nicht mechanisch reizen, was besonders für empfindliche Patienten, z. B. Divertikulitis- oder Morbus-Crohn-Patienten wichtig ist. Sie werden teilweise von der Darmflora abgebaut zu den Endprodukten Wasserstoff, Methan, Kohlendioxid und den kurzkettigen Fettsäuren Buttersäure, Proprionsäure und Essigsäure. In Pflanzen kommen immer beide Ballaststoffarten vor, jedoch in unterschiedlichen Anteilen. Wasserlösliche Ballaststoffe sind

- Pektine (in Früchten)
- Betaglucane (in Hafer oder Gerste)
- Agar-Agar oder Carragheen (in Algen)
- Schleimstoffe (z. B. in Leinsamen)
- Pflanzengummis (z. B. Guarkern-, Johannisbrotkernmehl).

Wasserunlösliche Ballaststoffe aus den Strukturanteilen einer Pflanze haben eine hohe Quellfähigkeit, d. h. sie können größere Mengen Wasser binden. So haben Hülsenfrüchte, Weizenkleie oder Kohl einen höheren Anteil wasserunlöslicher Ballaststoffe als Obst, Kartoffeln oder Tomaten, die vorwiegend wasserlösliche Ballaststoffe aufweisen. Wasserunlösliche Ballaststoffe sind

- Zellulose
- Lignin
- Hemizellulosen.

Berechnungen, Bilanzstudien und Tierversuche haben ergeben, daß – anders als immer verbreitet – im menschlichen Dickdarm aus Pektin ca. 70% und aus Zellulose noch ca. 30% des physikalischen Brennwerts als nutzbare Energie gewonnen werden. Wie Michael Blauth vom Ernährungsmedizinischen Institut in Potsdam-Rehbrücke mitteilte, können bestimmte Darmbakterien – Firmicuten – Ballaststoffe in viel kleinere Bausteine zerlegen, aus denen dann Fett aufgebaut wird. Ballaststoffe können also zu regelrechten Kalorienbomben werden, wenn man die falsche Darmflora hat. Ihre Zusammensetzung ist übrigens genetisch determiniert, so daß Ernährungsumstellungen höchstens graduelle, nicht aber prinzipielle Änderungen am Körpergewicht bewirken.

9.8.2 Stoffe in fermentierten Lebensmitteln

Die Menschen standen seit jeher vor dem Problem der Haltbarmachung ihrer Lebensmittel. Die milchsaure Gärung gehört wohl zu den ältesten Verfahren. Dabei wurde bei Kohlpflanzen durch Stapeln und Aufeinanderpressen von Blättern, die ja, wie alles in der belebten Natur, einen Besatz von Lactobazillen aufweisen, eine milchsaure Gärung ausgelöst, wobei Kohlenhydrate in Milchsäure umgewandelt werden und der typisch säuerliche Geschmack entsteht. Die Völker haben so ziemlich alle Pflanzen, die ihrer Nahrung dienten, milchsauer vergoren: u. a. grüne Bohnen, rote Beeten, Kohlarten, Gurken, Kürbis, Oliven, Paprika. Von Chinesen, Griechen und Römern stammen die meisten Überlieferungen, und bis auf den heutigen Tag steht die milchsaure Gemüse- und Milchvergärung in Rußland und bei anderen slawischen Völkern hoch im Kurs, wohl auch, weil man inzwischen ihre gesundheitsfördernde Wirkung erkannt und schätzen gelernt hat. Milchsaure Lebensmittel verbessern die Laktose-Intoleranz, weil der Milchzucker bei der Fermentation abgebaut wird (z. B. in Buttermilch, Kefir, Joghurt), sie sollen eine cholesterinsenkende Wirkung haben, allerdings in Abhängigkeit der Menge an zugeführten milchsauren Nahrungsmitteln und der Art des jeweiligen Milchsäurebakterienstamms und auch des Cholesterin-Ausgangswerts eines Menschen. Milchsäurebakterien haben generell antimikrobielle Wirkungen, was ihren Einsatz bei Durchfällen oder Darmentzündungen empfiehlt. In den letzten Jahrzehnten konnte darüberhinaus nachgewiesen werden, daß Milchsäurebakterien mutagene Substanzen im Darm binden und so inaktivieren, das Immunsystem stärken und damit auch die Tumorabwehr und außerdem bestimmte fäkale Enzyme hemmen, die im Darm krebsbegünstigende Substanzen aktivieren.

9.8.3 Sekundäre Pflanzenstoffe

Hier handelt es sich um zahlreiche, chemisch sehr heterogene Verbindungen, die in den Pflanzen in sehr geringen Mengen vorkommen und den Pflanzen selbst dienen. Beim Menschen können sie gesundheitsfördernde aber auch geundheitsschädliche Wirkungen haben. Fördernde Wirkung haben z. B. Sulfide in Lauch- und Zwiebelgewächsen oder Terpene in Kümmel oder Pfefferminz. Schädliche Wirkungen besitzen z. B. Blausäure in Mandeln oder das Solanin der Nachtschattengewächse Kartoffel oder Tomate. In ihrer Wirkung strittig, weil wohl einerseits gute und andererseits schädliche Wirkungen möglich sind, sind z. B. Phytate in Getreide, Hülsenfrüchten, Nüssen und Samen und den daraus gewonnenen Ölen oder Proteaseinhibitoren in Hülsenfrüchten, Soja, Kartoffeln und Getreide.

Phytate senken die Verfügbarkeit von Vitaminen, Mineralstoffen, anderen bioaktiven Substanzen oder auch Aminosäuren, d. h. sie behindern die Resorption von z. B. Zink im oberen Dünndarmabschnitt, weshalb Veganer und auch Vegetarier, die sich bevorzugt von Getreideerzeugnissen und Soja ernähren, leicht in Mangelzustände fallen können. Ihre angenommenen positiven Wirkungen beruhen auf Vermutungen: So sollen sie antikanzerogen, blutzucker- und cholesterinsenkend wirken.

Proteasen sind Enzyme, die Eiweiße bis auf ihre kleinsten Bausteine, die Aminosäuren, spalten. Sie sind deshalb lebenswichtig. Inhibitoren scheinen deshalb diesem Prinzip zu widersprechen. Deshalb vermutet man, daß sie an der Regulierung der Proteaseaktivität mitwirken. Man hält sie in ihrer Wirkung für antikanzerogen, antioxidativ, antiinflammatorisch und blutzuckerregulierend. Die unterstellte antikanzerogene Wirkung von Phytaten und Proteaseinhibitoren rührt vermutlich von der Beobachtung her, daß Veganer und Adventisten des Siebenten Tages seltener an Krebs erkranken. Monokausale Betrachtungen sind angesichts so hoch komplexer Abläufe wie sie der Lebensstil, die Herkunft usw. sind, allerdings nicht zulässig. Mitglieder solcher Bevölkerungsgruppen unterscheiden sich nämlich nicht nur hinsichtlich ihres Ernährungsverhaltens, sondern in ihrem gesamten Lebensstil völlig von denen einer Normalbevölkerung.

9.8.3.1 Terpene/Monoterpene

Sie werden von Pflanzen und einigen Mikroorganismen synthetisiert. Es sind bisher ca. 4.500 Arten bekannt. Sie kommen als aromatische ätherische Öle in vielen Pflanzen vor, z. B. als Limonen in Zitronen, Menthol in Minze, Carvon in Kümmel. Terpene werden zur Aromatisierung von Lebensmitteln verwendet. Menthol und Carvon zeigten im Tierversuch eine antikanzerogene Wirkung. Limonen erhöhen in Leber und Dünndarm die Aktivität von Entgiftungsenzymen, z. B. der Glutathion-S-Transferase.
Wirkung: (vermutlich) antikanzerogen

9.8.3.2 Carotin/Carotinoide

Sind im Pflanzenreich häufig vorkommende Farbstoffe, die zu den Terpenen zählen und als Gelb-, Orange- oder Rottöne auftreten, z. B. in Karotten, Tomaten, Grünkohl, Rosenkohl, Aprikosen, Kürbis. Sie sind eine Klasse ungesättigter, nichtaromatischer, aliphatischer oder zyklischer Kohlenwasserstoffe und deren Oxidationsprodukte mit über 600 bekannten Varianten, wovon die bekannteste das ß-Carotin (= Provitamin A) ist. Die Untergruppen werden danach unterschieden, ob sie im Molekül Sauerstoff tragen (reine Kohlenwasserstoffe: z. B. das Lycopin, sauerstoffhaltige Carotinoide: z. B. Xanthophylle wie Lutein oder Fucoxanthin). Carotinoide schützen die Pflanzenzelle vor Oxidation. Auch im menschlichen Organismus wirken sie antioxidativ. Die regelmäßige Aufnahme von Zeaxanthin und besonders Lutein über die Nahrung kann helfen, eine Makuladegeneration erst gar nicht entstehen zu lassen, bzw. eine bereits bestehende zumindst in ihrer Progression aufzuhalten. Zeaxanthin und Lutein wirken im Auge wie eine innere Sonnenbrille, die das dahinterliegende Pigmentepithel wirkungsvoll gegen Lichtschäden und damit vor frühzeitigem Grauen Star schützt.

Die regelmäßige Zufuhr von Lycopin, das ist das Rot der Tomate, schützt vor Freien Radikalen und senkt den PSA-Wert u. v. m. Allerdings haben wir es hier mit dem scheinbar paradoxen Befund zu tun, daß der Lycopingehalt der Tomate umso mehr ansteigt, je länger sie gekocht wurde. Lycopin wird so für den Köper leichter verwertbar. Hierbei gehen zwar 90% des Vitamin C verloren, der gesundheitsfördernde Aspekt sollte jedoch nicht übersehen werden. Das beliebte Tomatenbrot oder ein Tomatensalat sind somit hinsichtlich ihres Lycopingehaltes weniger zu empfehlen.

Durchschnittlicher Lycopingehalt von Nahrungsmitteln

Nahrungsmittel	Lycopingehalt (mg/100g Feuchtgewicht
frische Tomaten	0,88-4,2
getr. Tomaten in Öl	
Tomatensuppe	7,99
Tomatensoße	6,2
Tomatenpaste	5,4-50,0
Tomatenpuder	112,63-126,49
Tomatensaft	5,0-11,6
Pizzasoße	12,71
Ketchup	9,9-13,44
frische Aprikosen	<0,01
getrocknete Aprikosen	0,86
rosa Grapefruit (frisch)	3,36
Guave (frisch)	5,4
Wassermelone (frisch)	2,3-7,2
Papaya (frisch)	2,0-5,3

Wirkung: antioxidativ, antikanzerogen, immunstimulierend, senkt den Cholesterinspiegel.

Die Aufnahme von Carotinoiden wird durch die gleichzeitige Aufnahme von fetthaltigen Speisen wesentlich gefördert.

9.8.3.3 Sulfide

Sulfide sind schwefelhaltige Verbindungen, die in allen Zwiebelgewächsen (Koblauch, Zwiebel, Lauch) vokommen und ihnen ihr scharfes Aroma verleihen. Die gesundheitsfördernde Wirkung setzt einen enzymatischen Abbau voraus, d. h. die bioaktiven Verbindungen entstehen erst, wenn das Gemüse geschnitten, bzw. gekaut wird, wobei die Ausgangssubstanz Alliin in Allicin überführt wird. Wirkung: antioxidativ, antikanzerogen, antimikrobiell, immunstimulierend, antiinflammatorisch, blutdruksenkend, verdauungsfördernd, senkt Cholesterinspiegel und Blutgerinnung.

9.8.3.4 Saponine

Saponine sind im Pflanzenreich weit verbreitet, besonders häufig kommen sie in Hülsenfrüchten vor, aber auch in Spinat, Spargel und Rote Beete. Saponine bilden in wäßrigen Lösungen weißen Schaum, was zu ihrem Namen "wie Seifen" führte. Sie schmecken bitter und sind in hohen Dosen toxisch. Deshalb galten sie bisher auch als schädlich, weil sie die Erythrozyten schädigen können. Saponine können vom Körper nur in geringen Mengen aufgenommen werden. Deshalb entfalten sie ihre Wirkung vorwiegend im Magen-Darm-Trakt. Beim Kochen werden sie teilweise zerstört.
Wirkung: antikanzerogen durch Bindung von Gallensäuren, antimikrobiell, immunstimulierend, antiinflammatorisch, senken den Cholesterinspiegel.

9.8.3.5 Glucosinolate

In der Natur gibt es ca. 80 verschiedene Glucosinolate. Sie kommen vorwiegend in Pflanzen der Familie der Kreuzblütler wie in Kohlgewächsen, Senf, Rettich, Gartenkresse vor und geben ihnen den typischen senf-, bzw. kohlartigen Geschmack und Geruch. Erst durch enzymatischen Abbau beim Zerkleinern des Gemüses entfalten sich die aromatischen und bioaktiven Isothiocyanate, Thiocyanate und Indole. Ein Inhaltsstoff, Diindolylmethan (DIM), fördert die Produktion von Immunzellen. An der Universität von Kalifornien in Berkeley konnte im Labor- und Tierversuch gezeigt werden, daß DIM die Teilung von Brusttumorzellen stopt und das am Wachstum von Prostatatumoren beteiligte Teststosteron hemmt. Hitze zerstört allerdings einen Teil der Glucosinolate.
Wirkung: antikanzerogen (auch durch Beeinflussung des Östrogenstoffwechsels), antimikrobiell.

9.8.3.6 Polyphenole

Polyphenole sind eine Gruppe von sekundären Pflanzenstoffen, die sich in verschiedene Untergruppen einteilen lassen:

- Phenole/Phenolsäuren, (z. B. Kaffeesäure, Ferulasäure, Ellagsäure), Hydroxyzimtsäuren, Flavonoide (z. B. Capsaicin, Cumarin), Flavonole (z. B. Quercetin, Anthocyane), Lignane, Isoflavonoide (z. B. Phytoöstrogene)
- Polyphenole sind im wesentlichen in der Schale oder im Randbreich der Pflanzen lokalisiert. Sie schützen das dahinterliegende Pflanzengewebe vor oxidativen Schädigungen von außen.

- Flavone: bilden die gelben Farbstoffe von Blüten, z. B. der gelben Paprika oder der echten Kamille
- Flavanole (auch: Catechine): meist farblos, Vorkommen in Pfirsichen, Pflaumen, Erdbeeren, Teeblättern (80% aller phenolischen Inhaltsstoffe sind Flavanole)
- Flavonole (auch: Quercetin, manchmal zu den Flavonoiden gezählt): in Zwiebel, Birne, Pfirsich, Pflaume, Kirsche
- Flavonoide gehören zu der sehr gut erforschten Stoffgruppe der Polyphenole. Zur Zeit sind etwa 5.000 verschiedene Flavonoide bekannt. Sie geben Obst und Gemüse ihre gelbe, gelb-grüne, rote oder blaue Farbe, die vorwiegend in den Randschichten vorkommt, vor allem in oberirdischen Pflanzenteilen (Blüten, Holz, Rinde). Sie schützen Pflanzen vor Pilz- und Virenbefall, filtern UV-Strahlen und dienen als Pflanzenhormone. In Südfrüchten sind sie an Zucker gebunden und verantwortlich für ihren bitteren Geschmack (Grapefruit, Bitterorangen). Ihr Gehalt ist in Freilandgewächsen höher als in Gewächshauspflanzen und dabei in voll entwickelten Pflanzenteilen, bzw. reifem Obst am höchsten. Ein bekanntes Flavonoid ist das (manchmal zu den Flavonolen gerechnete) Quercetin, das in Zwiebeln, Knoblauch und Grünkohl in großen Mengen vorkommt. Außerdem finden sich reichlich Flavonoide in grünen Bohnen, Rotkohl, Äpfeln, Zitrusfrüchten, Rotwein, bzw. rotem Traubensaft, schwarzem und grünem Tee. Flavonoide sind weitgehend hitzestabil.
Wirkung: Alle Polyphenole/Flavonoide wirken antioxidativ, antikanzerogen, antimikrobiell, antithrombotisch, immunmodulierend, entzündungshemmend und blutdrucksenkend.
- Isoflavonoide (Isoflavone) kommen nur in Hülsenfrüchten der Subtropen (als Genistein der Sojabohne) vor. Während der Verarbeitung gehen nur geringe Mengen an Isoflavonoiden verloren (außer bei alkoholextrahierten Sojaeiweißkonzentraten und -isolaten), Isoflavonoide können besonders gut aus fermentierten Produkten aufgenommen werden. Sie zählen zu den Phytoöstrogenen.
- Anthocyane: Anthocyane wurden 1835 erstmals in Pflanzen entdeckt. Bisher sind ca. 200 Anthocyanin-Verbindungen bekannt. Es sind aromatische, wasserlösliche, in Vakuolen eingelagerte Flavonoid-Pigmente. Grundbaustein ist Flavan, bzw. Flavyliumsalz und Zuckerreste mit Anthocyanidin. Sie zeigen amphoteres Verhalten, d. h. sie können mit Säuren und Basen Salze bilden. Sie können als einzige nicht-enzymatische Scavenger Freie Radikale einfangen, ohne selbst zum Radikal zu werden. Sie sind außerdem in der Lage, bereits entstandene Radikal-Kettenreaktionen zu terminieren. Bereits im Vorfeld können sie die schädlichen Anteile des Sonnenlichts und der ionisierenden Strahlen über verschiedene Absorptionsspektren unschädlich

machen. Anthocyane sind der rote, blaue und violette Farbstoff in Blüten, Obst und Gemüse. Sie treten gemeinsam auf, besonders in Weintrauben finden sich bis zu 20 verschiedene Anthocyane. Häufigste Untergruppen: Pelargonidin (scharlachrot), Cynidin (Blaubeeren, Rosen, Erdbeeren, Himbeeren, Pflaumen, Rhabarber, Kornblumen), Delphinidin (Ritterspornblau bis Purpur), Paeonidin (Methylether-Derivat des Cyanidin), Petunidin und Malvidin (Methylether-Derivat des Delphinidins).

- Lignane bilden bei den Pflanzen die Ausgangssubstanz für den Zellwandbestandteil Lignin. Vorkommen überwiegend in der Aleuronschicht des Weizens, wo es bei der Weißmehlherstellung verloren geht. Auch Leinsamen und Kürbiskerne sind eine reiche Lignanquelle. Im menschlichen Organismus werden die Lignane durch Darmbakterien in ihrer Struktur verändert und anschließend resorbiert. Man findet sie in allen Körperflüssigkeiten. Sie zählen zu den Phytoöstrogenen, die als pharmazeutische Zubereitungen bei klimakterischen Beschwerden Verwendung finden, weil man mit ihnen keine prokarzinogene Wirkung fürchtet. Dieser Aspekt ist von besonderer Bedeutung für Frauen, die bereits an Tumoren im gynäkologischen Bereich erkrankt sind, bzw. waren, wie Mamma-, Ovarial-, Uteruscorpus-, bzw. Cervixcarzinom. Allerdings ist hinsichtlich dieses Punktes die Datenlage wieder unklar.

9.9 Prebiotika und Probiotika – eine Begriffsklärung

Prebiotika sind im engeren Sinn diejenigen Ballaststoffe, die im Darm zur Vermehrung von Milchsäurebakterien beitragen: Fructooligosaccharide, einige Kohlenhydrate, Inulin. Sie sind in Lebensmitteln enthalten, z. B. Chicoree, Spargel, Zwiebeln, Getreide oder werden diesen zugesetzt. Sie dienen der Gesunderhaltung, indem sie die Vermehrung von physiologischen Darmsymbionten anregen. Durch den Abbau von Prebiotika im Darm entstehen u. a. keimvernichtende Säuren. Dadurch wird mittelbar das Immunsystem gestärkt.

Probiotika sind Lebensmittel – u. a. Sauermilcherzeugnisse – , denen lebende Mikroorganismen *(z. B. Lactobacillus rhamnosus, Bifidus longum oder Straptococcus thermophilus)* zugesetzt wurden, die sich im Darm ansiedeln, die Darmflora aufbauen, bzw. stärken und dort verschiedene Funktionen übernehmen sollen.

- Sie bieten Schutz vor pathogenen Keimen durch Verhinderung der Ansiedlung bestimmter Pilze und Bakterien, durch Abtötung von Fremdorganismen, auch durch Haftkonkurrenz gegenüber pathogenen Darmsymbionten. Sie regulieren den Darm-pH durch Bildung von Milch- und Essigsäure, Absenkung des O_2-Wertes und Erhaltung eines niedrigen Redoxpotentials. Schließlich produzieren sie antibiotisch wirkende Substanzen.
- Sie helfen bei der Verdauung: Biosynthese der Vitamine B_1, B_2, B_6, B_{12}, K_2 sowie essentieller Aminosäuren, Glukosidasereaktionen, Bildung kurzkettiger Fettsäuren wie Essig-, Proprion-, Butter-, Milch- und Ameisensäure und damit Nährstoffversorgung des Darmepithels.
- Training des Immunsystems durch Stimulierung des darmassoziierten Immunsystems (GALT = gut associated lymphoid tissue) mit Auswirkungen auf die gesamte körpereigene Abwehr. 60% des Gesamt-Körper-IgA werden in Plasmazellen des Darms gebildet. Die Darmflora aktiviert zudem die Produktion von IgM, IgG, IF, IL und TNF.
- Entgiftung durch Inaktivierung von Nitrosaminen, Dehydroxylierung von N-Hydroxyacetylaminofluoren, Degradierung von PAK's, N_2-Fixierung.
- Verbesserung der Lactose-Intoleranz.
- Darmmotilität wird verbessert durch Anregung der Peristaltik und Durchblutung der Darmschleimhaut.

Voraussetzung für die beschriebenen – und inzwischen nachgewiesenen – positiven Wirkungen ist immer eine ausreichend hohe Keimzahl in probiotischen Lebensmitteln, da diese probiotischen Keime durch andere Darmkeime verdrängt werden können und ihre Verweildauer im Darm somit nur sehr kurz sein kann. Um dauerhafte Effekte zu erzielen, ist deshalb eine regelmäßige Aufnahme probiotisch angereicherter Lebensmittel empfehlenswert.

10 Interaktionen orthomolekularer Substanzen

Alle Stoffe, die in unseren Organismus gelangen, können grundsätzlich interagieren, was wegen möglicher Wirkungsverluste einzelner Substanzen aber nicht erwünscht ist. Betroffen sind hauptsächlich Elektrolyte, Spurenelemente, essentielle Fettsäuren und SH-Gruppen-tragende Moleküle wie schwefelhaltige Aminosäuren. Bei den Elektrolyten und Spurenelementen kommt es darauf an, in welcher Form sie vorliegen. Sind sie "organisch gebunden" wie z. B. Zink an Gluconat oder Magnesium an Citrat, dann behindern sie andere Moleküle nicht bei deren Resorption, sie verhalten sich dann wie alle Nahrungsbestandteile untereinander, die natürlicherweise ja auch immer gemeinsam in einem organischen Komplex vorkommen. So sollten auch alle Multi-Nährstoffpräparate funktionieren. Handelt es sich dagegen z. B. um das "anorganische" Selen (Natrium-Selenit) oder um a-Liponsäure, dann sind sie in einem solchen Kombinationspräparat am falschen Ort. Um den gewünschten pharmakologischen Effekt nicht zu unterbinden, sollte dann immer ein zeitlicher Abstand zwischen der Einnahme dieses Moleküls und den anderen Substanzen liegen, um Komplex-, bzw. Chelatbildungen, die zur Unwirksamkeit führen können, zu vermeiden. Genauso verhält es sich mit essentiellen Fettsäuren, die ungesättigt sind und deshalb z. B. mit Metallen unerwünschte Verbindungen eingehen. Die SH-Gruppe von Schwefelverbindungen bedeutet Chelatbildungen mit Biometallen. Unter diesen Voraussetzungen folgt daraus (n. Ohlenschläger):

Nicht gleichzeitig einnehmen:
ess. Fettsäuren mit Elektrolyten und/oder Spurenelementen
Aminosäuren Methionin und Cystein mit Elektrolyten und/oder Spurenelementen
Flavonoide und Anthocyane mit Elektrolyten und/oder Spurenelementen
Vitamin C mit Elektrolyten und/oder Spurenelementen

Gleichzeitig können eingenommen werden:
Alle fettlöslichen Vitamine untereinander (auch Carnitin)
Alle wasserlöslichen Vitamine untereinander (auch Carnitin)
Coenzym Q_{10} mit fett- und wasserlöslichen Vitaminen und mit Carnitin
Alle fettlöslichen mit allen wasserlöslichen Vitaminen

11 Vom "Zusatznutzen": *Functional Food*

Unter *Functional Food* soll man das verstehen, was die Übersetzung sagt: funktionelle Lebensmittel. Funktionelle Lebensmittel sind Lebensmittel, die uns nicht nur satt machen und damit auch am Leben erhalten, sondern die einen "Zusatznutzen" haben. Sie sind z. B. gentechnisch so verändert, bzw. später angereichert, daß sie irgendeinen positiven Effekt auf die Gesundheit des Verbrauchers haben, bzw. sogar als Medikament wirken können. In Japan wird ein solcher "Zusatznutzen" durch Studien belegt, während wir ihn hierzulande nur vermuten. So wollen mit gentechnisch verändertem Reis japanische Wissenschaftler Diabetikern das Leben erleichtern. Der Leiter des japanischen Landesinstituts für agrobiologische Wissenschaften (NIAS), Fumio Takaiwa, rechnet mit dem Marktzugang in Kürze. Die neu entwickelten Reispflanzen sollen die körpereigene Insulinproduktion anregen und damit die regelmäßigen Insulinspritzen überflüssig machen. Auf den Philippinen sorgte die Züchtung einer neuen eisenreichen Reissorte (IR68144-3B-2-2-3) für eine Verbesserung des durch Armut unterhaltenen schlechten Gesundheitszustands der Bevölkerung. Abhaya Dandekar von der Universität von Kalifornien veränderte mit gentechnischen Verfahren den Stoffwechsel von Apfelbäumen so, daß in den Früchten bevorzugt der Zuckeraustauschstoff Sorbitol eingelagert wird, der im Gegensatz zur sonst dort gebildeten Fructose einen um 45% geringeren Kaloriengehalt aufweist, wie "Chemistry & Industry" berichtete. Weight Watchers Großbritannien kommentierte die Neuigkeit jedoch zurückhaltend, da Obst und Gemüse generell wenig Kalorien aufwiesen. So bewerteten sie den neuen Apfel mit einem halben, den konventionellen Apfel mit einem Punkt. Produkte aus dem Bereich *functional food* werden aber oft nur im Nachhinein mit gesundheitsfördernden Substanzen angereichert. So wollen die taiwanesischen Behörden Kinder zu gesundem Essen locken, indem sie ihnen Reis in allen Gemüsefarben – Grün, Gelb, Lila, Pink – anbieten. Auch taiwanesische Kinder scheinen, wie die Kinder hierzulande, eine natürliche Abneigung gegen Gemüse oder überhaupt gesundes Essen zu haben. Bei uns können wir unter dem Label "Knorr Suppenliebe activ" mit den Vitaminen C, E und der B-Gruppe angereicherte Tütensuppen zu uns nehmen, wahlweise als Broccoli-, Champignon, Spargelcreme-, Tomatencreme-, Hühnersuppe- oder Gartengemüsegeschmack. Von Unilever bis zur BASF wird seit langem an der Ausweitung solcher Angebote garbeitet. Inzwischen können wir mit einem Margarinebrot unseren Cholesterinspiegel senken. In Frankreich wird eine solche Margarine bereits wie ein Medikament verschrieben und vom auf Zusatzversicherungen spezialisierten Konzern Maaf Santé erstattet, was die Organisation "UCF-Que choisir" für einen ethischen Dammbruch hält. Eine ähnliche Partnerschaft ist Unilever mit dem niederländischen Versicherer VGZ eingegangen. Und es ist wohl nur noch eine Frage der Zeit, wann wir beim Italiener eine "Pizza-Herz-Kreislauf" bestellen. Und da jeder Mensch ein höchst individuelles Wesen ist, nimmt er das Angebot der Nutriogenomic-Industrie an. Hier kann er sein persönliches Genprofil zukünftig auf einem Chip speichern und damit an entsprechenden Ausgabestellen nur auf sein Genmuster zugeschnittene Nahrungsmittel herstellen oder Säfte mixen lassen. Der Marktforscher Nick Downing vom Londoner Institut Datamonitor prognostiziert *functional food* eine große Zukunft. Pillen oder Spritzen werde es nur noch für Medikamente geben, die genau dosiert werden müssen, wie etwa Insulin, während Substanzen wie Cholesterinsenker, Schmerzmittel oder Impfstoffe geschmacksneutral in Nahrungsmittel eingebaut werden könnten. Unser Speiseplan würde dann ein Frühstück mit kreislaufanregendem Brot sowie Müsli mit Vitamin- und Mineralienmilch beinhalten. Ein konzentrationssteigernder Energiedrink würde uns auf Trab halten und zum Mittag berechnet der Kantinencomputer unser Mittagessen aus vorbeugenden Zutaten. Nachmittags tut's ein Snack mit Keksen, angereichert mit probiotischen Keimen, abends personalisiertes Sushi mit Omega-3-Fettsäuren, und als Betthupfer winken Schokolade aus fettfreien Kakaobohnen zur Beruhigung und ein Antikaries-Kaugummi. In Italien hat Eugenio Luigi Iorio von der Universität Neapel seine traditionsbewußten Landsleute, namentlich den "Verein für die wahre neapolitanische Pizza" gegen sich aufgebracht. Zusammen mit dem Restaurantbesitzer Cosimo Mogavero komponierte er die Vollkornmehl-Pizza "Primola" mit Tomaten-, Ruccola-, Knoblauch-, Zucchini-, Basilikum-, Champignon-, Karotten- und Spinatbelag. Wegen ihres unterstellten gesichtsglättenden Effekts trägt sie den Namen "Antifalten-Pizza".

Diese schöne neue Welt wird mit Verve propagiert, aus naheliegenden Gründen hauptsächlich von der Industrie und den sie begleitenden Lobbyisten und Medien. Dabei wird ausgeblendet, daß dies riskant sein kann: Die Menge an gesundheitfördernden Beimischungen kann so nämlich nicht standardisiert werden. Die Eßgewohnheiten sind ebenfalls höchst individuell. Während der eine eine halbe Scheibe Brot mit cholesterinsenkender Margarine bestreicht, um dann darauf einen Klacks Diätmarmelade zu plazieren, ißt der andere mehrere Scheiben Brot mit dieser Margarine. Dabei kann es aber zur unerwünschten Verarmung an fettlöslichen Vitaminen kommen. Die Wirkung gleicht einer Überdosierung von Medikamenten. Entsprechendes kann natürlich auch eintreten, wenn man "unterdosiert", d. h. zu wenig speziell angereicherte Nahrungsbestandteile verwendet, weil dann der beabsichtigte Effekt nicht eintreten kann. Nicht berücksichtigt ist bei dieser Diskussion generell, daß Menschen natürlicherweise sehr unterschiedliche Essensvorlieben haben, die auf der *functional-food*-Ebene zwangsläufig zu inakzeptablen Mißverhältnissen einzelner Mikronährstoffe führen müssen.

Functional food hat deshalb nichts mit Orthomolekularer Medizin zu tun, auch wenn es sich für viele so ähnlich anhört. Orthomolekulare Medizin ist eine wissenschaftliche Vorgehensweise mit definierten Qualitäten und Quantitäten von Biomolekülen, die individuell und bedarfsgerecht, bzw. indikationsbezogen verabreicht werden.

12 Von der Manipulation durch Wissenschaftspopulismus und Legenden

Wer sich ein Handy, einen Blumenkübel, eine Unterhaltungs-DVD kauft, gerät auch einmal an einen Artikel, der nicht so ganz seinen ursprünglichen Vorstellungen und Wünschen entspricht. Ein Fehlkauf ist da nicht so schlimm. Aber alles, was in unseren Körper hineinkommt wie Essen und Trinken, oder mit und an unserem Körper gemacht wird wie Pillenschlucken, Operationen oder Physiotherapie ist für uns von außerordentlicher Wichtigkeit. Und hier sind wir auf Glauben angewiesen: Glauben müssen wir unserem Arzt und seinen Fähigkeiten zur richtigen Diagnose, glauben müssen wir den Beteuerungen der Krankenkassen, wir würden alles medizinisch Notwendige auch erhalten, glauben müssen wir den Studien der Pharmaindustrie zur Wirksamkeit unserer Pilleneinnahme, glauben müssen wir an einen keimfreien Operationssaal. Wir müssen glauben, wenn man uns sagt, daß diese oder jene Therapie unwirksam oder sogar schädlich, daß ihre Wirksamkeit nicht bewiesen oder speziell für unsere Erkrankung nicht indiziert oder schlicht zu teuer sei. Wir sollen glauben, Krebsfrüherkennungsuntersuchungen (Mammographie oder PSA-Test) würden Krebs rechtzeitig erkennen, obwohl die Datenlage anderes sagt. Und wenn wir uns verweigern, sollen wir im Erkrankungsfall mit höherer Eigenbeteiligung bestraft werden. Wir sollen glauben, daß jeder approbierte Arzt auf seinem Fachgebiet und jede Klinik hinsichtlich des therapeutischen Erfolges gleich gut sind. Müssen wir das eigentlich?

Bis 1697 galt der Satz "Alle Schwäne sind weiß" als unumstößlich zutreffend, denn alle europäischen Wissenschaftler hatten diesen Satz bestätigt. Mit der Entdeckung Australiens traf man dann jedoch auf den *Cygnus atratus*, den Schwarzschwan, hierzulande auch Trauerschwan geheißen, unlängst berühmt geworden durch die Liebe eines solchen zu einem großen Tretboot in Schwanengestalt auf dem Aasee von Münster. Auf allen Gemälden, die den Besuch der Heiligen Drei Könige beim Jesuskind darstellen, sehen wir drei weiße Männer. Erst mit der Entdeckung Amerikas 1492 änderte sich dies. Fortan war einer der Könige immer von schwarzer Hautfarbe, wußte man doch seither, daß es "schwarze Menschen" gibt.

Manipulation durch Populismus und Legenden

So stellt niemand mehr in Frage, daß alte Menschen höhere Kosten im Gesundheitssystem verursachen, wahrscheinlich auch deshalb, weil kein Tag vergeht, an dem nicht irgendein Politiker vor einer Kamera die steigenden Gesundheitskosten mit der "Überalterung der Gesellschaft" erklärt. Dabei hat eine im November 2002 vom Max-Planck-Institut für demographische Forschung in Rostock veröffentlichte Studie ergeben, daß die teuersten Behandlungen schwerkranke Frauen im Alter zwischen 20 und 49 Jahren erhalten, während die Ausgaben zur Behandlung schwerer Erkrankungen ab dem 60. Lebensjahr deutlich abnehmen und ein 90jähriger nur noch knapp die Hälfte der Kosten eines 65jährigen Patienten verursacht. Die Forscher werteten dazu Krankenhausdaten von über 430.000 AOK-Patienten in Westfalen-Lippe und Thüringen aus. Unklar blieb die Ursache dieser Entwicklung. Geringere Kosten bei älteren Patienten können auf Rationierungen und den Verzicht auf optimale medizinische Versorgung hinweisen. Sie könnten aber auch mit den Wünschen älterer Menschen nach weniger intensiven oder aggressiven und damit auch meist kostensparenden – oft palliativen – Therapien zusammenhängen.

Die Gmünder Ersatzkasse kommt in ihrem im April 2003 veröffentlichten und auf eigenen Daten fußenden Gesundheitsreport zum selben Ergebnis. Danach bedeuten ältere Versicherte für die Krankenkassen keine zusätzlichen Kosten, so daß steigendes Lebensalter kein Grund für Beitragssteigerungen sei. Die Ausgaben der Kassen seien regelmäßig kurz vor dem Tod eines Versicherten sehr hoch, unabhängig von dessen Lebensalter. Überhaupt sei die Kostenstruktur der Kassen so, daß nur 2,5% der Mitglieder etwa die Hälfte aller Ausgaben verursachten. So drängt sich die Überlegung auf, daß mit dem Märchen von den "teuren Alten" in Wirklichkeit ganz andere – unethische? – Ziele verfolgt werden.

Wer gelegentlich in Wintersportgebieten eine Klinik aufsucht, erlebt volle Flure, überlastetes Personal und Mangel an freien Betten. Es sind die "gesunden Jungen", die mit komplizierten Frakturen erstversorgt werden, bevor sie dann – oft per Lufttransport – an ihren Heimatort gebracht werden müssen, um dann monatelang ihrem Arbeitsplatz fernzubleiben. Mitunter sind sie für den Rest ihres Lebens arbeitsunfähig oder sogar pflegebedürftig. Mit den Folgen von Paragliding- oder Bunjeejumpingunfällen u. a. werden ebenfalls beachtliche medizinische Ressourcen von Freizeithungrigen in Anspruch genommen. Die bisweilen überaus zahlreichen Familienangehörigen von in Deutschland lebenden Ausländern aus dem Balkan, bzw. arabischen Raum o. a. erhalten in ihren Herkunftsländern deutsche Kassenleistungen, ohne daß hierzulande die Anspruchsberechtigungen je geprüft würden und ohne daß bei den Kassenverbänden oder bei den zuständigen Stellen (Ministerien) Zahlen über die Ausgaben darüber überhaupt vorlägen. Und last, not least: Jeder der etwa

30.000 HIV-Infizierten in Deutschland verbraucht im Monat allein Medikamente für 2.000 Euro, das sind immerhin 60 Millionen Euro pro Monat – keine quantitée négligeable! Dabei handelt es sich bei den seit den vergangenen Jahren wieder ansteigenden HIV-Neuinfektionen nicht mehr um bedauerliche Unfälle mit verseuchten Blutkonserven, sondern zum größten Teil und in einschlägigen Risikogruppen um die bewußte Herbeiführung einer HIV-Infektion.

"In Deutschland wird zuviel Fleisch gegessen", "Deutschland ist Weltmeister im Fleischverzehr" – Schlagzeilen solcher Art sollen uns klarmachen, daß wir einem Volk angehören, das insgesamt ungesund lebt, weil es falsch ißt. Dazu gehört die gebetsmühlenartig vorgetragene Belehrung, wir müßten die "Mittelmeer-Diät" anwenden, die so gesund sei, weil wenig Fleisch und wenig Kohlenhydrate, dafür viel frisches Obst und Gemüse und das gute Olivenöl auf den Tisch kämen. So liegt es nahe, das Thema einmal näher zu untersuchen: Im Jahre 2002 lag der Pro-Kopf-Verbrauch an Fleisch (einschließlich industrieller Verwertung) in den EU-Ländern am höchsten in dem Mittelmeeranrainer Spanien mit 126,9 kg, gefolgt vom Mittelmeeranrainer Frankreich mit 117,1 kg. Portugal brachte es auf 105,5 kg und das vom Mittelmeer umschlossene Italien auf 91,5 kg. Selbst das Vorzeigeland Griechenland ("Kreta-Diät") lag mit 91,1 kg noch vor Deutschland mit 89,9 kg. Beim Verzehr von Rind- und Kalbfleisch lagen Franzosen (26,9 kg), Italiener (24,6 kg) und Griechen (18,2 kg) ebenfalls weit vor den Deutschen (15,0 kg) (Quelle: Zentrale Markt- und Preisberichtsstelle/ZMP). Auch beim Verzehr von Kohlenhydraten schneiden die Bewohner südlicher Länder "schlechter" ab als Deutsche. Sie essen viel Teigwaren oder Reis, dazu bei jeder Gelegenheit Brot (und das auch noch als Weißbrot!). Ob Mallorca oder Kreta: Das Gemüse, das in durchschnittlichen Gaststätten oder auch Privathaushalten auf den Tisch kommt, ist meist zerkocht. Fritiertes wird, wie hierzulande, in billigerem und zu selten gewechseltem Fett zubereitet. Möglicherweise spielt die höhere Sonneneinstrahlung, die langsamere Gangart, die größere Gelassenheit und Zufriedenheit eine viel größere Rolle bei der Krankheitsvermeidung als das, was von offizieller Seite in die Berechnung einbezogen wird. Jedenfalls führt die Fokussierung auf die Ernährung bei der Betrachtung der Frage, weshalb bestimmte Erkrankungen im Mittelmeerraum seltener vorkommen, nicht zu realitätsnahen Antworten.

Der Zusammenhang von Fett, Übergewicht und Lebenserwartung ist ebenfalls nicht so einfach zu ziehen und ist deshalb ein geeignetes Terrain für Mythenbildungen. Das schlankste Volk in Europa sind die Dänen. Der Fettanteil in ihrer Nahrung beträgt aber 44%. Das zweitschlankste Volk in Europa sind die Niederländer. Der Fettanteil ihrer Nahrung beträgt 37%. Das dickste Volk in Europa sind die Russen. Der Fettanteil ihrer Nahrung liegt bei 27%. Das Max-

Planck-Institut für demographische Forschung in Rostock (Prof. Dr. Gabriele Doblhammer-Reiter) hält es für nicht bewiesen, daß Übergewicht das Leben verkürzt. Die Beobachtung ist eher, daß ältere Menschen sogar länger leben, wenn sie ein paar Kilo zu viel haben. Man kann sogar sagen, daß Gewichtsverluste die Sterblichkeit erhöhen und zwar umso mehr, je mehr Pfunde jemand verliert. Wenn die Sterblichkeit pro 1.000 Personenjahre bei konstantem Körpergewicht bei 15,3 liegt, so liegt sie bei einem Gewichtsverlust von über 5 kg bei 20,9, bei einem Gewichtsverlust von 2 bis 4 kg immer noch bei 17,1. Eine Gewichtszunahme von 2 bis 4 kg hingegen verringert die Sterblichkeit auf 14,2. Erst eine Gewichtszunahme von 5 kg und mehr läßt die Sterblichkeit ansteigen, verbleibt allerdings immer noch unter dem Wert desjenigen, der sein Gewicht konstant hält (*S. Yaari, U. Goldbourt: Voluntary and involuntary weight loss: associations with long term mortality in 9228 middle aged and elderly men. American Journal of Epidemiology 1998, 148, S. 546 und D.F.Williamson, E.R.Pamuk: The association beween weight loss and increased longevity: a review of evidence. Annals of Internal Medicine 1993, 119, S. 731*).

Auch bei den modischen Nahrungsergänzungen ergeben mangelnde wissenschaftliche Bildung, verbunden mit der Suggestivkraft der Medien und einer naiven Gutgläubigkeit haarsträubende Befunde. Gary K. Ostrander von der John-Hopkins-University in Baltimore demonstrierte dies an der Geschichte des zum Krebsmittel hochstilisierten Haifischknorpels. Anfang der neunziger Jahre wurde dem Haifischknorpel mit der fragwürdigen Behauptung, Haie bekämen keinen Krebs, das Image eines Antitumormittels verliehen. Die Jagd auf Haie wurde daraufhin intensiviert. Die Tatsache, daß Haie durchaus Krebs bekommen können und es keinerlei klinische Beweise für eine günstige Wirkung gegen Krebs gibt, wurden einfach nicht zur Kenntnis genommen. Ostrander beklagt denn auch, daß die Pseudowissenschaften vielerorts – auch in Deutschland – mehr Vertrauen genießen als die Naturwissenschaften.

13 Wie wir arbeiten

Wenn ein neuer Patient unsere Praxis aufsucht, wissen wir noch gar nichts von ihm. Vielleicht ist er verständig und kann uns seine Beschwerden treffend mitteilen, vielleicht hat er auch Befunde jüngeren Datums aus einer anderen Praxis dabei. Wir lassen ihn sich entkleiden und inspizieren seinen Körper, seine Bewegungen, seinen Gang, seine Feinmotorik, seine Haut, Haare und Nägel. Wir schauen in den Rachen, die Ohren, betrachten Zahnfleisch, Zunge und Schleim- und Bindehäute. Wir überprüfen Nervenreflexe, Puls, Herz- und Lungengeräusche. Alles dieses notieren wir. Aber damit wissen wir noch nicht viel von unserem Patienten. Seit vielen Jahren nun haben wir es uns angewönt, unsere "Neuen" einfach zuhause aufzusuchen. Unter dem Vorwand "ich war sowieso in der Nähe bei einem Hausbesuch und da kann ich Ihnen auch gleich das Rezept vorbeibringen" oder ähnlichem, können wir uns ein besseres Bild von ihm machen: Wo und wie lebt er?, Lebt er allein? Wie ist die Familie? Hat er Hobbies? Gibt es einen Garten? Hält er Haustiere? Manchmal gelingt es auch, einen Blick in den Kühlschrank zu werfen, was immer aufschlußreich ist. Wir lassen unsere Patienten erzählen und bitten sie auch, ihre Familienfotoalben anschauen zu dürfen. Dort zeigen sie uns dann ihre blutsverwandten Vorfahren, berichten von deren Krankheiten und Todesursachen und wir sehen meist, daß unser Patient durchaus die Statur seiner Vorfahren geerbt hat. Und wir wissen sofort, daß wir mit Diät- und anderen Gesundheitsratschlägen vermutlich nicht viel ausrichten werden. Auf die Idee mit den Hausbesuchen sind wir gekommen, weil einer unserer damaligen Patienten mit unklaren Beschwerden – Inappetenz, Müdigkeit, Desinteresse, veränderte Leberwerte – recht verzweifelt zu uns kam, weil man ihm andernorts bisher nicht helfen konnte. Seine Beschwerden erschienen rätselhaft, arbeitete der Mann doch als Beamter auf dem städtischen Katasteramt und hatte als Single auch sonst ein streßfreies Leben. So gab ein Besuch in seinem Haus erste Hinweise: Seine reich bemessene Freizeit verbrachte der passionierte Bastler ausnahmslos in seinem fensterlosen Hobbykeller mit niedriger Decke. Dort klebte er mit viel Klebstoff aus abgebrannten Streichhölzern den Kölner Dom, das Ulmer Münster, den Mailänder Dom, eben die gesamte Gotik, zusammen. So war er nach den täglich dort verbrachten Stunden abends regelrecht "abgefüllt" mit polycyclischen aromatischen Kohlenwasserstoffen (PAKs). Wir haben daraufhin mit ihm einen schriftlichen Vertrag geschlossen: Wir verpflichteten uns, ihn mit körpereigenen, also orthomolekularen Substanzen zu behandeln, er verpflichtete sich, in seinen Hobbyraum ein Fenster brechen zu lassen und eine elektrische Lüftungspumpe einzubauen. Nach sechs Wochen

Wie wir arbeiten

(G-SH, L-Cystein, B-Vitamine, Selen, u.a.) hatten sich Stimmung und Leberwerte soweit normalisiert, daß er jetzt, trifft man ihn zufällig auf der Straße, freudig herüberruft, daß es ihm bestens gehe, er seine Bastelkreationen jetzt übers Internet verkaufe und er erst wieder zu uns käme, wenn es ihm mal wieder dreckig ginge. Dafür kommen jetzt seine Kollegen aus dem Rathaus mit anderen Problemen.

Zentraler Punkt bei allen Patienten ist ihre Ernährung. Spätestens als Kranke erhalten sie Ratschläge, viele Faltblätter oder Kursangebote ihrer Krankenkasse zur "Ernährungsumstellung". Abgesehen davon, daß hier regelmäßig alle aus Funk und Fernsehen bekannten Ratschläge unterschiedslos auf jeden einzelnen herunterregnen und abgesehen davon, daß die meisten Erkrankungen durchaus eine davon abweichende Kost erfordern oder auch erlauben, kümmert sich kein Mensch darum, ob unser Patient das auch umsetzen kann und mag. Alte Patienten können oft schlecht kauen, Vollkornprodukte oder Rohkost sind bei empfindlichem Verdauungsapparat kontraindiziert, das Zeitbudget ist aus Gründen der heute stark beanspruchenden Erwerbstätigkeit knapp und (frische) Lebensmittel sind heute für manchen nicht mehr erschwinglich, bzw. ohne Bus oder Auto nicht erreichbar. Außerdem hat jeder Mensch ein Recht auf seine Vorlieben und Abneigungen. Wir lassen uns deshalb von jedem Patienten eine Liste mit seinen Lieblingsgerichten (Frühstück, Mittag- und Abendessen, Getränken) erstellen, das ergeben dann ungefähr 30-40 Positionen. Dann lassen wir uns den Prozeß der Speisenzubereitung erklären. Es gelingt dann, daß Patienten Fette reduzieren oder durch andere ersetzen, Gemüse dünsten statt kochen und seltener Gebratenes servieren. An der Auswahl der Gerichte ändern wir, wenn's irgend geht, jedoch nichts. Wir sind im Gegenteil darauf bedacht, unseren Patienten ihre Lieblingsgericht zu lassen. Wer jemals karottenraspelnde Männer in der Lehrküche einer Kurklinik beobachtet hat, ahnt, daß spätestens nach zwei Wochen zuhause alles wieder seinen gewohnten Gang geht. Essen bedeutet nicht nur Erhalt der Körperfunktionen, sondern ist gleichzeitig ein sinnlicher Akt, der Lebensfreude geben soll. Essensgewohnheiten haben sich über ein Leben entwickelt, sie entstammen der eigenen Kindheit mit allen (wohligen) Erinnerungen. Wir dürfen unseren Patienten diese Stütze nicht nehmen!

Natürlich: Wer so arbeitet wie wir, bekommt das von keiner Kasse, bzw. Versicherung bezahlt. Existenzsichernd ist das nicht. Wir tun das aber, weil wir als Teil in diesem Arzt-Patienten-Geflecht – aus egoistischen Gründen? – auch ein Gefühl der Befriedigung durch unsere Arbeit erleben möchten (und wir dankbar sind für unsere (Ehe-)Partner, die mit ihrem Einkommen unseren "Spleen" sponsern).

14 Präventions- und Therapiebausteine

Über das Internet sind heute viele Informationen abrufbar, wenngleich sie meist ungewichtet und bisweilen auch nicht seriös sind. Doch durch die ernsthafte Beschäftigung mit sich und seiner Gesundheit erwächst jedem bald ein Basisverständnis für die menschliche Physiologie, die ihn zumindest in die Lage versetzt, qualifizierte Fragen zu stellen (auch wenn solche "unbequemen" Patienten in den Praxen nicht sonderlich beliebt sind).

Wer bis hierher dem Gedanken der Orthomolekularen Medizin und ihrer Begründung gefolgt ist, wird erkennen, daß sie nicht nur zur Prophylaxe dient, sondern erst recht bei ernstzunehmenden Erkrankungen ihren logischen Sinn hat. Denn einerseits verursacht jede Erkrankung immer ein Mehr an Freien Radikalen und andererseits induzieren die dagegen verabreichten Medikamente wiederum ihrerseits verstärkt Freie Radikale. Deshalb folgt hier eine stichwortartige Aufstellung über die Substanzen, die bei entsprechenden Krankheiten allein oder zusätzlich zur etablierten Medizin angezeigt sind. Sie können heilen oder den Krankheitsverlauf verlangsamen, bzw. die schädigende Potenz herkömmlicher Arzneimittel neutralisieren. Welche der jeweiligen Substanzen – alle zusammen oder nur einzelne und in welcher Dosierung – jeweils vorwiegend angezeigt sind, entscheiden entweder ein Verordner (Arzt oder Heilpraktiker) oder auch der Patient selbst, der sich genügend sachkundig gemacht hat. (Die Besprechung einzelner Krankheitsbilder oder Befindlichkeitsstörungen und deren Behandlung nach den Regeln der Orthomolekularen Medizin soll in einer späteren Veröffentlichung erfolgen.) Hinweise auf einige Heilpflanzen – als rationale Phytotherapie (= wirkstoffstandardisiert) – sind angefügt.

Immunsystem
red. Glutathion (G-SH), Vitamin B_6 (oral), Vitamin E, Vitamin C, Q_{10}, Carnitin, Selen, Zink, ess. Aminosäuren, Lycopin, Heilpflanzen: Echinacea purp. (roter Sonnenhut), Lebensbaum (Thuja) u. a.

Herz-Kreislauf-Erkrankungen
B-Vitamine (oral und als Injektion), red. Glutathion (G-SH), Vitamin C, Vitamin D_3, Vitamin E, Vitamin A + ß-Carotin, Carnitin, Q_{10}, Magnesium, Silicea, Selen, Zink, Ω-3-Fettsäuren, ess. Aminosäuren, Anthocyane, Heilpflanzen: Weißdorn (Crataegus), evtl. Meerzwiebel (Scilla) u. a.

Prophylaxe- und Therapiebausteine

metabolisches Syndrom/Diabetes
red. Glutathion (G-SH), B-Vitamine (oral und als Injektion), Vitamin C, Vitamin E, Ω-3-Fettsäuren, Zink, Selen, Chrom, Magnesium, Carnitin, insulinabhängige Aminosäuren (Valin, Leucin, Isoleucin), a-Liponsäure, Bioflavonoide, Anthocyane, Heilpflanzen: Knoblauch, Artischockenblätter, Flohsamen(-schalen), Curcumawurzelstock, Weißdornblätter und –blüten, Hibiscus, Rinde von Cassiazimt u. a.

Stütz- u. Halteapparat (Haut, Knochen, Bindegewebe)
B-Vitamine (oral und als Injektion), Vitamin A + ß-Carotin, Vitamin C, Vitamin E, Vitamin D_3, Vitamin K_1, Magnesium, Calcium, Zink, Selen, Mangan, Silicea, Glucosaminsulfat, Chondroitinsulfat, Bioflavonoide, ess. Aminosäuren.

Klimakterische Beschwerden
B-Vitamine (oral und als Injektion), Vitamin C, Vitamin E, Vitamin A + ß-Carotin, Q_{10}, Ω-3-Fettsäuren, Lycopin, Lutein, Heilpflanze: Traubensilberkerze (Cimicifuga).

Niere, Blase, Prostata
Aminosäuren nach KE-Muster, B-Vitamine (oral und als Injektion), red. Glutathion (G-SH), Vitamin A, Vitamin D_3, Vitamin C, Carnitin, Lycopin, Anthocyane, Heilpflanzen: Preiselbeere (Cranberries), Hauhechel (Ononis spinosa), Katzenbart (Orthosiphonis stramineus), Goldrute (Solidago virgaurea), Kürbiskern, Petersilienwurzel, Schachtelhalm u. a.

Leber, Galle, Pankreas
red. Glutathion (G-SH), B-Vitamine (oral und als Injektion), Vitamin C, (u. U. Vitamine A, D, E, K), Magnesium, Zink, Selen, Carnitin, evtl. verzweigtkettige Aminosäuren, evtl. Cystein, a-Liponsäure, ess. Phospholipide, Enzymgemische, Anthocyane, bei gestörtem Harnstoffzyklus: Arginin, Ornithin, Citrullin, Heilpflanzen: Artischocke, Mariendistel (Silymarin) u. a.

Magen (chron. Gastritis)
Vitamin B_6, Vitamin B_{12} und Folsäure als Injektion, Vitamin A+ß-Carotin, Silicea, Anthocyane, Heilpflanze: Rettich (Raphani sativi rad.) u. a.

Neuropathien
B-Vitamine (oral und als Injektion), red. Glutathion (G-SH), Zink, Selen, a-Liponsäure, Vitamin C, Vitamin E, Ω-3-Fettsäuren.

Prophylaxe- und Therapiebausteine

Hirnstoffwechsel
Vitamin B_6, Vitamin B_{12}, Folsäure (oral- und als Injektion), Phosphatidylcholin, ess. Aminosäuren (bes. Methionin).

Augen
Vitamin A + ß-Carotin, Vitamin C, Vitamin E, Vitamin B_2, Vitamin B_3, Zink, Selen, Anthocyane, Lycopin, Lutein, Heilpflanzen: Augentrost (Herba Euphrasiae), Kuhschelle (Pulsatilla vulgaris) u. a.

Schwangerschaft
Vitamin B_6, Vitamin B_{12}, Folsäure, Vitamin C, Vitamin E, ß-Carotin, Magnesium, Calcium, Selen, Zink, Anthocyane.

Onkologie
Abhängig von der speziellen Zytostase treten Verluste auf bei: Vitamin A, Vitamine B_1, B_6, B_{12}, Folsäure, Vitamin D, Vitamin E (α- und γ-Tocopherole), Vitamin K, Carotinoide (z. B. Lycopin), Vitamin C, Coenzym Q_{10} (u. a. bei Brustkrebs), Carnitin (u. a. bei Cisplatin-, Ifosamidtherapie und Fatigue), Cystein, Glutathion, Selen, Zink, $\Omega 3$-Fettsäuren (u. a. bei Kachexie), Magnesium, Kalium.

Sport/Leistungssport (Prophylaxe)
B-Vitamine, Vitamin E, Vitamin C, Magnesium, Calcium, Zink, Selen, Carnitin, ess. Fettsäuren.

15 Selbstbewußt, mündig und entscheidungsstark – das Ziel therapeutischer Bemühungen für unsere Patienten

Das heutige Leben, das zu leben wir eben gezwungen sind, läßt sich vom einzelnen nicht ändern, auch wenn wir dies wollten. Die meisten Faktoren – Wohnsituation, Arbeitsplatz, Ernährung, Verkehrsmittel und Freizeitangebote – lassen sich individuell nicht oder nur unwesentlich beeinflussen, bzw. das noch mögliche eigene Vermeidungsverhalten wirkt sich nur marginal auf die komplexen Bedingungen eines Individuallebens aus, immer vorausgesetzt, man ist zum Geldverdienen gezwungen und kann sich tagträumenden Eskapismus nicht leisten.

Dies einmal für sich erkannt und akzeptiert, ist man auch imstande, für sich ein eigenes Daseinskonzept zu entwickeln, das auf die eigene genetische Ausprägung, auf eigene (patho-)physiologische Gegebenheiten sowie nachteilige Umgebungseinflüsse adäquat reagieren kann. Und dabei kommt der Orthomolekularen Medizin die entscheidende Rolle zu. Anstatt in Furcht vor verseuchtem Wasser, vergiftetem Essen, verpesteter Luft oder schädlichen Arzneimitteln zu erstarren und vor Angst das Atmen einzustellen, wissen der informierte Therapeut und Patient, welchen Stellenwert die einzelnen orthomolekularen Substanzen im menschlichen Stoffwechsel haben und wie diese – einzeln oder zusammen – mögliche Schäden abwehren, bzw. bereits entstandene reparieren können. Die orthomolekulare Medizin gibt den Beteiligten ihre Autonomie zurück, die sie im Zuge der immer weitergehenden staatlichen Zuteilungspolitik verloren haben. Die Handlungsmaxime "Wer zahlt, bestimmt" trägt schon für sich genommen zur größeren Lebenszufriedenheit bei.

Ich wünsche mir Chancen, nicht Sicherheiten. Ich will kein ausgehaltener Bürger sein, gedemütigt, abgestumpft, weil der Staat für mich sorgt. Ich will dem Risiko begegnen, mich nach etwas sehnen und es verwirklichen, Schiffbruch erleiden und Erfolg haben. Ich habe gelernt, für mich selbst zu denken und zu handeln, der Welt ins Gesicht zu sehen und zu bekennen – das ist mein Werk.

Albert Schweitzer, aus: Die Freiheit

Quellen / Weiterführende Literatur

Logue, A. W., Die Psychologie des Essens und Trinkens (hrs. Volker Pudel), Heidelberg, 1995

B. J. Alloway und D. C. Ayres, Schadstoffe in der Umwelt – Chemische Grundlagen zur Beurteilung von Luft-, Wasser- und Bodenverschmutzungen, Heidelberg, 1996

Belitz, H.-D., Grosch, W., Lehrbuch der Lebensmittelchemie, 3. Aufl., Berlin, 1987

Behrendt, W., Uciechowski, P., Kusiak, I., Giesing, M., Curriculum oncologicum 11, 31-39 (2/2001)

Böse-O'Reilly, Kammerer, Mersch-Sundermann, Wilhelm, Leitfaden Umweltmedizin, 2. Aufl. München, 2001

Hofmann, Inge, Faulheit ist das halbe Leben – Wer langsam lebt, bleibt lange jung – Das biologische Gesetz der Energie, München, 2000

Buddecke, E., Pathobiochemie, 4. durchges. Aufl., Berlin, 1992

Esther V. Schärer-Zübin (hrs.), Gen-Welten Ernährung, Ausstellungskatalog Musée de l'alimentation (Vevey), Fondation Alimentarium, Köln 1998

Exler, Andrea, Die Angst vor Billig-Bio, Die Welt 18.08.07

W. Forth, D. Henschler, W. Rummel, K. Starke, Allgemeine und spezielle Pharmakologie und Toxikologie, 7. völlig neu bearb. Aufl., Heidelberg, 1996

Gottwald, Franz-Theo; Kolmer, Lothar (hrs.), Speiserituale – Essen, Trinken, Sakralität, Stuttgart, 2005

Guzek, Bernd, Das System des Karl Lauterbach, in: Durchblick Gesundheit (mit Ärztenachrichtendienst), Hamburg, 2006

Friedrich, Handbuch der Vitamine, München, 1987

Baier-Jagodzinski, Gabriele, Allgemeine Infektionslehre, Teningen, 1986

Baier-Jagodzinski, Gabriele, Emotion als (Über-)Lebensprinzip – Für einen unvergleichlichen Lehrer, in: Aktuelle Standpunkte aus der Ganzheitsmedizin (Berichtsband zum Gerhard-Ohlenschläger-Symposion 1996), Köln, 1996

Baier-Jagodzinski, Gabriele, PMS und Klimakterium in orthomolekularer Begleitung, Vortrag auf dem 3. Internationalen Orthomolekular-Kongreß, Köln 06.06.1998

Baier-Jagodzinski, Gabriele, Lebererkrankungen – die richtige Ernährung kann viel helfen, Merz-Pharma, 1998

Baier-Jagodzinski, Gabriele, Einsatzmöglichkeiten von L-Carnitin in der naturheilkundlichen Behandlung, in: Naturheilpraxis 8/2000

Baier-Jagodzinski, Gabriele, Radikalische Reaktionen in der Nahrungskette, Vortrag auf der 35. Medizinischen Woche Baden-Baden, Gemeinschaftstagung der Gesellschaft für ganzheitliche Kieferorthopädie (GKO) und des Bundesverbands der naturheilkundlich tätigen Zahnärzte in Deutschland (BNZ), 28.10.2001

Baier-Jagodzinski, Gabriele, Ernährung heute: Veränderung durch Gentechnik und Zusatzstoffe, Vortrag auf der 36. Medizinischen Woche Baden-Baden, NATUM Arbeitsgemeinschaft für Naturheilkunde, Akupunktur und Umweltmedizin in der Deutschen Gesellschaft für Gynäkologie und Geburtshilfe (DGGG), 27.10.2002

Baier-Jagodzinski, Gabriele, Soziokulturelle Aspekte der Normalität, Vortrag auf der 36. Medizinischen Woche Baden-Baden, Bundesverband der naturheilkundlich tätigen Zahnärzte in Deutschland (BNZ), 01.11.2002

Baier-Jagodzinski, Gabriele, Beurteilung von Aloe-vera-Produkten, in: Gynäkol. Prax. 27, 611-612 (2003)

Baier-Jagodzinski, Gabriele, Wasser als Nahrungsmittel, Vortrag auf der 37. Medizinischen Woche Baden-Baden, Bundesverband der naturheilkundlich tätigen Zahnärzte in Deutschland (BNZ), 03.11.2003

Baier-Jagodzinski, Gabriele, Wasser für alle, in: Naturheilpraxis 2/2006

Baier-Jagodzinski, Gabriele, Riskante Gesundheitsbelastung aus der Biotonne?, Vortrag auf der 38. Medizinischen Woche Baden-Baden, NATUM Arbeitsgemeinschaft für Naturheilkunde, Akupunktur und Umweltmedizin in der Deutschen Gesellschaft für Gynäkologie und Geburtshilfe (DGGG), 31.10.2004

Bibliographie

Baier-Jagodzinski, Gabriele, Was heißt hier "bio"? – Krankheit aus der Biotonne, in: Naturheilpraxis 10/2007

Baier-Jagodzinski, Gabriele, Freie Radikale und Orthomolekulare Medizin – Zur Bedeutung von Mikronährstoffen in Prävention und Therapie von Krebs, Vortrag auf dem 8. Kongreß für Komplementärmedizin, Schortens, 19.06.2004

Baier-Jagodzinski, Gabriele, Die Bedeutung der Farben in Lebensmitteln, Nahrungsergänzungsmitteln, Pflanzen und Kräutern, Vortrag auf der 39. Medizinischen Woche Baden-Baden, Bundesverband der naturheilkundlich tätigen Zahnärzte in Deutschland (BNZ), 31.10.2005

Baier-Jagodzinski, Gabriele, Orthomolekulare Medizin in der Onkologie unter besonderer Berücksichtigung des Glutathionsystems, Vortrag auf dem 9. Deutschen Kongreß für Komplementärmedizin, Schortens 25.06.2005

Baier-Jagodzinski, Gabriele, Ob Husten, Schnupfen, Vogelgrippe – Selen, in: Naturheilpraxis 6/2006

Baier-Jagodzinski, Gabriele, Vom lebensimmanenten Streben nach Genuß und von Versuchen seiner Unterbindung durch gesellschaftliche wie religiöse oder kirchliche Kontrolle, Ächtung und Pönalisierung, Vortrag auf der 40. Medizinischen Woche Baden-Baden, Bundesverband der naturheilkundlich tätigen Zahnärzte in Deutschland (BNZ), 30.10.2006

Baier-Jagodzinski, Gabriele, Der Diabetiker in der onkologischen Praxis, Vortrag auf dem 10. Deutschen Kongreß für Komplementärmedizin, Schortens, 17.06.2006

Baier-Jagodzinski, Gabriele, Freie Radikale und die Orthomolekulare Medizin, in: Die Naturheilkunde 2/2005, Gräfelfing, 2005

Baier-Jagodzinski, Gabriele, Was ist Orthomolekulare Medizin?, in: Natur-Heilkunde-Journal 7/8 2005, Meckenheim, 2005

Baier-Jagodzinski, Gabriele, Vitalstoff-Unterversorgung im Alter, Vortrag Institut für interdisziplinäre Gerontologie und Sozialethik, Universität Marburg, 03.05.1999

Bibliographie

Bundesanstalt für Materialforschung und –prüfung (hrs.), Bauprodukte: Schadstoffe und Gerüche bestimmen und vermeiden – Ergebnisse aus einem Forschungsprojekt, Berlin, 2007

Bundesinstitut für Risikobewertung (BfR), REACH: Die neue Chemikalienpolitik in Europa, 2007

Gaede, Peter-Mathias (hrs.), So ißt der Mensch – Familien in aller Welt zeigen, was sie ernährt, ein GEO-Projekt, Hamburg, 2005

Glagau, K., Gesche, M., Matthei, S., Metz, G., van Oost, G., Mikronährstoffe und Ernährung – Aspekte für die Praxis, Stockdorf, 2001

Greim, H., Deml, E. (hrs.), Toxikologie, Weinheim, 1996

Dietl, Hans/Ohlenschläger, Gerhard, Handbuch der orthomolekularen Medizin, 2. verb. Aufl., Heidelberg, 1994

Dubben, Hans-Hermann/Beck-Bornholdt, Hans-Peter, Der Hund der Eier legt – Erkennen von Fehlinformation durch Querdenken, rororo science, 2006

Vetter, Hans, Neyses, Ludwig (hrs.), Elektrolyte im Blickpunkt – Neue Ansätze in der Pathophysiologie und Behandlung kardiovaskulärer Erkrankungen, Internationales Symposion Edinburgh 1991, Stuttgart, 1992

WDR, "Quarks & Co", Alles Bio? – Wie gut sind Bioprodukte wirklich?, Script Mai 2007

SWR, "Odysso", Rettet Öko die Welt?, Sendung/Script 21.06.2007

Zumkley, Heinz (hrs.), Klinik des Wasser-, Elektrolyt- und Säure-Basen-Haushalts, Stuttgart, 1977

Holtmeier, H. J., Ernährung und Diät, Bde. 1ff., Landsberg, 2002ff

Industrieverband Agrar, Wirkstoffe in Pflanzenschutz- und Schädlingsbekämpfungsmitteln – physikalisch-chemische und toxikologische Daten, München, 2000

Huth, Karl, Kluthe, Reinhold (hrs.), Lehrbuch der Ernährungstherapie, 2. vollst. überarb. u. erw. Aufl., Stuttgart, 1995

Bibliographie

Bässler, K. H., Golly, I. Loew, D., Pietrzik, K., Vitamin-Lexikon, 2. Aufl., Stuttgart, 1997

Behrendt, W., Baier-Jagodzinski, G., Frauenleiden – zeitgemäße Therapie der Frau in den verschiedenen Lebensphasen, Wissenschaftsjournal Forschung und Praxis der Ärzte-Zeitung, Mai 1997

Hecht, Karl, Hecht-Savoley, Elena, Naturmineralien – Regulation – Gesundheit, Berlin 2005

Karl, Josef, Hoening, Ulrich, Pflanzen und Farben, in: Naturheilpraxis 5/84

Karl, Josef, Neue Therapiekonzepte für die Praxis der Naturheilkunde, München, 1995

Kompendium für die Infusionstherapie und bilanzierte Ernährung, Bde. I-III, 17. Aufl., Pfrimmer + Co. pharmazeutische Werke Erlangen GmbH, 1984

Liebau, Karl F., Handbuch für die Naturheilkunde, 2. Aufl., München, 1977

Lombeck, Ingrid (hrs.), Spurenelemente – Bedarf, Vergiftungen, Wechselwirkungen und neuere Meßmethoden (11. Jahrestagung der Gesellschaft für Mineralstoffe und Spurenelemente e. V. in Düsseldorf am 24. und 25. November 1995), Stuttgart, 1997

Stryer, Lubert, Biochemie, 4. Aufl., Heidelberg, 1996

Martinez, C., Martinez, D., Lexikon der Entgiftung von Abgasen, Abwässern Abfällen und Altlasten, Frankfurt, 1999

Melvyn R. Werbach, (übers. u. hrs. v. Dr. med. Hannes Kapuste) Nutriologische Medizin, 2. Aufl., Weil der Stadt, 2001

Mutschler, Ernst, Arzneimittelwirkungen – Lehrbuch d. Pharmakologie u. Toxikologie, 7. völlig neu bearb. u. erw. Aufl., Stuttgart, 1996

Oehlmann, J., Markert, B., Humantoxikologie, Stuttgart, 1997

Ohlenschläger, G., Das Glutathionsystem – Ordnungs- und informationserhaltende Grundregulation lebender Systeme, Heidelberg, 1991

Bibliographie

Ohlenschläger, G., Die Rolle des Glutathion in der Antikanzerogenese, in: Natur und Ganzheitsmedizin (5) 221-228, 1992

Ohlenschläger, G., Pathobiochemie und Immunreaktionen der Bronchialschleimhaut und des Lungengewebes, in: Biol. Med. 6, (1988) 264

Ohlenschläger, G., Radikalische Kettenreaktionen und Lipidperoxidation als grundlegende pathobiochemische Mechanismen für viele Atemwegserkrankungen, in: Biol. Med. 17 (1988) 264-280

Ohlenschläger, Gerhard, Fehlgesteuertes Zellwachstum – synoptische Betrachtungen zur Onkogenese, in: Biologische Medizin Nr. 2, April 1989

Ohlenschläger, Gerhard, Kanzerogenese im oszillierenden Wechsel zwischen Zufall und Notwendigkeit, in: Praxis-Telegramm 3/92

Ohlenschläger, G., Freie Radikale, Oxidativer Streß und Antioxidantien, Köln 1995

Ohlenschläger, G., Das Phänomen Krankheit – Naturphilosophische und naturwissenschaftliche Betrachtungen zur Entstehung von Krankheiten im allgemeinen und speziell der Kanzerogenese, Köln, 1997

Ohlenschläger, G., Hat der Zelltod mehrere Gesichter? – Die Ambivalenz zwischen Nekrose und Apoptose, in: Aktuelle Standpunkte aus der Ganzheitsmedizin (Berichtsband zum Gerhard-Ohlenschläger-Symposion 1996), Köln, 1996

Ohlenschläger, G., Wie entsteht Krebs? – Programmänderungen der Zellteilungsmechanismen – Mutationen – Kanzerogenese – Onkogene – Der Versuch einer vereinfachten Darstellung, Köln, 1996

Ohlenschläger, G., Betrachtung über die fundamentale pathobiochemische Bedeutung "freier" Radikale und aktivierter Sauerstoffstufen in lebenden Systemen, in: Ozon-Journal 1. Jhg. April 1988

Ohlenschläger, G., Hämatogene Oxidationstherapie – ein besonderes Naturheilverfahren – Biophysik und Naturphilosophie der Elektron-Photon-Wechselwirkungen, Festvortrag anl. 35-jährigem Jubiläum v. IÄA für HOT am 06.09.1992 auf dem 83. Ärztlichen Fortbildungskongreß in Freudenstadt

Bibliographie

Ohlenschläger, G. Die Wechselwirkungen zwischen Licht und Biomolekülen, in: Erfahrungsheilkunde Nr. 5, 1991

Ohlenschläger, G., Oxidativer Stoffwechsel, toxische Intermediate und der Stellenwert des Glutathions, in: J. Orthomol. Med. 5; 3, 1997

Ohlenschläger, G., Die Biologische Oxidation und die aktivierten Sauerstoffstufen – Ambivalente Seinsprinzipien, in: Teleskop, o. J.

Ohlenschläger, G., Berger, I. Die selenabhängigen Glutathion-Peroxidasen, in: ngm 4, 1991

Ohlenschläger, G., Berger, I., Freie Radikale – aktivierte Sauerstoffstufen und das Phänomen der Lipidperoxidation, in: ngm 3, 1990

Ohlenschläger, G., Oxidativer Streß und Sport – Was bewirken Magnesium und Vitamin E? in: Apotheker Journal Heft 3, 1993

Ohlenschläger, G., Die Sichtweise einer "etwas anderen" Elektronenphysik, in: Naturheilkunde Journal 4. Jhg., Okt. 2002

Ohlenschläger, Berger, Depner, Synopsis der Elektrophoresetechniken, Darmstadt, 1980

Pauling, Linus, Proc Nat Acad Sci 67, 1643-1648, 1970

Pauling, L., Cameron, E., Proc Nat Acad Sci 73, 3685-3689, 1978

Pollmer, Udo, Warmuth, Susanne, Lexikon der populären Ernährungsirrtümer, Frankfurt, 2000

Pollmer, Eßt endlich normal!, München 2005

Strubelt, Otfried, Gifte in Natur und Umwelt – Pestizide und Schwermetalle, Arzneimittel und Drogen, Heidelberg, 1996

Pfeifer, S., Pflegel, P., Borchert, H.-H., Grundlagen der Biopharmazie, Weinheim, 1984

Goody, Roger S., (Einf.), Proteine – Beiträge aus Spektrum der Wissenschaft, Heidelberg, 1995

Bibliographie

Souci, Fachmann, Kraut, Die Zusammensetzung der Lebensmittel – Nährwerttabellen, 5. rev. u. erg. Aufl., Stuttgart, 1994

Lippard, Stephen J., Berg, Jeremy M., Bioorganische Chemie, Heidelberg, 1995

Vitamin E & Carotinoid Abstracts 1991ff, VERIS, LaGrange (Illinois)

Vollmer, G., Josst, G., Schenker, D., Sturm, W., Vreden, N., Lebensmittelführer – Inhalte, Zusätze, Rückstände, Stuttgart, 1990

Wagemann, Ernst, Narrenspiegel der Statistik – Die Umrisse eines statistischen Weltbildes, Hamburg 1935/42

Wenk, C., Amadò, R., Dupuis, M. (hrs.), Fett in Nahrung und Ernährung, Stuttgart, 1997

Worm, N., Diätlos glücklich, Bern, 1998

Worm, N., Nie wieder Diät, Bern, 2000

Worm, N., Syndrom X oder Ein Mammut auf den Teller! – Mit Steinzeitdiät aus der Wohlstandsfalle, 3. Aufl., Lünen, 2002

Weitere Quellen (Print und Netz, eigenes Archiv): Mehrere Fachzeitschriften (Medizin, Biochemie, Ernährungswissenschaft, Agrarwissenschaft, Lebensmitteltechnik, Pharmazie, Physik, usw...), Bulletins von Fachverbänden und wissenschaftlichen Instituten, Tages- sowie Sonntagszeitungen und Nachrichtenmagazine, Statements aus dem politischen Raum (Ministerien, u. a.), Berichte der verschiedenen Statistikämter oder der Verbraucherverbände sowie Entscheidungen deutscher (Ober-) Gerichte, u. a. (auch über Internet abrufbar), Magazinsendungen (Fernsehen) mit Themen aus Politik, Wissenschaft, Ernährung, Medizin, Verbraucherfragen.

ANZEIGE

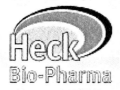

Forschungs-, Produktions-
und Vertriebs- GmbH
Karlstraße 5
D-73650 Winterbach

✆ 49 (0) 7181 – 99 02 96 0
www.heck-bio-pharma.com

Biomolekulare Rezepturen He®
Rezepturarzneimittel
Naturmineralien (Zeolithe)
Nahrungsergänzungen

Arzneimittelqualität
Deutsche GMP-Qualität
Hypoallergen

Sanogenetika®